Mensch Körper XXL pocket

Autor
Heilpraktiker Christopher Thiele
mit eigener Heilpraktiker-Schule im Prana-Zentrum; Kirchplatz 2, 78089 Unterkirnach
E-Mail: ch.thiele@prana-zentrum.de

Redaktion: Dr. D. Lorenz-Struve
Herstellung: Petra Rau, Alexander Storck
Grafiken und Illustrationen: Ilka Barthauer, Dr. D. Lorenz-Struve, Jitka Klein, Petra Rau

Wichtiger Hinweis
Der Stand der medizinischen Wissenschaft ist durch Forschung und klinische Erfahrung ständig im Wandel. Autor und Verlag haben größte Mühe darauf verwandt, dass die Angaben in diesem Werk korrekt sind und dem derzeitigen Wissensstand entsprechen. Für die Angaben kann von Autor und Verlag jedoch keine Gewähr übernommen werden. Jeder Benutzer ist dazu aufgefordert, Angaben dieses Werks gegebenenfalls zu überprüfen und in eigener Verantwortung am Patienten zu handeln. Geschützte Warennamen (Warenzeichen) werden nicht besonders kenntlich gemacht. Aus dem Fehlen eines solchen Hinweises kann also nicht geschlossen werden, dass es sich um einen freien Handelsnamen handelt.

Die Deutsche Bibliothek verzeichnet diese Publikation in der Deutschen Nationalbibliografie; detaillierte bibliografische Daten sind im Internet über <http://dnb.ddb.de> abrufbar.

Nördliche Münchner Str. 28, 82031 Grünwald, www.media4u.com

1. Auflage August 2010
Printed in China through Colorcraft Ltd., Hong Kong
ISBN 978-3-89862-721-4

Vorwort

Schon während meiner Ausbildung zum Heilpraktiker war mir ein Vokabelheft sehr hilfreich, in das ich alles schrieb, was ich mir nicht gleich merken konnte (und das war viel, also musste ich klein schreiben). Dieses Vokabelheft wurde zu meinem ständigen Begleiter und war auch der Vorläufer zu dem Büchlein „Heilpraktiker Kompaktwissen pocket", das inzwischen in der 5. Auflage verkauft wird und erfreulich gute Resonanz findet.
Mit dem Börm Bruckmeier Verlag bin ich an Profis geraten, deren Markenzeichen unter anderem genial kleine Büchlein sind, die die Bezeichnung Taschenbuch wirklich verdient haben. Man kann sie überall dabei haben. So sind weder Wartezimmeraufenthalte noch Busfahrten „verlorene Lernzeit". Auch in Schwimmbad oder Urlaub lassen sich diese Büchlein gut mitnehmen (und wenn auch nur als Alibi).
Während sich das Heilpraktiker Kompaktwissen pocket eher an Heilpraktiker-Anwärter kurz vor der Prüfung richtet, ist dieses Werk für alle Anfänger und Fortgeschrittene der Medizin geeignet. Der menschliche Körper wird in seiner Anatomie, Physiologie und Pathophysiologie gut verständlich dargestellt. Sowohl die wichtigsten Erkrankungen als auch schulmedizinische und naturheilkundliche Therapieansätze werden klar und übersichtlich geschildert. Mensch Körper pocket führt so den medizinisch Interessierten durch alle Facetten des menschlichen Organismus.
Jetzt gibt es dieses Werk in 2 Ausführungen. Die vorliegende **XXL-Version** entspricht noch mehr meiner ursprünglichen Vorstellung:
1. Der Text ist größer gedruckt, für diejenigen, die mit der kleinen Schrift der ursprünglichen Ausgabe Schwierigkeiten haben. Gerade Texte, mit denen man viel arbeitet, sollten gut zu lesen sein.
2. Zu jedem Kapitel gibt es einen Fragen- und Antwort-Teil, um das erlernte Wissen zu trainieren und zu vertiefen. Er umfasst 2 Teile: Der erste Teil besteht aus Fragen wie sie in der mündlichen Prüfung gefragt werden könnten, der zweite aus Multiple-Choice-Fragen, wie sie in der schriftlichen Prüfungen vorkommen.
3. Die Aufteilung in drei Bücher ermöglicht die Auswahl eines Themenbereichs, der dann den idealen Wegbegleiter darstellt ohne zu umfangreich zu sein.

Danksagung
Ich danke meinem Computer-Guru und Wahlbruder Jörg Neuhäusler. Ich danke meinen Lesern, Schülern und Freunden, die durch ihre Anregungen, Wünsche und aufmerksames Lesen zur Verbesserung dieses Büchleins beigetragen haben, besonders Jasmin Kretschmer, Mario und Margitta Schunke, HP Christine Winker, Coach Beate Schunk. Ich danke außerdem dem Börm Bruckmeier Verlag und insbesondere meiner Lektorin Frau Dr. Deborah Lorenz-Struve; und wir sollten nie vergessen, Dank „nach oben" zu schicken dafür, dass wir so wunderbare Wesen sind und unser eigenes Wachstum und das unserer Mitmenschen miterleben und bereichern können.
Wir freuen uns über Ihre Anregungen und Ergänzungen: ch.thiele@prana-zentrum.de
Vielleicht möchten Sie auch unseren Unterricht besuchen.
Im Prana-Zentrum Unterkirnach (Schwarzwald) gibt es neben der Heilpraktikerschule Christopher Thiele auch unterschiedlichste Fortbildungen über Angewandte Kinesiologie, Traditionelle Chinesische Medizin, Ohrakupunktur, Homöopathie, Schüssler-Salze, Traditionelle Thai-Massage u.v.m. Besuchen Sie unsere Homepage: www.prana-zentrum.de

Viel Spaß beim Lernen wünscht

Christopher Thiele — im Juni 2010

Weitere Titel dieser Reihe:

pockets
Akupunktur pocket
Anamnese & Untersuchung pocket
Anatomie fast
Arzneimittel pocket 2010
Arzneimittel pocket plus 2010
Arzneimittel Infektionen pocket
Arzneimittel Pädiatrie pocket
Arzneimittel Phytotherapie pocket
Arzneimittel Rettungsdienst pocket
Arzneimittel Therapie pocket 2009-2010
Austria Arzneimittel pocket
Biologie fast
Chirurgie fast
Differenzialdiagnose pocket
EKG pocket
EKG Fälle pocket
GK 3 Termini pocket
Heilpraktiker Kompaktwissen pocket
Homöopathie pocket
Homöopathie für Kinder pocket
Labormedizin pocket
Medizinisches Englisch pocket
Medizinisches Französisch pocket
Medizinisches Italienisch pocket
Medizinisches Spanisch pocket
Medizin Translator pocket
Neurologie pocket
Normalwerte pocket
Notaufnahme Innere Medizin pocket
Pneumologie pocket
Psychiatrie fast
Wörterbuch Medizin pocket
Patientologie

XXS pockets
Affektive Störungen XXS pocket
Anästhesie XXS pocket
Antiinfektiva XXS pocket
Asthma XXS pocket
COPD XXS pocket
Diabetes mellitus XXS pocket
Hämatologie XXS pocket
Hypertonie XXS
Impfungen XXS pocket
Infektionen XXS pocket
Kardiologie XXS pocket
KHK XXS pocket
Neurologie XXS pocket
Notfallmedikamente XXS pocket
Pankreas XXS pocket
Pneumonie XXS pocket
Regionalanästhesie XXS pocket
Thrombose/Embolie XXS pocket

Börm Bruckmeier Verlag im Internet:
www.media4u.com

1 Gesundheit, Krankheit

Krankheit ist eine Störung der Gesundheit. Das ist eine klare Definition, aber keine gute – sie setzt nämlich die Definition von Gesundheit voraus. Die Weltgesundheitsorganisation (WHO) definiert Gesundheit als Zustand völligen körperlichen, seelischen und sozialen Wohlbefindens. Verschiedene Gründe lassen diese Definition als Utopie erscheinen: Fast jeder Mensch hat Gründe, sich in irgendeiner Hinsicht nicht wohlzufühlen.

- Ob und wann wir eine bestimmte Variation wahrnehmen, z.B. eine Hör- oder Sehminderung, und ob und ab wann wir dies als krank bezeichnen, ist individuell verschieden.
- Wer Symptome hat, ist noch lange nicht krank und umgekehrt, z.B. hat ein Tumorkranker im Frühstadium keine Symptome, ist aber nicht gesund.

Das Modell vom **Gleichgewicht** (Homöostase) kommt der Sache schon näher: Nach Ferdinand Hoff ist Gesundheit das harmonische Gleichgewicht zwischen Bau und Funktionen des Organismus einerseits und dem seelischen Erleben andererseits. Dies sei die Voraussetzung zur vollen Leistungsfähigkeit und damit auch zum uneingeschränkten Lebensgenuss.

Oder wie wäre es so?:
Krankheit ist die Folge einer für den Organismus ungünstigen Änderung der biologischen Funktionsabläufe. Diese Funktionsänderung ist nicht die Krankheit selbst – sie kann krank machen und zwar dann, wenn das Ergebnis für den Organismus ungünstig ist. Sie sehen, es ist nicht so einfach, Gesundheit und Krankheit eindeutig zu trennen. Vielleicht sind sie auch keine eindeutigen Gegensätze? Vielleicht können wir auch nicht alles registrieren, definieren, kategorisieren, katalogisieren?

1.1 Grundbegriffe der Krankheitslehre

Infektion
Übertragung, Haftenbleiben und Eindringen von Mikroorganismen (Viren, Bakterien, Pilze, Protozoen u.a.) in einen Makroorganismus (Pflanze, Tier, Mensch) und Vermehrung in ihm. Dadurch kann es zum Ausbruch einer Infektionskrankheit kommen, die eine Schädigung des Körpers und eine Abwehrreaktion nach sich zieht. Eine Infektion kann auch symptomlos verlaufen (inapparenter Verlauf).

Eigenschaften von Mikroorganismen, die dabei eine Rolle spielen:
Pathogenität: Fähigkeit, krankhafte Zustände auszulösen. Der Typhuserreger ist z.B. für Menschen pathogen, für Rinder hingegen nicht.
Kontagiosität: Ansteckungsfähigkeit. Die Ansteckungskraft eines Erregers, Windpocken haben z.B. eine hohe Kontagiosität („Es genügt der Wind").
Virulenz: Grad der Aggressivität eines Erregers (Ausprägungsgrad der Pathogenität) mit unterschiedlicher **Toxizität** (Giftigkeit) und Invasionskraft.

Eigenschaften des Menschen in Bezug auf Mikroorganismen:
Resistenz: Widerstandsfähigkeit, das ist der angeborener Schutz gegenüber Erregern durch unspezifische Abwehrreaktionen (der Mensch ist resistent gegen das Hundestaupe-Virus).
Empfänglichkeit: Sie bestimmt, ob der Erreger überhaupt aufgenommen werden kann, sagt aber nichts darüber aus, ob es auch zu einer Infektionskrankheit kommt.
Ist man nicht resistent gegen einen Erreger, ist man wahrscheinlich empfänglich für ihn.
Anfälligkeit: Das Verhältnis eines bestimmten Menschen gegenüber einem bestimmten Krankheitserreger; z.B. sind alle Menschen empfänglich für Schnupfenviren, manche sind aber besonders anfällig und erkranken häufiger daran.
Immunität: Geschütztsein gegen einen bestimmten pathogenen Erreger.

- **Unspezifisch**: angeborenermaßen, z.B. durch Säureschutzmantel der Haut, Fresszellen
- **Spezifisch**: erworben durch körpereigene Abwehrmechanismen gegen bestimmte Erreger (aktiv erworben)
- **Leihimmunität:** passiv erworben, z.B. durch Übertragung von spezifischen Antikörpern der Mutter über die Plazenta auf das ungeborene Kind (v.a. IgG-Antikörper) oder über Muttermilch auf den Säugling (v.a. sekretorisches IgA)
- **Angeborene Immunität**: schon bei Geburt vorhandene Schutzmechanismen, v.a. unspezifische (s.o.) und diaplazentar übertragene mütterliche Antikörper
- **Natürliche Immunität**: natürlicher Antikörper (z.B. gegen fremde Blutgruppenantigene) ohne früheren Kontakt mit dem entsprechenden Antigen
- **Künstliche Immunität**: aufgrund einer Impfung

1.2 Ansteckungsquellen/-wege von Infektionskrankheiten

Krankheitserreger können über verschiedene Wege in den Organismus gelangen, z.B. durch Einatmen, durch Verzehr, durch den Urogenitaltrakt, durch (evtl. verletzte) Haut oder Schleimhäute oder sogar über die Bindehäute des Auges. Manche Erkrankungen werden von Mensch zu Mensch übertragen, z.B. mittels Tröpfcheninfektion wie der Schnupfen. Andere sind nicht von Mensch zu Mensch übertragbar, z.B. die Malaria. Sie wird von einer Mücke weitergegeben, ist also nicht ansteckend.

1.2.1 Eine der wichtigsten Ansteckungsquellen: der Mensch

Keimträger: Sie scheiden Erreger aus ohne vorausgegangene Erkrankung oder vor Auftreten von Symptomen (z.B. in der Inkubationszeit oder bei inapparentem Verlauf), v.a. bei Infektionskrankheiten mit niedrigem Kontagionsindex, z.B. bei Typhus, Paratyphus, Enteritis, Diphtherie, Poliomyelitis und Scharlach. Auch gesunde Menschen sind oftmals Träger verbreiteter Infektionserreger wie Staphylokokken, Streptokokken, Haemophilus influenzae, Adenoviridae und ECHO-Viren.
Ausscheider scheiden zeitweilig oder dauernd Erreger aus (z.B. über Stuhl, Urin, Speichel), ohne selbst krank oder krankheitsverdächtig zu sein. Ausscheider von Choleravibrionen, Salmonellen und Shigellen sind meldepflichtig.
Dauerausscheider scheiden länger als 10 Wochen nach überstandener Infektion (auch nach inapparentem Verlauf) noch Erreger aus.

1.2.2 Ansteckungswege

Tröpfcheninfektion: Ansteckung durch kleinste keimhaltige Tröpfchen beim Sprechen, Husten oder Niesen. Häufiger Infektionsweg z.B. bei Erkältung, Angina, Grippe, Masern, Keuchhusten u.v.a.

Kontaktinfektion:

- **Direkte Kontaktinfektion:** Ansteckung von Mensch zu Mensch oder von Tier zu Mensch durch Berührung, v.a. mit den Händen
- **Indirekte Kontaktinfektion:** Ansteckung durch Berührung eines verseuchten Gegenstands. (Dazu zählt im weiteren Sinn auch die Schmierinfektion.)

Schmierinfektion: fäkal-orale Infektion mittels Erreger, die mit Stuhl, Urin, Eiter oder Blut ausgeschieden werden. Sie werden verschmiert und dann von einer anderen Person oral aufgenommen. Begünstigt v.a. durch unhygienische Lebensweise, mangelnde Körperpflege, unsaubere Wohnverhältnisse, ungeeignete Toilettenanlagen u.Ä.

Austausch von Körpersäften: Erreger, die außerhalb der Körpersäfte nicht lebensfähig sind, können nur bei Austausch von Körpersäften übertragen werden, z.B. durch Samenflüssigkeit oder Blut. Dabei müssen die Erreger über Haut- und Schleimhautdefekte bei direktem Körperkontakt in den Körper einer weiteren Person gelangen (AIDS, Virushepatitis B).

Vektorielle Übertragung: durch aktiven Krankheitsüberträger, z.B. Stechmücken (Malaria, Gelbfieber, Filariose u.a.), Zecken (FSME, Borreliose u.a.), Läuse (Fleckfieber, Rückfallfieber u.a.), Flöhe (Pest u.a.).

Orale Infektion: v.a. durch infizierte Speisen oder Getränke, z.B. durch Fehler bei der Haltbarmachung oder Aufbewahrung von Lebensmitteln (z.B. bei Botulismus, Salmonellenerkrankungen), Reinigung von Lebensmitteln mit kontaminiertem Wasser oder dem Verzehr von Eiswürfeln daraus (z.B. bei Cholera, Typhus abdominalis).

Inhalation: Einatmen erregerhaltigen Staubs (z.B. bei Ornithose, Lungenpest, Lungenmilzbrand), **aerogene Ansteckung.**

Fokalinfektion: Herdinfektion. Durch Bakterien, v.a. Streptokokken und deren Toxine verursachte sekundäre Erkrankung, die nach einer lokalen Infektion (oft im HNO-Bereich und im Bereich der Zähne) auftritt. Die Erreger und Toxine gelangen durch (schubweise) Ausschüttung aus dem Ausgangsherd (**Fokus**, „Streuherd") über den Blutkreislauf zu entfernten Organen und verursachen dort entzündliche bzw. allergische Krankheitsprozesse (z.B. Glomerulopathie).

Parenterale Infektion: parenteral = unter Umgehung des Verdauungstrakts, also direkt in die Körperflüssigkeiten; wie bei Infektion über unsterile Kanülen, Akupunkturnadeln, Baunscheidtiergeräte u.a.

1.2.3 Ansteckung von Fetus bis Säugling

Diaplazentare Übertragung: auf den Embryo oder Fetus im Mutterleib über die Plazenta (z.B. bei Röteln, Syphilis, Zytomegalie, Toxoplasmose u.a.).

Pränatale Ansteckung: pränatal = vor der Geburt, also als intrauterine (in der Gebärmutter) Infektion, z.B. aszendierend (aufsteigend, meist nach Blasensprung), hämatogen (Blutweg, über die Plazenta) oder deszendierend (absteigend aus den Eileitern).

Die Manifestation der Erkrankung kann sofort oder erst in der Kindheit erfolgen.
Perinatale Ansteckung: um die Zeit der Geburt herum, also in der 28. Schwangerschaftswoche bis 1 Woche nach der Geburt mit Keimen aus dem Genitalbereich der Mutter. Diese können z.B. aufsteigen und bei vorzeitigem Blasensprung zur Ansteckung des Kindes führen. Im weiteren Sinn sind auch andere lokale Infektionen, z.B. der Nabelwunde oder der Augen möglich.
Postnatale Ansteckung: Ansteckung des Neugeborenen nach der Geburt, z.B. durch Muttermilch oder anderen engen Kontakt mit der Mutter.

1.2.4 Ansteckung in Bezug auf den Ansteckungsort

Iatrogen: durch den Arzt verursacht (z.B. durch seine Therapie oder Diagnostik).
Nosokomialinfektionen: Im Krankenhaus erworbene Infektionen, deren Übertragung gleichzeitig mit Behandlung oder Pflege erfolgt. Hauptursache: Vernachlässigung der klassischen Hygienevorschriften, mangelnde Qualifikation des Personals, unkritische Anwendung von Antibiotika, Platzmangel im Krankenhaus u.a.

1.2.5 Ort der Infektion

	Lokale Infektionskrankheit	Systemische (auch zyklische, generalisierte oder allgemeine) Infektionskrankheit
Erreger	Meist Bakterien	Viren, Bakterien, Protozoen
Ausbruch hängt v.a. ab von	Menge und Virulenz der Erreger	Abwehrlage
Ausbreitung der Erreger	Lokal (Fernwirkung der Toxine auf andere Organe möglich)	Über Blut und Lymphe, Vermehrung meist im Monozyten-Makrophagen-System (RHS/RES)
Krankheitserscheinungen an der Eintrittspforte	Ja (Haut oder Schleimhaut)	Nein
Inkubationszeit	Oft kurz (Tage)	Meist länger (Wochen)
Diagnosestellung	Leichter, da gleich Organstadium mit Symptomen des betroffenen Organs (z.B. Halsschmerzen bei Tonsillitis, Durchfall bei Enteritis)	Schwieriger, da vor Organstadium mit typischen Symptomen erst Generalisationsstadium ohne typische Symptome (s.u.)
Blutbild	Meist Leukozytose (Anstieg der weißen Blutkörperchen)	Meist Leukopenie (Abfall der weißen Blutkörperchen)
Weitere Symptome		Relative Bradykardie, Milzschwellung

Immunität	Keine gegen den Erreger, evtl. gegen die Toxine (Giftstoffe) des Erregers	Meist lang andauernd
Beispiele	Gonorrhö, Cholera, Diphterie	Syphilis, Typhus abdominalis, Mononukleose

1.3 Verlauf einer Infektion

1.3.1 Die drei Phasen der systemischen (zyklischen) Infektionskrankheit

Inkubationszeit: Zeit zwischen Ansteckung (Eindringen des Krankheitserregers in den Körper) und dem Auftreten der ersten Symptome. Hierbei gelangen die Erreger über Blut- und Lymphwege in das Monozyten-Makrophagen-System und vermehren sich dort, noch ohne Symptome hervorzurufen.

Generalisationsstadium: Die Erreger gelangen erneut ins Blut (Bakteriämie, Virämie) und lösen dabei meist unspezifische, grippeähnliche Allgemeinsymptome aus: Fieber, Abgeschlagenheit, Krankheitsgefühl, Kopf- und Gliederschmerzen. Oft werden diese Symptome von einer Leukopenie, einer relativen Bradykardie (Puls ist zwar schneller, aber nicht so schnell, wie er nach der Fieberhöhe sein müsste) und einer Milzschwellung begleitet.

Organstadium: Die Erreger befallen die für die Krankheit typischen Organe und bringen nun die typischen Krankheitserscheinungen mit sich, wie z.B. Bronchitis bei Influenza oder Ikterus bei Virushepatitis. Dabei steigt das Fieber erneut an: zweigipfeliger Fieberverlauf, „Dromedarkurve"

1.3.2 Verläufe von Infektionen

Zeitlich (auch bei nichtinfektiösen Erkrankungen):

- **Foudroyanter Verlauf** (franz. la foudre, dt. der Blitz): äußerst plötzlicher Krankheitsbeginn mit schnellem, sehr schwerem Verlauf, oft mit tödlichem Ausgang.
- **Fulminanter Verlauf** (lat. fulminare, dt. blitzen): ungefähr gleiche Bedeutung wie foudroyanter Verlauf.
- **Akuter Verlauf:** plötzlich auftretend, schnell, heftig verlaufend (Gegensatz: chronisch).
- **Subakuter Verlauf:** nicht ganz akut, also Beginn nicht ganz so plötzlich, Verlauf nicht ganz so heftig wie bei akutem Verlauf (Lage zwischen akut und chronisch).
- **Chronischer Verlauf:** entwickelt sich langsam, verläuft über Wochen, Monate, sogar Jahre. Allerdings kann eine akute Erkrankung in einen chronischen Verlauf übergehen.
- **Progredienter Verlauf:** fortschreitend, progressiv.
- **Rezidivierender Verlauf:** Es kommt wiederholt zu Krankheitsschüben, oft mit Fieberanfällen.

- Verlauf mit **Latenzphasen:** Zwischen den einzelnen Krankheitsphasen können beschwerdefreie Intervalle von Monaten bis Jahren liegen.

Nach Schwere:

- **Stumme Infektion:** Es treten überhaupt keine Symptome auf, sondern es kommt zur „stillen Feiung".
- **Abortive Infektion:** abgekürzter, leichter Verlauf, bei dem sich das Krankheitsbild nicht voll entwickelt.
- **Manifeste Infektion:** mit deutlichen Krankheitserscheinungen.

1.3.3 Weitere Begriffe zum Thema Infektion

Reinfektion: Nach Ausheilung einer Erkrankung kommt es zu einer erneuten Ansteckung mit dem gleichen Erreger.
Sekundärinfektion: Zu einer bestehenden Infektion kommt ein zweiter Erreger hinzu, wobei diesem der Weg und die Ansiedlungsmöglichkeit meist durch den ersten vorbereitet wurde.
Superinfektion: Während schon eine Infektion mit einem bestimmten Erreger vorliegt, kommt es zur erneuten Infektion mit dem gleichen Erreger.

1.4 Körpertemperatur und Fieber

Im Gegensatz zur Kerntemperatur im Inneren des Rumpfs und Kopfs von etwa 37 °C, von der meist gesprochen wird, gibt es auch die Schalentemperatur der Haut und Extremitäten, die durchschnittlich bei 28 °C liegt. Dieser Wert unterliegt erheblichen Schwankungen, je nach Außentemperatur und Konstitution.
Die Kerntemperatur wird durch das Wärmeregulationszentum im Hypothalamus (im Zwischenhirn) konstant gehalten. Verschiedene Mechanismen stehen dem Körper dafür zur Verfügung:

- **Änderung der Hautdurchblutung:** Bei Kälte wird sie eingeschränkt, um den Wärmeverlust über das Blut geringzuhalten (⇒ Hautblässe); bei Wärme dagegen werden die Hautgefäße erweitert, damit die Wärme über das Blut abgegeben werden kann (⇒ Hautrötung).
- **Muskelkontraktionen** erzeugen Wärme. Daher zittern wir bei Kälte und wird ein Fieberanstieg von Schüttelfrost begleitet.
- **Schweißproduktion** hilft bei der Abkühlung.

Hyperthermie ist eine Erhöhung der Körpertemperatur ohne Sollwertverstellung im hypothalamischen Wärmeregulationszentrum. Sie geschieht über Wärmezufuhr von außen, z.B. durch Sonnenstrahlen oder mangelnde Abgabe bei Wärmestau.

Steigt die Temperatur über 42,6 °C gerinnt das Eiweiß im Körper, was zum Tod führt.

Über 41 °C → hyperpyretisches Fieber (tritt nur selten auf)

Über 39 °C → hohes Fieber (rektal gemessen)

Bis 38,5 °C → mäßiges Fieber (rektal gemessen)
Bis 38 °C → subfebrile Temperatur (rektal gemessen)
Bis 37 °C → normale Körpertemperatur Sublingual (unter Zunge) bis 37 °C Rektal (im Mastdarm) 37,4 °C Axillar (in Achselhöhle) bis 36,8 °C
Unter 36,2 °C → Untertemperatur
Unter 29 °C → kritischer Bereich
25 °C → unterste Grenze ⇒ Tod

Fieber dagegen ist eine Erhöhung der Körpertemperatur als Folge einer Sollwertverstellung im hypothalamischen Wärmeregulationszentrum. Fieber kann Abwehrvorgänge des Körpers unterstützen, z.B. indem es biochemische Reaktionen beschleunigt. Es stimuliert die Leukozyten zu erhöhter Tätigkeit und setzt die Ausschüttung von Interferon herauf.
Den positiven Effekten von mäßigem Fieber stehen die subjektiven Beschwerden (Krankheitsgefühl, Inappetenz, Kopfschmerz) und die objektiven Nachteile (Katabolismus, Proteolyse von Muskeleiweiß) gegenüber. Fieber ist eine Belastung für Herz und Kreislauf. Die Heraufsetzung des Sollwerts im Wärmeregulationszentrum geschieht meist durch Pyrogene, von denen geringste Mengen genügen.

Man unterscheidet:

- **Exogene Pyrogene:** Toxine von Bakterien (v.a. von gramnegativen) oder Viren
- **Endogene Pyrogene:** z.B. Interleukin-1 aus aktivierten Phagozyten (v.a. Makrophagen), Prostaglandine u.a.

So kann es bei Resorption von nekrotischem Gewebe, von Ergüssen und Blutungen durch pyrogene Eiweißzerfallsprodukte zum **Resorptionsfieber** bis zu 38,5 °C kommen, das etwa 2–5 Tage anhält.

Fieber kann aber auch durch folgende Faktoren entstehen:

- Anspannung („Lampenfieber")
- körperliche Arbeit
- pathologische Prozesse im Gehirn (Hirndrucksteigerung)
- Injektion von körperfremdem oder körperverfremdetem Eiweiß (z.B. bei Eigenbluttherapie)

1.4.1 Fieberanstieg

Säuglinge und Kleinkinder können bei Fieberanstieg **(Stadium incrementi)** mit Fieberkrämpfen (zerebralen Krampfanfällen) reagieren; bei älteren Kindern ist der Fieberanstieg begleitet von Frösteln, kühlen Gliedern und Kreislaufzentralisation, bei Erwachsenen von Schüttelfrost. Nach Erreichen der sog. Fieberhöhe **(Fastigium)** kommt es gelegentlich zu Bewusstseins- und Sinnestrübung **(Fieberdelir)**.

1.4.2 Fieberabfall (Stadium decrementi)

- **Lytisch:** langsame, allmähliche Entfieberung im Verlauf von Tagen
- **Kritisch:** schneller Abfall innerhalb von Stunden mit der Gefahr eines Herz-Kreislauf-Versagens

1.4.3 Fiebertypen

1. **Kontinuafieber:** meist über 39 °C und nicht um mehr als 1 °C schwankend; während Tagen; z.B. bei Typhus abdominalis, Fleckfieber, Brucellose, infektiöser Endokarditis, Virusinfektionen
2. **Remittierendes Fieber:** unterliegt stärkeren Schwankungen im Verlauf eines Tages, bleibt aber stets über Normaltemperatur; meist abends höher als morgens. Hinweis auf Lokal- oder Hohlrauminfektionen, z.B. bei Sinusitis, Harnweginfektion, Segmentpneumonie
3. **Intermittierendes Fieber:** Im Tagesverlauf wechseln Fieberspitzen mit Fieberfreiheit oder gar Untertemperatur; (Schwankung = 1,5 °C); Hinweis auf pyogene Infektionen, evtl. schubweise Toxin- oder Erregereinschwemmung ins Blut (septisches Fieber, Abszessfieber)
4. **Rekurrierendes Fieber:** kurze Fieberperioden, unterbrochen von einem bis mehreren fieberfreien Tagen, z.B. bei Malaria und Rückfallfieber
5. **Undulierendes Fieber:** wellenförmiger Verlauf der Fieberkurve über längeren Zeitraum. Langsamer Anstieg, hohes Fieber für einige Tage, Fieberabfall, fieberfreies Intervall über mehrere Tage, dann Wiederholung; Vorkommen bei Brucellose, Tularämie, M. Hodgkin (Pel-Ebstein-Fieber), Tumoren

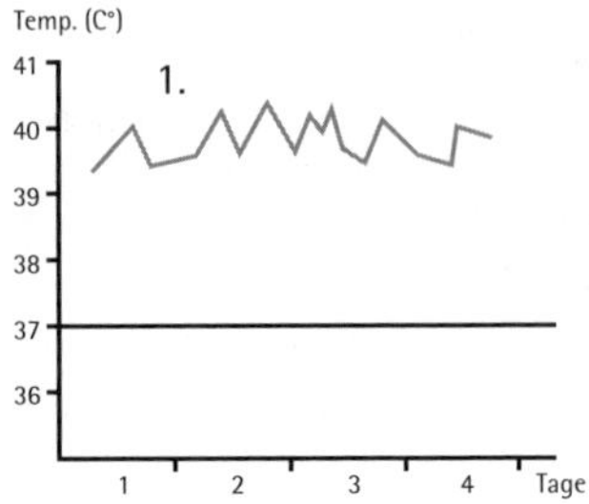

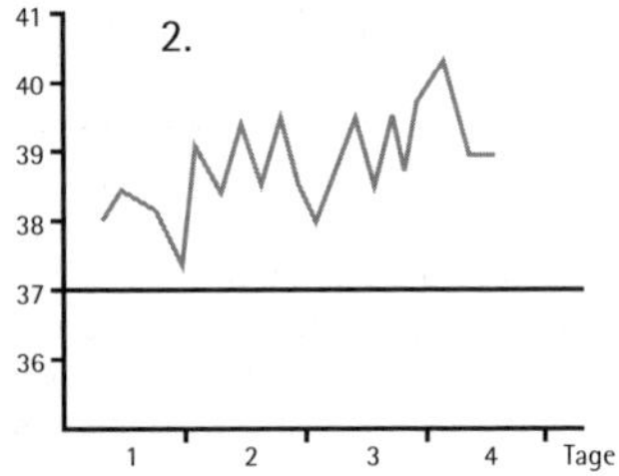

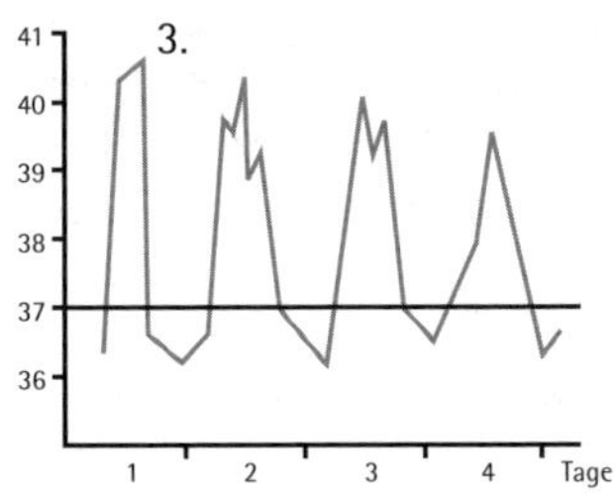

°C Fieberkurve: Weil-Krankheit

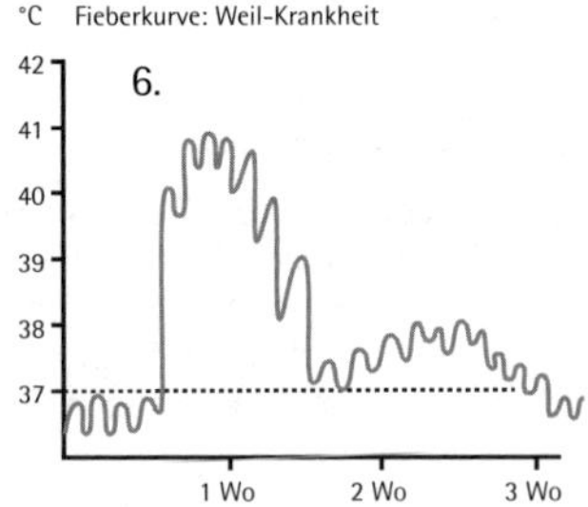

6. **Biphasisches Fieber, „Dromedarkurve":** Temperaturerhöhung in zwei Phasen, bei vielen Viruserkrankungen, aber auch bei Meningokokkensepsis, Leptospirose u.a.

1.4.4 Fiebersenkung

Es stehen verschiedene einfache Möglichkeiten zur Fiebersenkung zur Verfügung. Zu bedenken ist dabei Folgendes:

- Fieber kann für den Körper durchaus sinnvoll sein. Daher sollte nur hohes Fieber gesenkt werden.
- Wenn Sie kein Arzt, sondern vielleicht Heilpraktiker sind, müssen Sie abklären, ob eine Erkrankung mit **Behandlungsverbot laut Infektiosschutzgesetz (IfSG)** vorliegt.

Maßnahmen

- Viel trinken lassen, da Fieber mit hohem Flüssigkeitsverlust einhergeht (Gemüse- oder Fleischbrühe, Quell- oder Mineralwasser, Tee), dabei auch Elektrolyte (Na, K, Mg, Ca, u.a.) berücksichtigen. Eventuell zusätzlich schweißtreibende und damit fiebersenkende Tees (z.B. Lindenblüten) verabreichen.
- Leicht verdauliche Kost (fettarm, kohlehydrat- und eiweißreich); eventuell Wunschkost in kleinen, aber häufigen Mahlzeiten.
- Leichte Decke und Bekleidung, um die Wärmeabstrahlung nicht zu behindern (Hitzestau!).
- Kühle Raumtemperatur (17-19 °C).
- Kühle Getränke (aber nicht eiskalt).
- Kühle Abwaschungen.
- Wadenwickel, bis das Fieber um 0,5–1,5 °C gesunken ist.

2 Leben, Zelle

2.1 Kennzeichen des Lebendigen

Lebewesen haben gemeinsame Merkmale, egal ob sie aus
- einer einzigen Zelle bestehen wie Pantoffeltierchen oder Bakterien,
- vielen Zellen wie Pflanzen oder aus
- ganz vielen Zellen wie Tiere oder der Mensch mit ca. 10.000 Milliarden Zellen.

Der **Selbsterhaltung** des Individuums dienen
- der **Stoffwechsel (Metabolismus):** Stoffe werden aus der Umgebung aufgenommen, und wenn nötig vom Organismus in einfachere Bausteine zerlegt (**Katabolismus**), um dann zu Strukturen aufgebaut zu werden (**Anabolismus**), die dem Körper dienen.
- das **Wachstum:** aus den so gewonnenen Baustoffen können Zellen wachsen, die Zahl der Zellen kann sich erhöhen, nichtzelluläre Strukturen des Organismus (z.B. Mineralsubstanz der Knochen) können an Substanz zunehmen.

Der **Kommunikation** mit der Umwelt dienen
- die **Erregbarkeit (Reizbarkeit),** d.h. die Fähigkeit, Veränderungen der Umwelt wahrzunehmen (z.B. Wärme/Kälte, Helligkeit/Dunkelheit) und darauf zu reagieren.
- die **Leitfähigkeit:** Nicht nur am Ort des Reizes erfolgt die Reaktion, sondern das Lebewesen reagiert als sinnvolles Ganzes. Dazu dienen z.B. Botenstoffe (wie Hormone) oder Nerven, die Impulse elektrisch und chemisch weiterleiten.

Kennzeichen des Lebens
Stoffwechsel, Wachstum, Erregbarkeit, Leitfähigkeit, Beweglichkeit, Anpassungsfähigkeit, Reproduktion; bei höheren Organismen auch die Differenzierung

Der **Reaktionsfähigkeit** dienen
- die **Beweglichkeit;** natürlich auch die Fließbewegungen innerhalb des Zellplasmas, aber vor allem die äußere Beweglichkeit; Mensch und Tier machen sich z.B. die Kontraktilität ihrer Muskeln zunutze, um einer Gefahr zu entfliehen, d.h. der Organismus bewegt sich als Ganzes.
- die **Anpassungsfähigkeit** an bestimmte Grenzen der Umwelt; z.B. können sich Bakterien bei ungünstigen Lebensbedingungen einkapseln, um „im Winterschlaf besserer Zeiten zu harren".

Der **Erhaltung der Art** dient
- die **Reproduktion** (Neubildung und Fortpflanzung): Auf Zellebene ist das die Zellteilung (→ 28) bei der zwei gleichwertige Tochterzellen entstehen. Bei höheren Lebewesen läuft dieser Vorgang etwas komplizierter ab (wir denken da an die Geschichte mit der Biene und den Blüten ...).

Differenzierung

Auch „höhere Lebewesen" entstehen aus einer einzigen Zelle, die sich durch vielfache Teilungen vermehrt, wobei sich die neuen Zellen spezialisieren, um bestimmte

Teilfunktionen in diesem „Vielzeller" zu übernehmen. Dieser Differenzierung verdanken wir die vielfältigen verschiedenen Leistungen des Körpers wie die Reizleitung der Nervenzellen, die Reinigungsfunktion der Leberzelle oder die Kontraktilität der Muskelzelle.

2.2 Zelle

Natürlich sehen nicht alle Zellen im Körper gleich aus, im Gegenteil. Wir nehmen uns hier eine Beispielzelle vor, die die häufigsten Strukturen enthält (s. Abb).

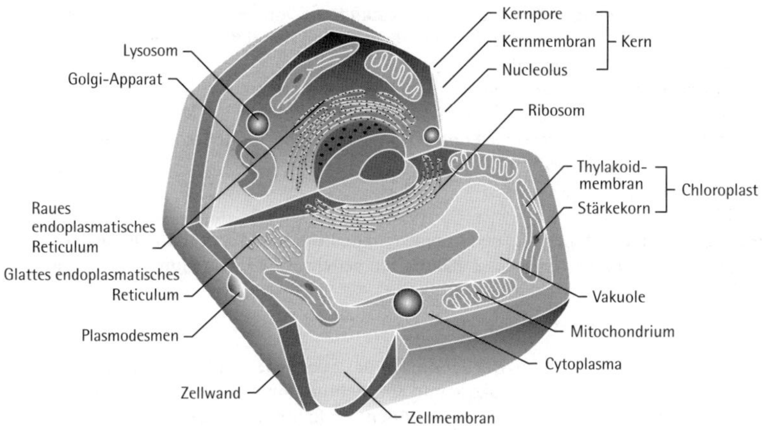

Die einzelne Zelle enthält verschiedene Organellen, vergleichbar mit den Organen im menschlichen Körper.

2.2.1 Bestandteile der Zelle

Zellmembran, Plasmalemma

Die selektiv permeable Membran schützt das Zellinnere und grenzt es nach außen ab. Außerdem reguliert sie, welche Stoffe ein- oder austreten können.
Das Gerüst bildet eine Doppellipidschicht: Diese Phospholipide haben ein wasseranziehendes Kopfteil, die äußere Begrenzung der Membran, und zwei wasserabweisende Schwänzchen, die die Mittelschicht der Membran bilden.
Der Membran aufgelagert sind z.B. Zuckerstrukturen als Rezeptoren, in die Membran eingelagert sind z.B. Eiweiße als „Pförtner", das sind „Tunnelproteine", die Stoffe durchschleusen können.

Hydrophob innen – wasserabweisende „Schwänzchen"
Hydrophil außen – wasserliebende „Köpfchen"
Der wasserabweisende Teil muss innen liegen, sonst würde die Membran voll Wasser laufen.

Zellleib (Zytoplasma)

Arbeits- und Speichergebiet

Zellskelett

- **Mikrotubuli**: röhrenförmige Gebilde, die wesentlich für die Form der Zelle verantwortlich sind. Einige Mikrotubuli sind Bestandteile von Zellorganellen, v.a. der Zentriolen und Zilien, andere werden nur während der Zellteilung aufgebaut und bilden den Spindelapparat.
- **Mikrofilamente**: fadenförmige Gebilde aus den Proteinen Aktin und Myosin, die sich meist in Bündeln zusammenlagern und so Fibrillen bilden. Die Myofibrillen der Muskelzellen befähigen diese zur Kontraktion. Einigen weißen Blutkörperchen dienen Fibrillen zur Fortbewegung.

Zentriolen

Zentralkörperchen bestehen aus neun parallel angeordneten Mikrotubuli und liegen meist als Zentriolenpaar in der Nähe des Zellkerns. Sie bilden bei der Zellteilung den Spindelapparat aus.

Mitochondrien

Die „Akkus" oder „Kraftwerke der Zelle" dienen der Energiegewinnung. In einer Kette von Reaktionen verbrennen sie v.a. Glukose und Ketonkörper und bauen so Adenosintriphosphat (ATP) auf. Bei Bedarf wird dieses wieder zu Adenosindiphosphat (ADP) gespalten, wobei Energie frei wird.

ATP ⇒ ADP + Phosphat + Energie (Wärme, Bewegung, Arbeit)

Die Anzahl der Mitochondrien spiegelt den Energieverbrauch der Zelle wider, so besitzen (Herz)Muskelzellen viele, Knorpelzellen dagegen wenige Mitochondrien.

Ribosomen

„-somen" hört sich nach Samen an – richtig, es handelt sich nämlich um kleinste Körnchen. Sie liegen verstärkt außen auf der Kernmembran oder auf dem endoplasmatischen Retikulum (ER) und geben ihm ein „pickeliges" Aussehen: raues ER. Ribosomen erfüllen eine der wichtigsten Funktionen der Zellen, die Protein(bio-)synthese.
Proteine (Eiweiße) sind ein wesentliches Strukturelement der Zelle bzw. des Körpers. Die meisten wichtigen Stoffe im Körper (z.B. Blutgerinnungsfaktoren, Antikörper, Hormone u.v.m) bestehen aus Proteinen.

Endoplasmatisches Retikulum (ER)

Das „Straßennetz" oder Kanalsystem der Zelle lenkt den Stofftransport innerhalb der Zelle. Es gibt glattes ER (seltener, z.B. in quergestreifter Muskulatur) und raues ER (häufiger, mit Ribosomen besetzt).

Golgi-Apparat

Der Golgi-Apparat verpackt und verschickt manche Stoffe wie z.B. Hormone, Enzyme u.a. Proteine; aber auch aggressive Stoffwechselabbauprodukte sollen nicht in der Zelle wirken, sondern werden in Golgi-Vesikeln („Gefrierbeutel") „verpackt" und entweder innerhalb der Zelle gespeichert, bis sie benötigt werden, oder zur Abgabe an die Zellmembran transportiert.

Lysosomen, die „Auflöser-Körnchen"

Diese winzigen Bläschen, die auch vom Golgi-Apparat gebildet werden, enthalten Enzyme, die z.B. Viren, Bakterien oder Teile entarteter Zellen verdauen können. Teilweise stellen sie die zerlegten Bausteine dem Zytoplasma zur Verfügung, betreiben also „intrazelluläres Recycling".

Zellkern (Nukleus)

Diese größte Struktur der Zelle ist das „Chefbüro". Der Zellkern enthält die ganze Zellinformation und ist das Steuerungszentrum des Zellstoffwechsels.
Die meisten Zellen besitzen einen Zellkern. Muskelzellen haben hingegen mehrere Kerne, während rote Blutkörperchen ihren Kern im Lauf ihrer Reifung verlieren.

Im Inneren der Kernhülle befinden sich:

- **Kernsaft (Karyolymphe):** eiweißhaltige Flüssigkeit
- **Kernkörperchen (Nukleolus):** Bildungs- und Sammelort der RNS (können einzeln oder mehrfach im Zellkern vorkommen)
- **DNA: Chromosomen**, Träger der Erbanlage, sehen unter dem Mikroskop (kurz vor der Teilung) aus wie ein X, d.h., zwei Schenkel werden über eine Einschnürung (Zentromer) miteinander verbunden. Vergrößert man noch weiter, sieht man, dass diese Schenkel aus lauter aufgewundenen „Schnüren" bestehen, auf denen die **Gene** (s.u.) aneinandergereiht sind.
- In der menschlichen Zelle befinden sich **23 Chromosomenpaare** (diploider Chromosomensatz), das sind 46 einzelne Chromosomen. Davon sind 22 Paare Autosomen (identisches Paar) und ein Paar Heterosomen (nichtidentische Geschlechtschromosomen). Während die Zelle ihrer „normalen Arbeit" nachgeht, also gerade keine Zellteilung durchläuft, liegen die Chromosomen ausgebreitet als **Chromatin** vor.

Also nicht verwechseln!
Die Erbinformation liegt ausgebreitet als Chromatin im Zellkern, nicht im Kernkörperchen. Das Kernkörperchen befindet sich zwar auch im Zellkern, enthält aber vor allem Ribonukleinsäure (RNS) (quasi die Chefsekretärin mit ihrem Durchschlagpapier).

2.2.2 DNA und Gen

Die DNA kann in ihrem Aufbau mit einer Strickleiter verglichen werden (s. Abb.), die spiralig aufgewunden ist. Die beiden Stränge auf den Seiten bestehen abwechselnd aus Zucker und Phosphatgruppen, die „Sprossen" der Leiter aus Basenkombinationen:

- **Thymin – Adenin**
- **Zytosin – Guanin**

Beide Paare passen nur in dieser Kombination zusammen. Unsere DNA-„Strickleiter" besitzt viele Millionen solcher „Sprossen". Ein DNA-Abschnitt von ca. 1.000 Sprossen bildet eine Erbeinheit, das **Gen** (der Mensch besitzt ca. 50.000 davon).

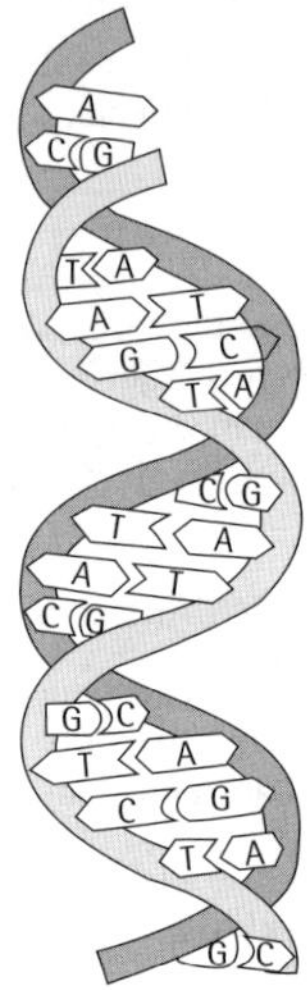

Adenin (=A)
Cytosin (=C)
Guanin (=G)
Tymin (=T)

RNA (RNS)

Die RNA ist quasi die Chefsekretärin der DNA. Während die DNA ihr Chefbüro, den Zellkern, nicht verlässt, macht die RNA Kopien der DNA und trägt sie aus dem Zellkern in den Zellleib zu den Ribosomen, damit diesen ein „Bauplan" für die Proteinbiosynthese vorliegt.
Die RNA unterscheidet sich in ihrem Aufbau zur DNA nur darin, dass statt des Thymins die Base **Uracil** und statt des Zuckermoleküls Desoxyribose **Ribose** eingesetzt wird.

- **mRNS, messenger-RNS** ist der Teil, der die Kopie im Zellkern anfertigt und zu den Ribosomen bringt.
- **tRNS, transfer-RNS**, sind relativ kleine Transportvehikel, die Aminosäuren zu den Ribosomen bringen.
- **rRNS, ribosomale RNS**, ist Bestandteil der Ribosomen.

Was ist der Unterschied zwischen RNA und RNS bzw. DNA und DNS?
Es gibt keinen: Säure heißt auf englisch Acid.

Verdoppelung der DNA (s. Abb.)
Wenn gerade keine Zellteilung ansteht, ist die DNA im Zellkern nicht zu erkennen, weil unsere Doppelhelix (Strickleiter) ausgebreitet vorliegt (als Chromatin). So können zum einen die Informationen abgelesen werden und über **mRNA** in den Zellleib zu den Ribosomen wandern, die dann entsprechend dem Bauplan (einer Kopie) Eiweiße herstellen.
Zum anderen spaltet sich die Doppelhelix wie ein Reißverschluss auf und es lagern sich die entsprechenden Gegenstücke an die offene Seite und komplettieren das Ganze wieder zu einem Reißverschluss. Es liegen also danach zwei identische „Strickleitern" vor.

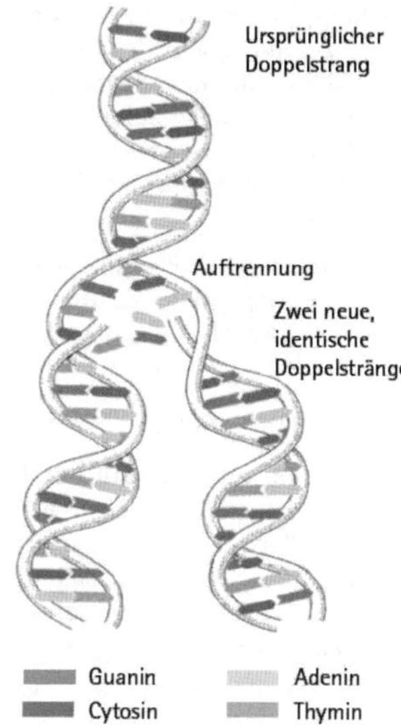

Wie auf den nächsten Seiten (Zellteilung) noch genauer zu sehen sein wird, spiralisieren sich diese DNA-Stränge bei der Zellteilung und die einzelnen Schenkel werden als **Chromatiden** sichtbar. Es liegen aber zwei gleiche Chromatiden vor: Damit es nicht zum Durcheinander kommt, werden sie durch das **Zentromer** zusammengehalten.

Das Chromatin spiralisiert sich vor der Zellteilung zu Chromatiden.
Das Zentromer verbindet die beiden Chromatiden (den rechten und linken Schenkel) und diese bilden dann das **Chromosom**.

Der Mensch besitzt **23 Chromosomenpaare** (= 46 Chromosomen), davon 22 **Autosomenpaare** (= gleichbedeutende Chromosomen von Vater und Mutter) und ein **Heterosomenpaar**, das Geschlechtschromosom.

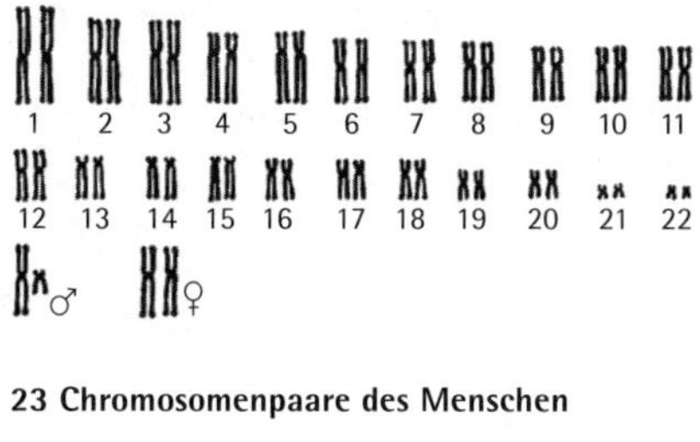

23 Chromosomenpaare des Menschen

2.2.3 Zellteilung

Neue Körperzellen entstehen ausschließlich durch Teilung bereits vorhandener Zellen. Es müssen laufend neue Zellen für Wachstum und als Ersatz gebildet werden, da ständig und überall im Organismus Zellen zugrunde gehen.
Die häufigste Form der Zellteilung ist die **Mitose**, wobei das Kernmaterial von der Mutterzelle erbgleich an zwei bei der Mitose entstehende Tochterzellen weitergegeben wird. Dazu muss die Erbinformation, also die in den Chromosomen enthaltene DNA, verdoppelt werden **(Replikation)**.

Damit sich bei der Vereinigung von Eizelle und Spermium das Erbgut nicht verdoppelt, ist eine besondere Form der Zellteilung erforderlich, die sog. **Meiose** oder **Reduktionsteilung** (→ 29). Der normale diploide Chromosomensatz (2 x 23) wird dabei auf einen haploiden Chromosomensatz (1 x 23) reduziert.

Mitose (s. Abb. nächste Seite)

- **Interphase (Zwischenphase)**
  Die Zelle geht ihrer speziellen Aufgabe innerhalb des Zellverbands nach, z.B. der Herstellung von Hormonen. Die Chromosomen liegen in ihrer Funktionsform als Chromatin vor, d.h., sie sind nicht sichtbar, weil sie ausgebreitet sind, damit „der Bauplan abgelesen" werden kann.
- **Prophase (Vorphase [1])**
  Die Chromosomen spiralisieren sich, wobei sie kürzer und dicker werden. Dadurch werden sie als feine Fäden sichtbar. Das Zentriol verdoppelt sich und beginnt den Spindelapparat auszubilden. Die Kernmembran löst sich auf, wobei die zusammenhängenden Chromatiden ins Zytoplasma freigesetzt werden.
- **Metaphase (Mittelphase [2])**
  Die Ausbildung des Spindelapparats wird abgeschlossen. Die Chromosomen heften sich mit ihrem Zentromer an der Äquatorialebene des Spindelapparats an.
- **Anaphase (Nachphase [3])**
  Die mit ihrem Zentromer an den Spindelapparat gehefteten Chromosomen spalten sich. Je eine Spalthälfte (Chromatide) wandert zu den entgegengesetzten Spindelpolen. Jede Chromatide wird nun das neue vollständige Chromosom einer Tochterzelle.
- **Telophase (Endphase [4])**
  Der Spindelapparat löst sich auf. Die Kernmembran erneuert sich aus Teilen des endoplasmatischen Retikulums.

Mitose

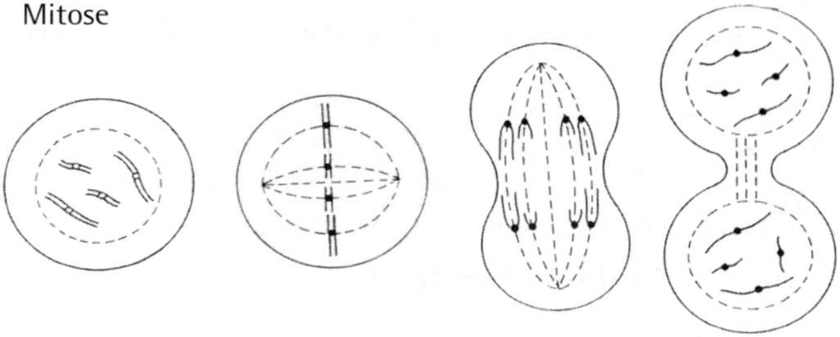

[1] [2] [3] [4]

Meiose (Reduktionsteilung, Reifeteilung, s. Abb. unten)

Damit bei der Vereinigung von Ei- und Samenzelle der Chromosomensatz nicht verdoppelt wird (2 x 46), teilen sich diese Keimzellen in einer anderen Form, der sog. Reduktionsteilung. Hier wird der **diploide Chromosomensatz (2 x 23) auf einen haploiden Satz (1 x 23) reduziert**. Dieser Vorgang wird in zwei Stufen eingeteilt: in die 1. und die 2. Reifeteilung.

2.2.3.1 1. Reifeteilung

Prophase
Im Eierstock bzw. Hodenkanälchen lagern sich die homologen (sich entsprechenden) Chromosomen von Vater und Mutter parallel aneinander, wobei die sich entsprechenden Genabschnitte genau nebeneinander liegen. Nun tauschen die Chromosomen einzelne Stücke miteinander aus, „sie paaren sich". Dieser Vorgang heißt **Crossing-over**. Es kommt zu einer Neuverknüpfung der Gene innerhalb der Chromosomen. Es liegen sich also jetzt immer noch zwei gleichbedeutende Chromosomen (bestehend aus je zwei Chromatiden) gegenüber, allerdings bunt gemischt.

Weitere Phase
Hier werden die zwei gleichbedeutenden Chromosomen (bunt gemischt) auf zwei Tochterzellen aufgeteilt.

Meiose

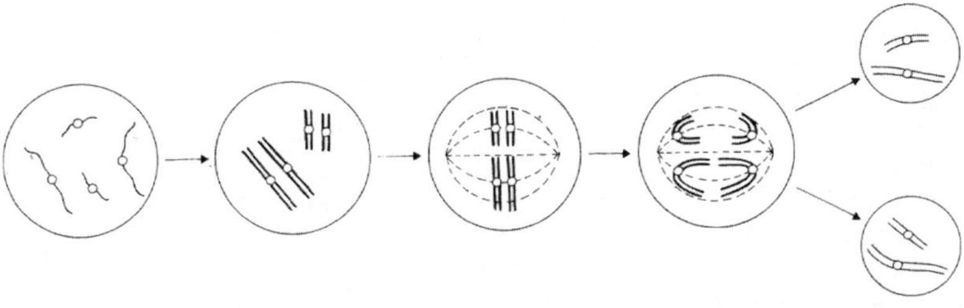

2.2.3.2 2. Reifeteilung

Sie entspricht der mitotischen Teilung, d.h., die Chromatiden werden jetzt auf zwei Tochterzellen verteilt.

> Welches ist die „normale" Zellteilung? Mitose oder Meiose?
> Bei der M**EI**ose geht's um's **EI**!

2.3 Chromosomenaberrationen

2.3.1 Trisomie 21 (Down-Syndrom)

(Früher Mongoloismus)
Chromosomenaberration, bei der das **Chromosom 21** dreimal statt zweimal vorliegt. Dadurch Fehlentwicklung fast aller Organe und Gewebe, die langsamer wachsen, unreif bleiben, Fehlbildungen aufweisen und schneller altern. Die Häufigkeit steigt mit zunehmendem Alter der Mutter: Mutter bis 20 Jahre → 1 auf 2.000; Mutter über 40 Jahre → 1 auf 40

Trisomie 21
- Geistige Entwicklung behindert
- "Sonniges Gemüt"
- Kopf klein, Hinterkopf abgeflacht
- Typische schräge Augenstellung
- Augenabstand vergrößert
- Lidfalte
- Nasenrücken verbreitert, Nasenwurzel eingesunken
- Ohren tief am Kopf und wenig plastisch ausgebildet
- Zunge vergrößert → Mund offen
- Vermehrter Speichelfluss
- Finger kurz, fünfter Finger hat evtl. nur zwei Glieder
- „Affenfurche" (einzelne Falte in Handfläche)
- „Sandalenfurche" (Plantarfurche)
- Erhöhte Infektanfälligkeit
- 40-60 % haben Herzfehler
- Erhöhte Leukämiegefahr

⇒ Geringere Lebenserwartung

2.3.2 Klinefelter-Syndrom (XXY)

Ein oder mehr überzählige X-Chromosomen; Chromosomenaberration des Geschlechtschromosoms bei Männern. Häufigkeit ca. 1: 590 lebendgeborene Knaben.

Klinefelter-Syndrom
- Geistig unterentwickelt
- Abnorm kleine Geschlechtsorgane
- Meist unfruchtbar
- Körperbehaarung spärlich oder ganz fehlend
- Häufig weibliche Brustentwicklung
- Hochwuchs durch verzögerten Verschluss der Epiphysenfuge
- Als Spätzeichen häufig Osteoporose
- Passives, ängstliches Verhalten

2.3.3 (Ullrich)-Turner-Syndrom (X0)

Chromosomenaberration des Geschlechtschromosoms bei Frauen (ca. 98% der betroffenen Embryonen sterben). Häufigkeit 1: 2.000-2.500 Lebendgeburten.

(Ullrich)-Turner-Syndrom
- Minderwuchs
- Sexueller Infantilismus
- Fehlende Menstruation, Eierstöcke oft nur bindegewebige Stränge

⇒ Unfruchtbarkeit
- Häufig weitere Fehlbildungen, z.B. Herzfehler

Es existiert eine Vielzahl weiterer Abweichungen der Geschlechtschromosomen, z.B:
Y0-Individuen: sie sind nicht lebensfähig, da das X-Chromosom fehlt.
XXX-Frauen: unterscheiden sich nicht von XX-Trägerinnen.
XYY-Individuen: sollen aggressiver sein bei verringerten geistigen Fähigkeiten.

3 Histologie – Lehre von den Geweben

Gewebe ist ein Verband gleichartiger, differenzierter Zellen.
Man unterscheidet **vier Gewebearten:** Epithelgewebe, Binde- und Stützgewebe, Muskelgewebe, Nervengewebe

Gewebearten: Epithelgewebe, Binde- und Stützgewebe, Muskelgewebe, Nervengewebe.

Organ
Verschiedene Gewebearten, die im Körper eine Einheit darstellen - sowohl in Anordnung als auch in Funktion - bilden ein Organ. An einem Organ unterscheidet man:

- **Parenchym** (Funktionsgewebe): diejenigen Zellen, die für die eigentliche Funktion des Organs zuständig sind, z.B. die Nierenkörperchen.
- **Stroma** (Bindegewebe): Es gibt dem Organ als Gerüst seine Form, Festigkeit und Halt. Außerdem verlaufen hier Nerven und Blutgefäße, die auch das Parenchym mit Sauerstoff und Nährstoffen versorgen.
- **Interzellularsubstanz (Zwischenzellsubstanz):** Sie ist von Bedeutung für den Stoffaustausch zwischen Blut und Zellen. Sie ist auch Reservoir für extrazelluläre Flüssigkeiten (Wasserhaushalt, Blutkonzentration). In Stützgeweben erfüllt sie zudem eine mechanische Funktion.

Organsysteme
Sie setzen sich aus eng miteinander in Beziehung stehenden Organen zusammen, die eine gemeinsame Aufgabe haben.

Organsystem	Zusammengesetzt aus folgenden Organbestandteilen
Haut	Haut und Hautanhangsgebilde wie Haare, Nägel, Schweißdrüsen
Bewegungs- und Stützapparat	Skelett, Muskeln, Sehnen, Bänder
Nervensystem	ZNS, Nerven, Sinnesorgane
Hormonsystem	Verschiedene Drüsen und Gewebe
Immunsystem	Vor allem Lymphsystem und Leukozyten
Atmungssystem	Atemwege und Lunge
Herz-Kreislauf-System	Blut, Herz, Blutgefäße
Verdauungssystem	Speiseröhre, Magen, Dünn- und Dickdarm, Rektum, Leber, Pankreas
Organsystem	**Zusammengesetzt aus folgenden Organbestandteilen**
Harntrakt	Nieren, Harnleiter, Harnblase, Harnröhre
Fortpflanzungssystem	Hoden, Nebenhoden, Prostata, Samenbläschen und Penis; Eierstock, Eileiter, Gebärmutter und Scheide, weibliche Brust

3.1 Epithelgewebe

Flächenhafte Zellverbände, die innere und äußere Körperoberflächen bedecken („Deckgewebe"). Sie **sitzen einer „Basalmembran" auf** und sind **gefäßfrei**, da sie vom darunterliegenden Bindegewebe durch Diffusion ernährt werden.

Man unterscheidet Epithelgewebe (siehe Tab. → 33) anhand folgender Merkmale:

- **Nach der Zellform**
  - Plattes Epithel
  - Kubisches (isoprismatisches) Epithel
  - Zylindrisches (hochprismatisches) Epithel
- **Nach Anzahl der Schichten**
  - Einschichtiges Epithel
  - Mehrschichtiges Epithel
  - Mehrreihiges Epithel
- **Mit oder ohne Flimmerhärchen (Kinozilien)**
- **Verhorntes oder unverhorntes**
- **Drüsenepithel**

3.1.1 Drüsen (Glandulae)

Sie können aus einer Zelle bestehen, z.B. schleimproduzierende Becherzellen im Dünndarm und in den Luftwegen, setzen sich aber meist aus mehreren Zellen zusammen und sind häufig in das darunterliegende Gewebe ausgestülpt. Es gibt:

- Tubulöse (schlauchförmige) Drüsen
- Azinöse (beerenförmige) Drüsen
- Alveoläre (bläschenförmige) Drüsen

Seröse Drüsen bilden ein dünnflüssiges Sekret und haben eine enge Lichtung.
Muköse Drüsen bilden dickflüssiges Sekret und haben eine weite Lichtung.

Exokrine Drüsen	Endokrine Drüsen
→ Haben einen Ausführungsgang.	→ Geben ihre Erzeugnisse direkt ins Blut ab.

Übersicht über die verschiendenen Epithelien

Name	Beispiel	Funktion
Einschichtiges Plattenepithel	Lungenbläschen, Brust-, Bauchfell, Endothel	„Oberflächenbeschichtung", Abgrenzung/Glätten
Einschichtiges isoprismatisches Epithel	Drüsenausführungsgänge	Abgrenzung
Einschichtiges hochprismatisches Epithel	Gallenblase, Darmkanal, Resorptionsepithel	Drüsenzellen: Sekretbildung, Resorption (Aufnahme)

Name	Beispiel	Funktion
Einschichtiges hochprismatisches Epithel mit Kinozilien	Kleine Bronchien	Sekretion, Resorption
Mehrreihiges hochprismatisches Epithel mit Kinozilien	Nasenschleimhaut, Kehlkopf, Luftröhre, große Bronchien	Sekretion, Resorption
Mehrschichtiges Übergangsepithel	Nierenbecken, Harnleiter, -blase	Schutz gegen Harn
Mehrschichtiges hochprismatisches Epithel	Zum Beispiel in der Hornahaut des Auges und im distalen Teil der Harnröhre	Schutzepithel
Mehrschichtiges unverhorntes Plattenepithel	Schleimhäute: Mund, Speiseröhre	Schutz, innere Abdeckung
Mehrschichtiges verhorntes Plattenepithel	Äußere Haut, Schutzepithel	Schutz, äußere Abdeckung

Je nach Aufgabe besitzen die Epithelzellen eine unterschiedliche Form:
Plattenepithel → abgeplattete Zellen (erleichterte Diffusion)
Isoprismatische Zellen → Zellbreite = Zellhöhe (Funktion s.o.)
Hochprismatische Zellen → Zellhöhe > Zellbreite (Funktion s.o.)
Kinozilien → Flimmerhärchen (Transport von Flüssigkeits- und Schleimfilmen)

Auch die Stäbchen und Zapfen auf der Netzhaut im Auge sind Epithel, genauer **Sinnesepithel**.

3.2 Binde- und Stützgewebe

Formen des Bindegewebes
Blut, Fettgewebe, lockeres Bindegewebe, straffes Bindegewebe, retikuläres Bindegewebe, Knorpel, Knochen

Binde- und Stützgewebe besteht aus:

Zellen

- Freie Zellen, z.B. Blutzellen
- Fixe Zellen
  - Fibrozyten des Bindegewebes
  - Chondrozyten des Knorpelgewebes
  - Osteozyten des Knochengewebes

Fasern

- Retikulinfasern (biegungselastisch, rete = Netz)
  - In lymphatischen Organen, rotem Knochenmark
  - Umspinnen Muskelfasern und periphere Nervenfasern
- Kollagenfasern (zugfest, aber nicht dehnbar)
  - Vor allem in Faserknorpeln: Menisken, Zwischenwirbelscheiben und Knochen
- Elastische Fasern (zugfest und dehnbar)
  - In Knorpeln (Ohr, Nase)

Grundsubstanz

Diese wird von den Bindegewebszellen gebildet und besteht aus Wasser, Eiweiß, Kohlehydraten und Salzen. Über sie erfolgt der Stoffaustausch zwischen Blutgefäßen und Bindegewebszellen.

Grundsubstanz kann **flüssig, gelartig** oder auch **fest** sein.

3.2.1 Formen des Bindegewebes

Blut

Flüssige Grundsubstanz, Fasern als Fibrinogen gelöst (erst bei Blutgerinnung sichtbar), Zellen (Leukozyten, Erythrozyten, Thrombozyten)

Fettgewebe

- **Baufett** mit kollagenen Fasern
  - Als Polster: Gesäß, Fußsohlen, Handteller
  - Zum Befestigen von Organen, z.B. Niere, Augapfel
- **Speicherfett**
  - „Fettdepots", z.B. an Bauch und Hüfte

Lockeres Bindegewebe

Vor allem als Stroma bzw. Mesenchym in und zwischen den Organen. „Verschiebeschicht" zwischen Organen, z.B. unter der Haut. Es ist reich an Abwehrzellen, hat also auch wichtige Aufgaben bei der Abwehr und außerdem bei der Wiederherstellung.

Stroma/Mesenchym und Parenchym

An einem Organ unterscheidet man **Parenchym**, das Funktionsgewebe (z.B. das Nephron der Niere), und **Mesenchym oder Stroma**, das Stützgewebe, das das Funktionsgewebe in der richtigen Lage hält und für Ernährung und Abwehr sorgt. (Das Mesenchym wäre beim Fotokoffer die Schaumstoffeinlage, das Parenchym der Fotoapparat.)

Straffes Bindegewebe

Viele Kollagenfasern, wenig Grundsubstanz

- Geflechtartig (filzig): Organkapseln, Lederhaut (Auge), Hirnhaut
- Parallelfaserig, v.a. in Sehnen und Bändern

Retikuläres Bindegewebe

Rete (Netz) in Lymphknoten, Milz, Tonsillen und rotem Knochenmark

Knorpel (s. Abb. rechts)

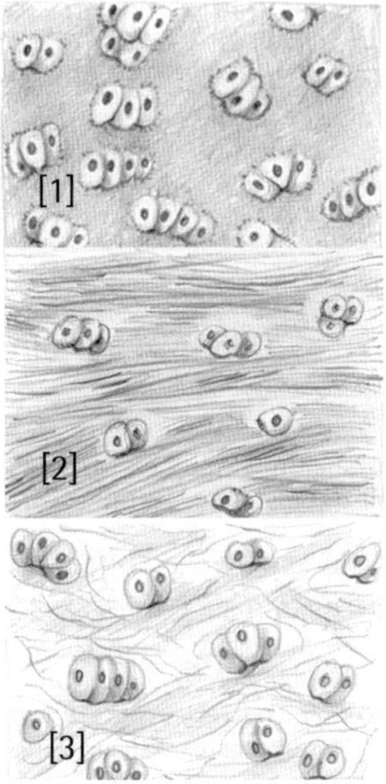

Gefäßfrei, Ernährung über Diffusion, langsamer Stoffwechsel

- **Hyaliner Knorpel [1]** (hyalos = Glas): milchig-glasiges Aussehen; druckfest, zum Teil elastisch, z.B. bei Gelenkflächen der Knochen, Rippenknorpeln, Nase, Kehlkopf, Luftröhre
- **Faserknorpel [2]:** festes Aussehen, sehr robust durch viele Kollagenfasern, z.B. in Bandscheiben, Menisken, Symphyse
- **Elastischer Knorpel [3]:** gelbliches Aussehen, biegsam, viele elastische Fasern, weniger Kollagen, z.B. in Kehldeckel und Ohrmuschel

Knochen

- Passiver Bewegungsapparat
- Muss stützen, aber Druck, Verbiegen und Verdrehen aushalten
- Blutbildung (im roten Knochenmark)
- Mineralspeicher

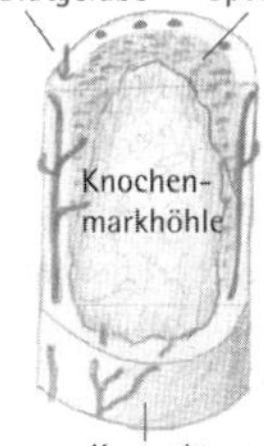

Aufbau eines Röhrenknochens (s. Abb. rechts)

- **Epiphysen:** Gelenkenden
- **Diaphyse:** Knochenschaft
  dazwischen:
- **Epiphysenfugen:** Zonen für Längenwachstum
- **Knochenhaut (Periost):** mit Blutgefäßen und Nerven. Man unterscheidet knochenbildende Schicht und Faserschicht. Die knochenbildende Schicht liegt der Kompakta auf und hat bei Kindern viele, bei Erwachsenen weniger Osteoblasten. Sie sind für das Dickenwachstum zuständig. Die äußere Faserschicht besteht aus zugelastischen Fasern. Die Knochenhaut ist mittels zugfester Fasern mit der äußeren Knochenschicht verankert (Sharpey-Fasern). Die Sehnen befestigen sich mithilfe von aufgefächerten Faserzügen an der Faserschicht, in die sie einwachsen.
- **Dichte Rindenschicht (Kompakta):** Dies ist eine lamellenartige Anordnung um die **Havers-Kanäle** (längs). In den Lamellen liegen die Osteozyten, die über Zellfortsätze miteinander verbunden sind. Die **Volkmann-Kanäle** verlaufen vom Periost aus quer zu den Havers-Kanälen und regen die Blutversorgung an.
- **Bälkchensubstanz (Spongiosa):** Sie hilft, Gewicht einzusparen. Anordnung nach Belastung entlang der Druck- und Zuglinien. Zwischen den Bälkchen liegt rotes Knochenmark. Bis zur Pubertät sind auch die Diaphysen mit blutproduzierendem roten Knochenmark gefüllt, das später verfettet und zu gelbem Fettmark wird.

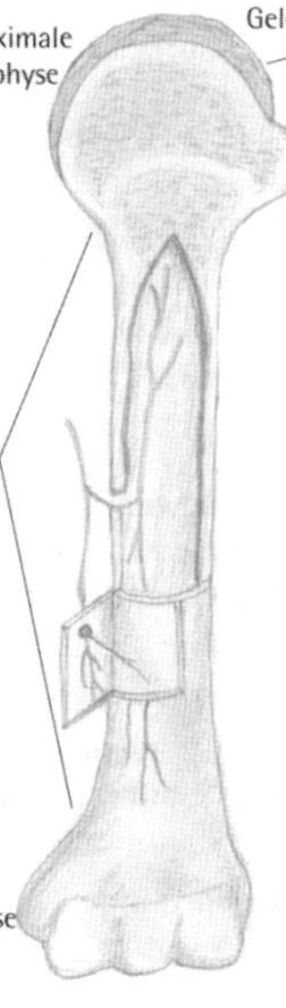

- **Knocheninnenhaut (Endost):** Sie ist eine faserige Haut, die die Markhöhle des Knochens auskleidet. Hier sitzen viele Osteoklasten.

3.2.2 Bildung von Knochengewebe (Ossifikation)

- **Desmale Ossifikation** (bindegewebige Verknöcherung): Schon beim Fetus wird Bindegewebe in Knochen umgewandelt. So werden einige Schädelknochen, die meisten Gesichtsknochen und das Schlüsselbein gebildet.
- **Chondrale Ossifikation** (knorpelige Verknöcherung): Die langen Röhrenknochen werden erst knorpelig vorgeformt und später durch Knochengewebe ersetzt.

Der Knochen ist ein Organ, das aus mehreren Gewebearten besteht: aus Knochengewebe, dem Knorpel, der die Gelenkenden überzieht und beim Jugendlichen die Wachstumszonen bildet, und aus festem und straffem Bindegewebe der Knochenhaut, das Nerven und Blutgefäße führt.
Das Knochengewebe ist also nur ein Teil des Knochens, bestehend aus Knochenzellen und fester Zwischenzellsubstanz, in die Salze eingelagert sind.

3.3 Muskelgewebe

Die einzelne Muskelzelle ist eine Faser. In ihr kommen Aktin- und Myosinfilamente vor, die sich zur Verkürzung des Muskels ineinanderziehen. Viele Muskelzellen werden von Gitterfasern zu einem Gewebe verbunden. Männer haben mit ca. 30 kg deutlich mehr Skelettmuskeln als Frauen mit etwa 24 kg (Testosteron wirkt anabol). Noch stärker weicht die Kraftentwicklung ab. Durchschnittlich können Frauen nur 65% der Kraft des „Durchschnittmanns" entwickeln.

Eigenschaften
Erregbar (Reizfähigkeit, Leitfähigkeit), kontraktil, dehnbar, elastisch

Aufgaben

- **Aktive Bewegung des Körpers**
- **Aufrechte Körperhaltung**
- **Wärmeproduktion:** nur 45% der Energie für Kontraktion, Rest für Körperwärme (Bei Schüttelfrost wird 85% der Körperwärme durch die Muskeln produziert.)

Erregung
Vor allem Nervenimpulse erregen den Muskel. Die Nervenzellen, die dafür zuständig sind, heißen Motoneurone. Ebenso können mechanische, chemische und thermische Reize Nervenimpulse auslösen.

Chemische Vorgänge

Normalerweise: ATP ⇒ ADP + Phosphat + Energie

ATP kann kurzfristig durch das im Muskel gespeicherte Kreatinphosphat „aufgeladen" werden.

Kreatinphosphat + ADP ⇒ Kreatin + ATP

Langfristig wird der ATP-Vorrat durch Abbau von Glykogen zu Glukose aufgefüllt.
Es werden drei Arten von Muskulatur unterschieden:

- Glatte Muskulatur
- Quergestreifte Muskulatur
- Herzmuskulatur

3.3.1 Glatte Muskulatur

Unwillkürliche Muskulatur: Sie hängt somit von der Steuerung des autonomen Nervensystems oder des intramuralen Systems (eigengesetzliche Nervenknoten im betreffenden Organ) ab.
Die glatte Muskulatur besteht aus spindelförmigen Zellen von etwa 1 mm Länge, deren länglicher Kern in der Mitte liegt. Die Aktin- und Myosinfilamente sind hier nicht regelmäßig angeordnet, weshalb keine Querstreifung erkennbar ist.

Glatte Muskulatur
Arbeitet langsam, rhythmisch, unwillkürlich, autonom (eigengesetzlich).

3.3.2 Quergestreifte Muskulatur, Skelettmuskulatur

Willkürliche Muskulatur: Sie macht etwa 40% des Körpergewebes aus.
Die Muskeln verlaufen von Knochen zu Knochen und bewegen unsere Gelenke. Ihre Steuerung geht von zerebrospinalen (Hirn und Rückenmark betreffenden) Nerven aus.
Die Muskelzellen sind Fasern von bis zu 15 cm Länge und 0,1 mm Dicke. Sie enthalten zahlreiche am Rand gelegene Kerne.
Ihre Aktin- und Myosinfilamente sind in regelmäßigen hellen und dunklen Abschnitten angeordnet, weshalb mit dem Mikroskop eine Querstreifung erkennbar ist.

Skelettmuskulatur
Arbeitet rasch, willkürlich und ist keinem Rhythmus unterworfen.

3.3.3 Herzmuskulatur

Zwischenstellung zwischen glatter und quergestreifter Muskulatur. Ihre Autonomie ist durch das vegetative Nervensystem beeinflussbar. Sie ist zwar quergestreift, die Zellen sind jedoch kleiner als die quergestreifte Muskulatur und haben nur einen Zellkern, der in der Zellmitte liegt. Um die gleichzeitige Kontraktion zu gewährleisten, sind die Herzmuskelzellen eng miteinander verwoben. An den Zellgrenzen sorgen sog. Glanzstreifen für noch besseren Zellkontakt.

Herzmuskulatur
Arbeitet unwillkürlich, autonom (eigengesetzlich), rhythmisch, schnell.

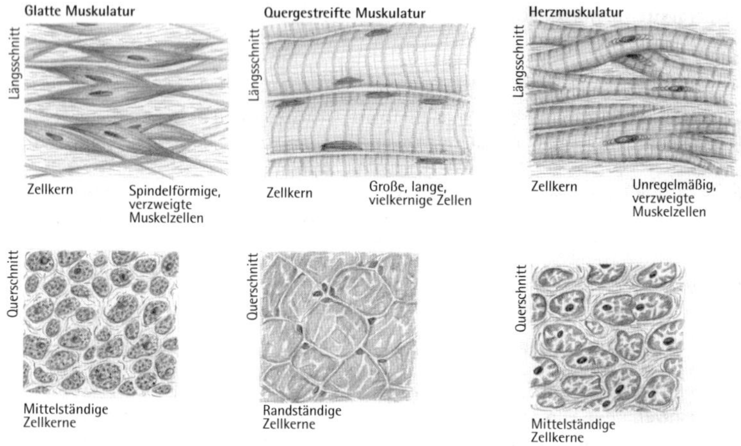

3.4 Nervengewebe

- Nervenzellen (10% des Nervengewebes = ca. 100 Milliarden) sind grau.
- Gliazellen (Schutz-, Stütz- und Ernährungsfunktion) sind weiß.

3.4.1 Nervenzelle (Neuron)

Sie enthält Nissl-Schollen, das sind grob- bis feinschollige Bestandteile, die im wesentlichen aus RNS bestehen (häufchenweise endoplasmatisches Retikulum).

Aufbau einer Nervenzelle (s. Abb. unten)

- **Zellkörper (Soma)** mit Zellkern, Zytoplasma, Organellen.
- **Dendriten:** kurze, baumartig verzweigte Fortsätze, die ankommende Erregungen aufnehmen und zum Körper der Nervenzelle leiten.
- **Axon, Neurit, Achsenzylinder**: besonders langer Fortsatz (bis 1 m), verzweigt sich am Ende baumartig. In ihm wird die Erregung elektrisch vom Zellkörper zu anderen Zellen weitergeleitet.
- **Synapsen** heißen die Verbindungsstücke (bis zu 10.000) am Ende des Axons. Sie sind die Umschaltstellen für die Erregungsübertragung auf weitere Nervenzellen bzw. das Erfolgsorgan. Dazu schütten sie chemische Wirkstoffe, **Neurotransmitter** wie **Acetylcholin oder Noradrenalin,** aus. Diese werden in den Nervenzellen hergestellt, in Bläschen gespeichert und durch ein eintreffendes Aktionspotenzial freigesetzt.

3.4.2 Stütz- und Ernährungsgewebe (Neuroglia)

Im Zentralen Nervensystem (ZNS) sind dies die **Gliazellen** (Phagozytose, Stütz- und Ernährungsgewebe, entspricht dem Bindegewebe in anderen Organen). In den peripheren Nerven sind dies die **Schwann-Zellen**. Als Grenze zwischen zwei Schwann-Zellen fungieren die **Ranvier-Schnürringe.** Wegen der „isolierenden" Schwann-Zellen muss die elektrische Entladung nur von einem Ranvier-Schnürring zum nächsten hüpfen und ist somit bedeutend schneller **(saltatorische Reizweiterleitung)**. Bei der Hälfte der Axone enthalten die Schwann-Zellen eine **Myelinschicht**, eine Fett-Eiweiß-Hülle. Solche isolierten Nervenfasern heißen auch **markhaltige** oder **myelinisierte** Axone. Sie haben eine weit höhere Leitungsgeschwindigkeit. Die anderen werden als **marklose** oder **unmyelinisierte** Nervenfasern bezeichnet.
Die Verbindung einer Nervenzelle zu einem Muskel nennt man **„motorische Endplatte"**.

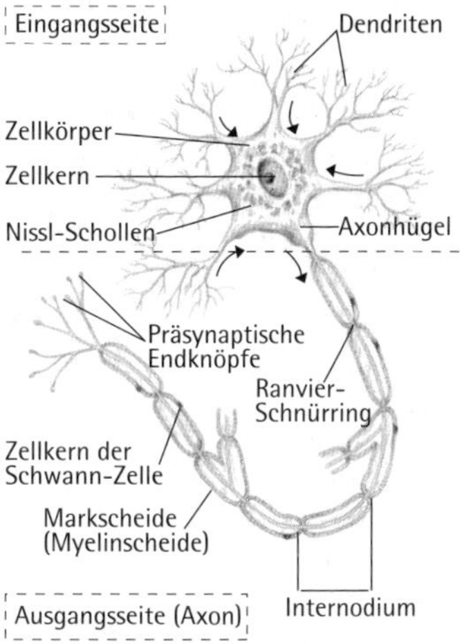

Neuron und Neuroglia

3.4.3 Aktions- oder Membranpotenzial

Zwischen Zellinnerem und -äußerem besteht ein Konzentrationsgefälle an Elektrolyten, wodurch ein Spannungsunterschied entsteht, das sog. **Membranpotenzial**.
Bei Reizung wird die Zellmembran durchlässiger für Natrium- und Kaliumionen. Es strömt Natrium in die Zelle hinein und Kalium herausströmt. Dadurch wird die Zellmembran depolarisiert, d.h. negativ aufgeladen. Dieser Reiz löst nun entlang des Nerven weitere Depolarisationen aus. Somit läuft ein elektrischer Impuls die Nervenfaser entlang.
Kurz danach kommt es zur **Repolarisation**, d.h., die **„Natrium-Kalium-Pumpe"** pumpt unter Energieverbrauch das Natrium wieder aus der Zelle heraus und das Kalium wieder hinein.

Leitungsrichtungen

- **Afferente Nervenfasern** leiten den Impuls von der Peripherie zum ZNS.
- **Efferente Nervenfasern** leiten den Reiz vom ZNS in die Peripherie. Der Zellkörper der zum Skelettmuskel laufenden Nervenfaser sitzt im Vorderhorn des Rückenmarks, deswegen heißt er auch **motorische Vorderhornzelle.**

Schaltneurone innerhalb des Rückenmarks können direkt von Afferenz zu Efferenz umschalten, meistens senden sie jedoch erst den Impuls zum ZNS.

Reflexbogen

- Rezeptor: z.B. Schmerzrezeptor im Finger.
- Afferente Nervenbahn: leitet den Reiz zum ZNS.
- Schaltzelle: sitzt im ZNS und schaltet direkt auf Efferenz um.
- Efferente Nervenbahn: leitet Signale vom ZNS zu den Muskeln.

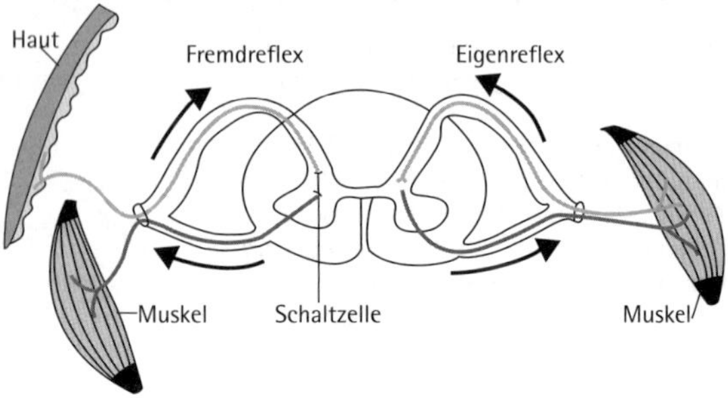

Reflexbogen

- Effektor: die Muskeln bringen den Finger aus der Gefahrenzone.

Alles oder nichts

Als Antwort auf einen Reiz kommt es bei einer Nerven- oder Muskelzelle entweder zu einer vollständigen oder zu gar keiner Erregung. Erreicht der Reiz nicht den Schwellenwert, wird nichts geschehen, übersteigt er den Schwellenwert, wird diese Zelle voll reagieren. Ist der Reiz größer, wird diese Zelle nicht noch mehr erregt, sondern es werden weitere Zellen gereizt, die sich dann anschließen.

4 Bewegungsapparat

Er besteht aus Knochen, Gelenken, Muskeln und Hilfsvorrichtungen wie Sehnen, Bändern, Schleimbeuteln u.a.

Aktiver Teil: Muskulatur nebst Hilfsvorrichtungen sorgen für Bewegung und Haltung.
Passiver Teil: Skelett (Knochen)

- gibt Halt und Stabilität,
- ist Ansatzpunkt für die Muskeln, also Voraussetzung für Bewegung,
- schützt lebenswichtige Organe (Gehirn, Rückenmark, Herz, Lunge u.a.),
- ist für die Blutbildung (im Knochenmark) verantwortlich,
- dient als Mineralspeicher.

4.1 Skelett

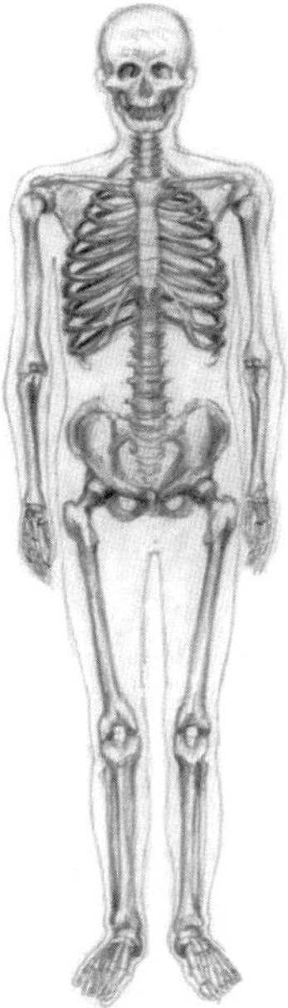

Gerippe, Knochengerüst

212 Knochen beim Erwachsenen mit einem Gesamtgewicht von ca. 10 kg.

Achsenskelett

Kopf, Hals und Stamm

- Schädel
- Zungenbein
- Wirbelsäule
- Brustbein
- Rippen

Anhangskelett (Extremitätenskelett)

- Arme mit Schultergürtel
- Beine mit Beckengürtel

Einteilung nach Form und Aufgabe

- Röhrenknochen: röhrenförmiger Schaft **(Diaphyse)** und meist zwei verdickte Enden **(Epiphysen)**. Der größte ist der Oberschenkelknochen.
- Platte Knochen: Hirnschädel, Brustbein, Schulterblätter, Darmbeinschaufeln, Rippen.
- Unregelmäßige Knochen, z.B. Wirbel und einige Schädelknochen.
- Kurze Knochen haben oft Würfelform, z.B. Handwurzelknochen.
- Sesambeine meist kleine, rundliche Knöchelchen in Gelenknähe wie die Kniescheibe (Patella) oder das Erbsenbein (ein Handwurzelknochen).

Übersicht: Skelett vorne

Cranium – Schädel

Clavicula – Schlüsselbein

Sternum – Brustbein
Columna vertebrae – Wirbelsäule
(Vertebra – Wirbel)
Costa – Rippe (Costae – Rippen)

Humerus - Oberarmknochen

Ulna – Elle
Radius – Speiche

Os ilium – Darmbein
Os ischii – Sitzbein
Os pubis – Schambein

Ossa carpi – Handwurzelknochen

Femur – Oberschenkelknochen

Patella – Kniescheibe

Fibula – Wadenbein
Tibia – Schienbein

Ossa tarsi – Fußwurzelknochen

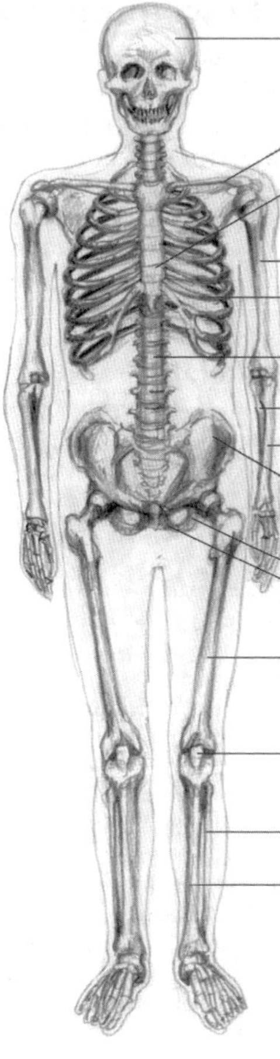

Übersicht: Skelett hinten

Cranium – Schädel

Vertebra cervicalis – Halswirbelsäule

Scapula – Schulterblatt

Humerus - Oberarmknochen

Thorax – Brustkorb

Ulna – Elle
Radius – Speiche

Os sacrum - Kreuzbein

Femur – Oberschenkelknochen

Fibula – Wadenbein

Tibia – Schienbein

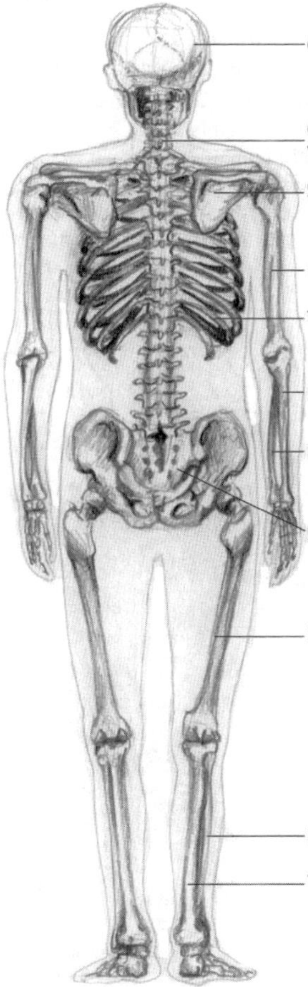

4.1.1 Schädel

Man unterscheidet Hirnschädel und Gesichtsschädel.

4.1.1.1 Hirnschädel (Neurocranium)

Acht Knochen bilden die längsovale Schädelhöhle, die das Gehirn enthält. Das Gehirn ruht auf der knöchernen **Schädelbasis** und wird von der **Schädelkalotte (Schädeldach)** kapselartig eingeschlossen (s. Abb.).
Das **Siebbein** (von außen nur ein wenig durch die Augenhöhle zu sehen) wird zur Schädelbasis gerechnet. Es bildet auch den oberen Teil der Nasenscheidewand, einen Teil des Nasendachs und die seitlichen Wände der Nasengänge.
Die Knochen des Hirnschädels sind durch **Nähte (Suturen)** verbunden.

Der Hirnschädel
- Stirnbein, Os frontale
- Zwei Scheitelbeine, Ossa parietalia
- Hinterhauptbein, Os occipitale
- Zwei Schläfenbeine, Ossa temporalia
- Keilbein, Os sphenoidale
- Siebbein, Os ethmoidale

Verbunden durch Nähte (Suturen), die sich im fünften Lebensmonat schließen

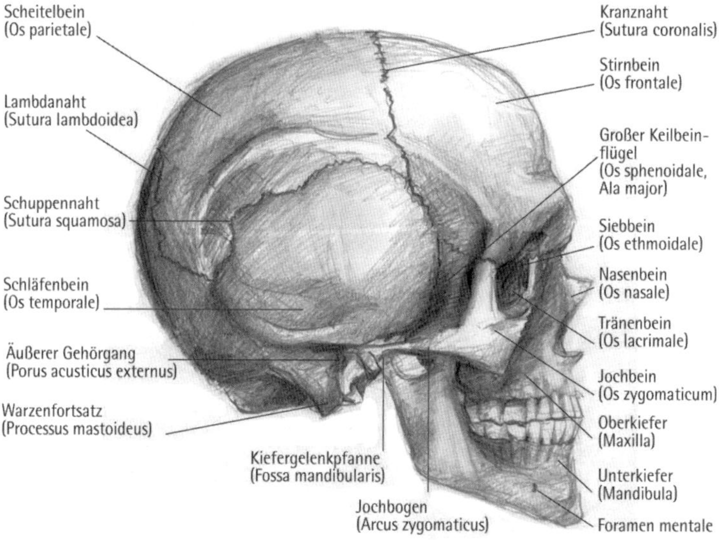

4.1.1.2 Gesichtsschädel (Viscerocranium, Splanchnocranium)

Teilweise sind auch Knochen des Hirnschädels an der Bildung des Gesichtsschädels (s. Abb.) beteiligt. Die drei Gehörknöchelchen des Mittelohrs **(Hammer, Amboss** und **Steigbügel)** und das **Zungenbein** zählen auch zum Gesichtsschädel.

Der Gesichtsschädel
- Stirnbein, Os frontale
- teilweise Schläfenbein, Os temporale
- Keilbein, Os sphenoidale
- Siebbein, Os ethmoidale
- Nasenbein, Os nasale
- Tränenbein, Os lacrimale
- untere Nasenmuschel, Concha nasalis inferior
- Pflugscharbein, Vomer
- Jochbein, Os zygomaticum
- Gaumenbein, Os palatinum
- Oberkiefer, Maxilla
- Unterkiefer, Mandibula
- Zungenbein, Os hyoideum

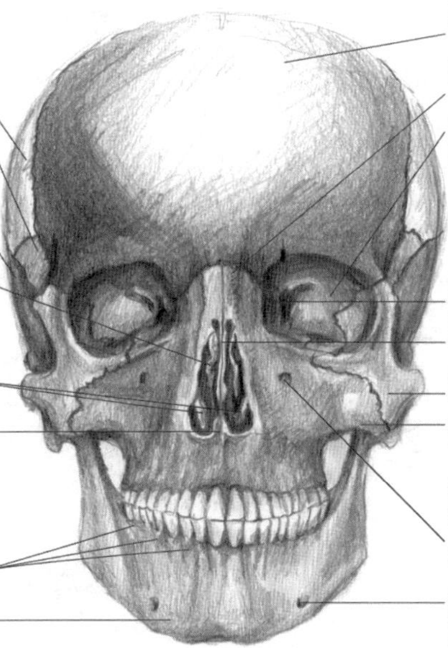

Fontanellen

Beim Neugeborenen werden die Knochenlücken zwischen Stirn- und Scheitelbeinen durch Bindegewebe überbrückt. Diese **große Fontanelle** schließt sich meist mit dem zweiten Lebensjahr. Dagegen verknöchert die **kleine Fontanelle** zwischen Scheitelbeinen und Hinterhauptbein während der ersten drei Lebensmonate.

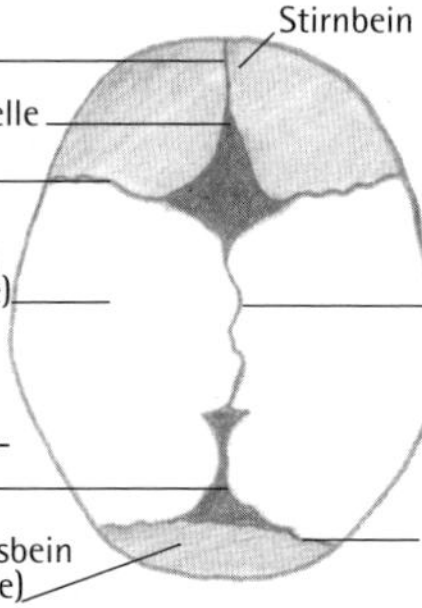

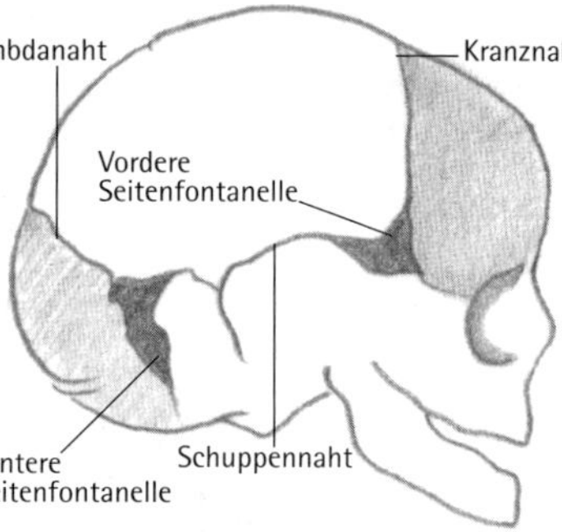

Zungenbein

Das Zungenbein ist der einzige Knochen des Achsenskeletts, der **keine direkte Verbindung** zu anderen Knochen hat. Er ist lediglich Ansatzpunkt für viele Muskeln. Er hat eine Hufeisenform und liegt zwischen Unterkiefer und Kehlkopf.

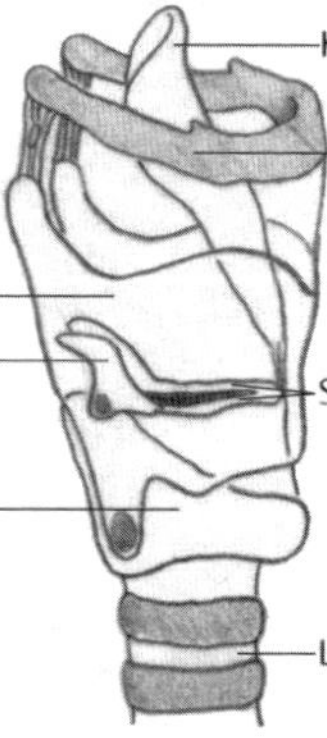

4.1.2 Wirbelsäule (Columna vertebrae)

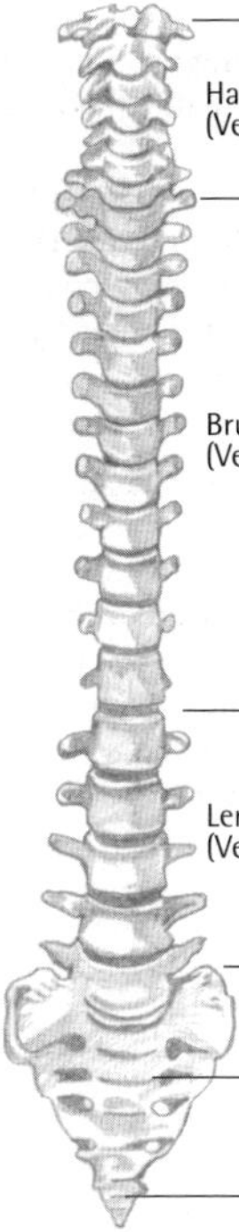

Sie muss dem Körper den notwendigen Halt geben, damit er sich aufrichten kann, aber gleichzeitig biegsam sein, um eine gewisse Beweglichkeit zu gewährleisten. Außerdem schützt sie das Rückenmark im Wirbelkanal (Canalis vertebralis).
Die Wirbelsäule besteht aus 24 einzelnen Wirbeln, die durch faserknorpelige Zwischenwirbelscheiben (Bandscheiben) miteinander verbunden sind, sowie dem Kreuzbein und dem Steißbein.

Abschnitte der Wirbelsäule

- Halswirbelsäule (HWS) mit 7 Halswirbeln (C1–C7, lat. cervix = Hals)
- Brustwirbelsäule (BWS) mit 12 Brustwirbeln (Th1–Th12, lat. thorax = Brustkorb)
- Lendenwirbelsäule (LWS) mit 5 Lendenwirbeln (L1–L5, lat. Lumbus = Lende)
- Kreuzbein (Os sacrum), zu dem 5 Sakralwirbel verschmolzen sind
- Steißbein (Os coccygis), aus 3-5 verkümmerten Steiß-„Wirbeln"

Merkhilfe
7 Uhr Frühstück **(HWS)**
12 Uhr Mittagessen **(BWS)**
5 Uhr Abendessen **(LWS)**

Tastuntersuchung der Wirbelsäule
Obwohl die Dornfortsätze der Wirbel (s.u.) die Haut vorwölben, ist ihr Auffinden nicht ganz leicht und erfordert Übung.
C7, Prominens, 7. Halswirbel: Beugt man den Kopf nach vorne, tritt der Prominens meist sicht- und tastbar hervor.
Th3, 3. Brustwirbel: Bei locker hängenden Armen auf der Verbindungslinie der beiden Schulterblattgräten.
Th7, 7. Bustwirbel: Verbindungslinie der unteren Schulterblattwinkel.
Th12, 12. Brustwirbel: Auf Höhe des Ansatzes der letzten Rippe.
L4, 4. Lendenwirbel: Verbindungslinie der höchsten Punkte der Darmbeinkämme.
Leider passen diese Orientierungshilfen nicht immer, da es individuelle Unterschiede gibt, z.B. ragt bei manchen Menschen C6 oder Th1 weiter vor als der Prominens.

Krümmungen der Wirbelsäule
Von hinten betrachtet verläuft die gesunde Wirbelsäule ziemlich gerade (Biegungen zur Seite nennt man Skoliosen, → 85).
Von der Seite betrachtet erkennt man die **physiologischen Krümmungen der Wirbelsäule:**

- **Halslordose** (Krümmung nach vorne)
- **Brustkyphose** (Krümmung nach hinten)
- **Lendenlordose**
- **Sakralkyphose**

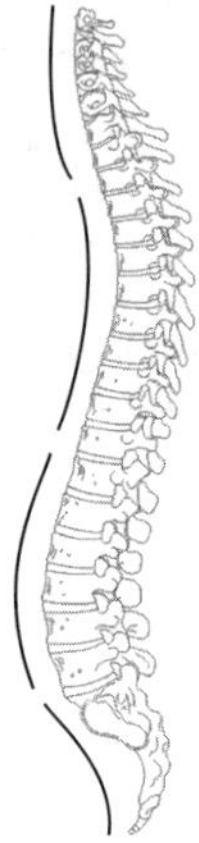

Wirbel = Spondylus = Vertebra
Sie haben vom 3. Halswirbel bis zum 5. Lendenwirbel einen ähnlichen Aufbau, unterscheiden sich jedoch nach funktionellen Erfordernissen in Größe und Form. So sind die Halswirbel zierlich und hochbeweglich, die Brustwirbel bieten über breite Rippenfortsätze den Rippen ihren Ansatz und die Lendenwirbel sind am stabilsten gebaut, da sie die größte Last tragen.

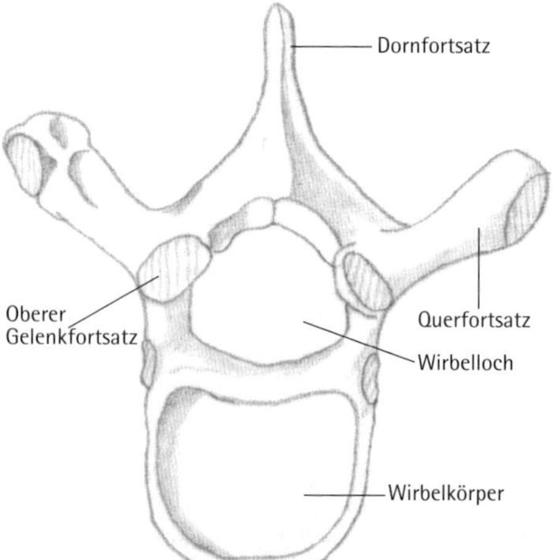

Der **Wirbelkörper**, eine dicke, rundliche Knochenscheibe, bildet den gewichtstragenden Teil der Wirbelsäule. Seine Rindenschicht (Substantia corticalis) bildet oben die Deck- und unten die Grundplatte. Darin eingeschlossen liegt ein Spongiosablock (der fleißig bei der Blutbildung hilft).
Zusammen mit dem **Wirbelbogen** (Arcus vertebrae) umgrenzt der Körper das **Wirbelloch** (Foramen vertebrale).
Die Gesamtheit der Wirbellöcher bildet den **Wirbelkanal** (Canalis vertebralis), in dem das **Rückenmark** verläuft.

Vom Wirbelbogen gehen drei Knochenfortsätze aus, seitlich jeweils ein **Querfortsatz** (Proc. transversus) und nach hinten der **Dornfortsatz** (Proc. spinosus), an denen Muskeln ansetzen bzw. entspringen. Je zwei Gelenkfortsätze entspringen etwa auf Höhe der Querfortsätze und verbinden die einzelnen Wirbel untereinander nach oben und unten.

In der Seitenansicht erkennt man, dass der Wirbel am Übergang zu seinen Fortsätzen den Rückenmarkkanal nicht auf ganzer Höhe bedeckt. Er hat jeweils oben und unten einen Einschnitt. Zwei Wirbel übereinander bilden so das Zwischenwirbelloch, durch das die Nervenbahnen **(Spinalnerven)** aus dem Rückenmarkkanal austreten.

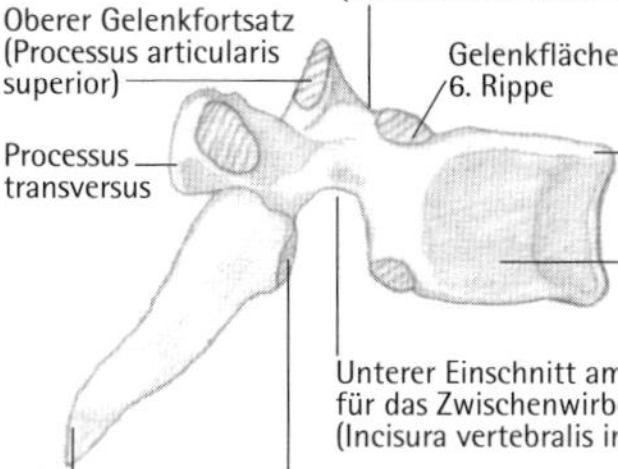

Bandscheiben (Disci intervertebrales)

Sie liegen zwischen den Wirbelkörpern bis **L5 und Kreuzbein**.
Sie sorgen für Bewegungsfreiheit und dienen als elastische Puffer.
Außen umgibt sie ein Ring aus **Faserknorpel** und **kollagenen Fasern (Anulus fibrosus)**, der fließend übergeht in den inneren **Gallertkern (Nucleus pulposus)**. Dieser gleicht wie ein Wasserkissen die Druckunterschiede zwischen den Wirbeln aus, wenn diese sich gegeneinander bewegen und dient als Stoßdämpfer bei Stauchung der Wirbelsäule. Die etwa 5 mm dicken Bandscheiben gehen in 1 mm dicke Schichten hyalinen Knorpels über, der die Endflächen der Wirbelkörper überzieht.
Daneben sorgen **Bänder** und **Muskulatur** für Halt und Beweglichkeit der Wirbelsäule. Außerdem hat der Bandapparat die Aufgabe, den Wirbelkanal vollständig zu verschließen, um so das Rückenmark zu schützen.
Die ersten beiden **Halswirbel** weisen eine besondere Form auf.
Der 1. Halswirbel **(Atlas)** ist wie ein Ring aufgebaut. Oben hat er zwei Gelenkflächen für das Hinterhauptbein. In den vorderen Teil des (Atlas-)Rings ragt der Zahn **(Dens)** des 2. Halswirbels **(Axis)** hinein, der von einem Querband in Position gehalten wird. Das Atlanto-Axial-Gelenk erlaubt durch die Drehung des Atlas um den Zahn des Axis eine Rotation bis zu 30°.

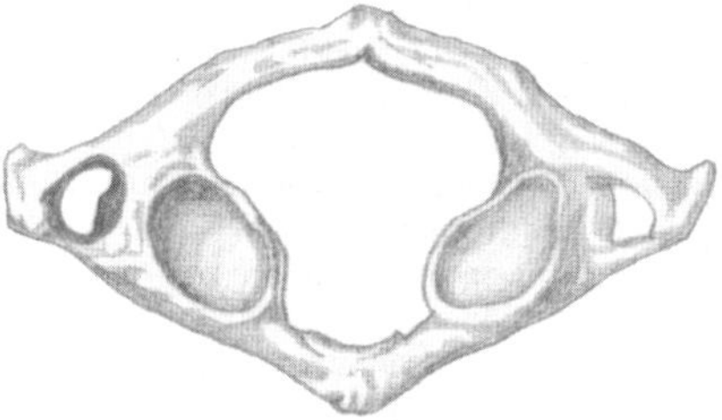

Atlas

Im Gegensatz zur restlichen Wirbelsäule haben die Querfortsätze der Wirbel **C3–C7** (beidseitig) ein Loch (Foramen transversarium), durch das hirn- und rückenmarkversorgende Gefäße verlaufen. Die Wirbelkörper der HWS sind im Verhältnis zum Rückenmarkloch klein, nehmen nach unten hin jedoch an Volumen zu.

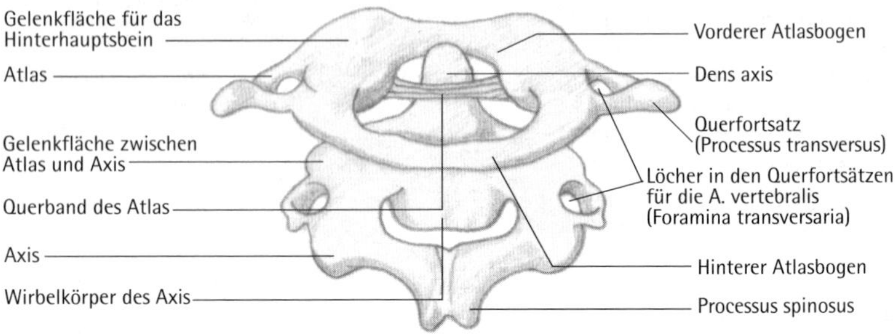

Während das Gelenk zwischen Atlas und Hinterhauptbein vor allem an der Nickbewegung beteiligt ist („Ja"), erlaubt die Verbindung zwischen Atlas und Axis vor allem das Kopfschütteln („Nein").

Die **Dornfortsätze der Brustwirbelsäule** (s. Abb.) weisen steil nach unten und liegen dachziegelartig übereinander. So endet der Dornfortsatz des oberen Wirbels jeweils in Höhe der Querfortsätze des darunter liegenden Wirbels.
Th11 und Th12 weisen nur am Wirbelkörper Gelenkflächen für die Rippen auf, alle anderen Brustwirbel haben außerdem an den Querfortsätzen Gelenkflächen für die Rippen. Durch den anhängenden Brustkorb ist die BWS nicht so beweglich wie HWS und LWS.

Die **Lendenwirbel** stellen mit ihrem massigen Körper die größten Wirbel des Menschen dar. Ihre Querfortsätze verlaufen relativ gerade nach hinten. Der 5. LW ist keilförmig wie auch der 1. Kreuzbeinwirbel. Zusammen bilden sie das **Promontorium**, den markanten Übergang von Lendenlordose zu Sakralkyphose. An diesem „Knick" kommt es bevorzugt zu Abnutzungserscheinungen.

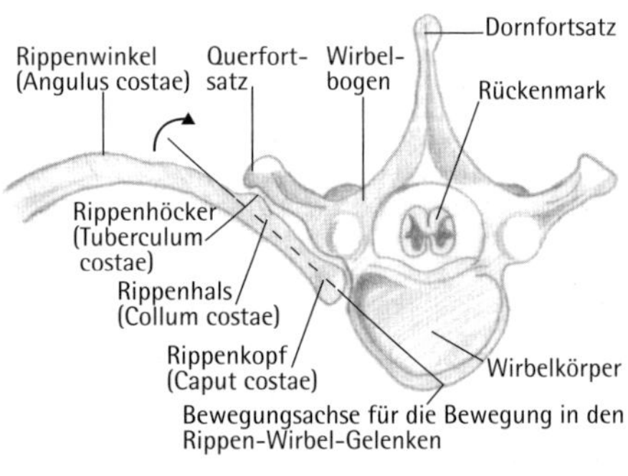

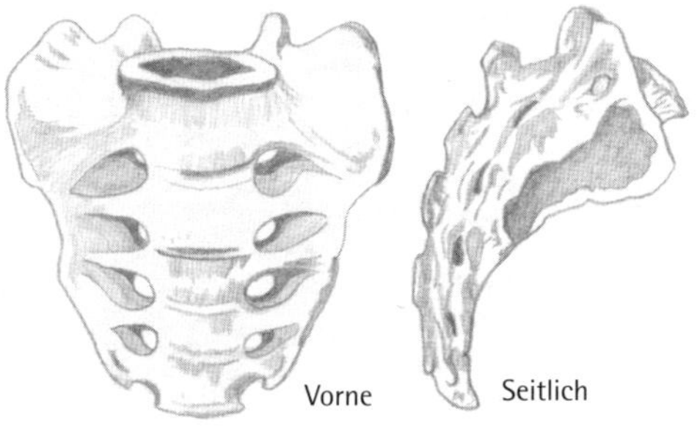

Das **Kreuzbein** ist eine Verschmelzung aus fünf Sakralwirbeln. Bei der Fusion der Wirbel (zwischen dem 16. und 25. Lj.) verknöchern die zuvor knorpeligen Verbindungen. Wo sonst die Bandscheiben sitzen, sind hier Verschmelzungslinien zu erkennen. Von oben sieht man den Kreuzbeinkanal, die Fortsetzung des Wirbelkanals. Vier seitliche Löcher je Seite entsprechen den Zwischenwirbellöchern und sind Austrittsstellen für Rückenmarksnerven. Allerdings entspringen diese Nerven weiter oben, auf Kreuzbeinhöhe ist kein Rückenmark mehr zu finden, es endet auf Höhe von L1/L2. Die Nerven ziehen wie ein Pferdeschweif (Cauda equina) im Wirbelkanal weiter nach unten. Im Gegensatz zu dem großen Zwischenwirbelgelenk oben, dem **Lumbosakralgelenk**, ist das Kreuzbein nach unten über ein starres Gelenk mit dem Steißbein verbunden, dem stark verkümmerten Rest des Schwanzskeletts der Säuger. Es besteht meist aus 4 (3–6) Wirbelrudimenten, die knorpelig oder knöchern miteinander verbunden sind.

Das Kreuzbein bildet den hinteren Mittelteil des Beckens und ist mit den Hüftknochen über das nahezu unbewegliche **Iliosakralgelenk** (oder Sakroiliakalgelenk) verbunden.

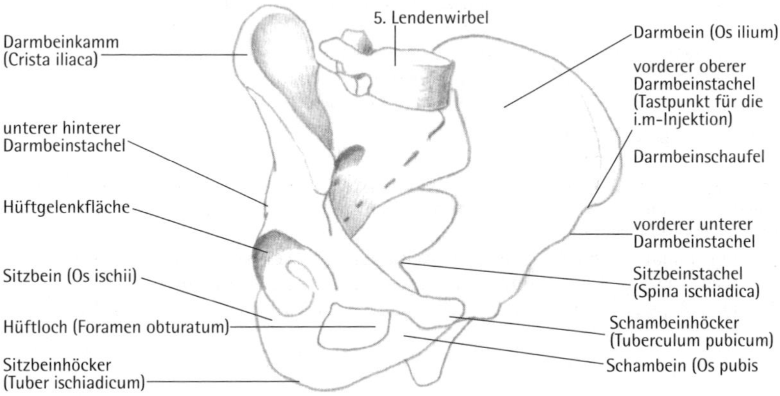

4.1.3 Brustkorb (Thorax)

Der knöcherne Thorax wird vom **Brustbein** (Sternum) und den **Rippen** (Costae) gebildet.

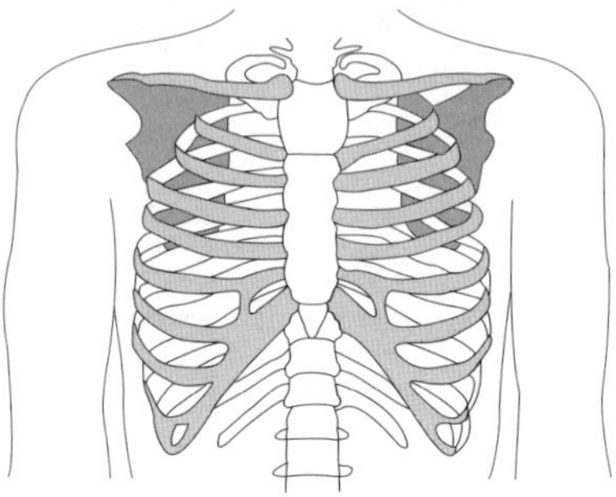

4.1.4 Brustbein (Sternum)

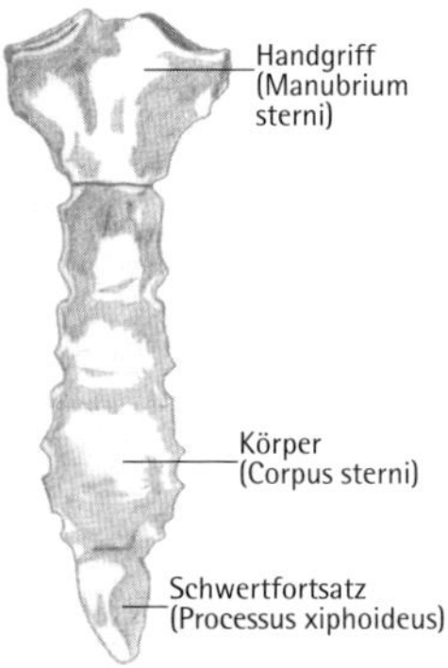

Dieser flache Knochen ist das vordere Mittelstück des Brustkorbs. Er ist gelenkig mit den Rippen verbunden und gestattet so der Brustwand die Atembewegung. Das Sternum besteht aus drei Teilen (von oben nach unten).

- **Handgriff** (Manubrium sterni), mit dem die Schlüsselbeine und das erste Rippenpaar gelenkig verbunden sind. An ihm entspringen viele der vorderen Hals- und Zungenbeinmuskeln.
- **Körper** (Corpus sterni), eine schmale Knochenplatte mit den Gelenkflächen für die 3.–7. Rippe; die 2. Rippe setzt direkt am Übergang zwischen Manubrium und Corpus an.
- **Schwertfortsatz** (Proc. xiphoideus), der frei nach unten ragt und als Ansatz für die Brustmuskeln dient.

Da das Brustbein direkt unter der Haut liegt, eignet es sich gut zur Punktion, bei der rotes Knochenmark zur Untersuchung entnommen wird.

4.1.5 Rippen (Costae)

Zwölf Rippenpaare beteiligen sich am Aufbau des Brustkorbs. Jede Rippe hat einen hinteren knöchernen und einen vorderen knorpeligen Anteil, der allerdings schon früh durch Kalkeinlagerungen in seiner Elastizität eingeschränkt wird.

Die Länge nimmt bis zur 7. Rippe zu, danach wieder ab. Die ersten zehn Rippen sind hinten über zwei Gelenke mit der Wirbelsäule verbunden (am Wirbelkörper und am Querfortsatz), 11. und 12. Rippe nur mit den entsprechenden Wirbelkörpern.

- **Sieben echte Rippen**, nämlich die 1.–7. sind beidseitig direkt mit dem Sternum gelenkig verbunden
- **Fünf falsche Rippen** haben
  - nur indirekt Verbindung mit dem Sternum: die 8.–10. Rippe sind mit Knorpelstegen verbunden und bilden so den Rippenbogen. Ein Steg führt auch zur 7. Rippe und stellt so die Verbindung zum Brustbein her.
  - keinen Kontakt zum Sternum: die 11. und 12. Rippe enden als **freie Rippen.**

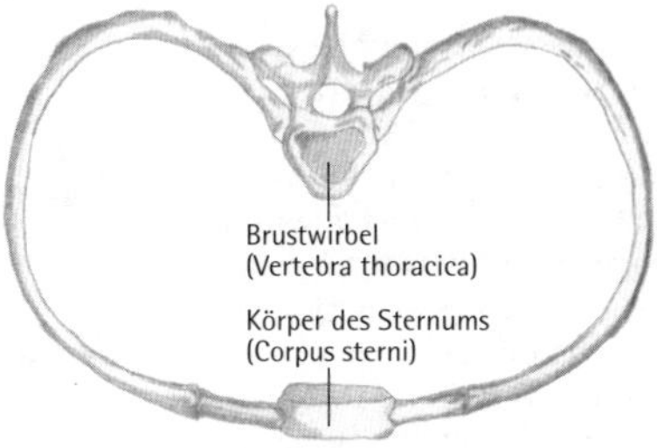

Der Raum zwischen den Rippen heißt **Interkostalraum**, kurz ICR. Da die erste Rippe weitestgehend vom **Schlüsselbein (Clavicula, s.u.)** überlagert ist, tastet man gleich den 1. ICR und darunter die 2. Rippe. Der ICR wird von Interkostalmuskeln überspannt, hier verlaufen am Unterrand jeder Rippe eine Arterie, eine Vene und ein Nerv.

4.1.6 Schultergürtel

Er verbindet die Arme mit dem Körperstamm und besteht aus jeweils zwei Knochen, dem Schlüsselbein und dem Schulterblatt (s. Abb. rechts).

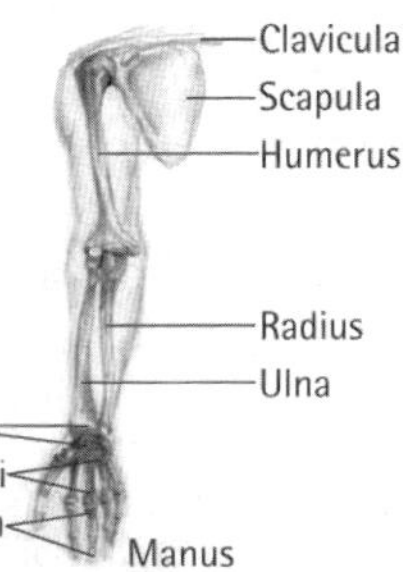

4.1.7 Schlüsselbein (Clavicula)

Es handelt sich um einen s-förmigen Knochen, der Gelenkenden an beiden Seiten besitzt. Er ist **medial** mit dem Brustbein (Sternum) über das **Sternoclaviculargelenk** verbunden, dem einzigen Gelenk, das den Arm direkt mit dem Rumpf verbindet.
Lateral bildet es ein Gelenk mit dem Acromion des Schulterblatts, das **Acromioclaviculargelenk**.

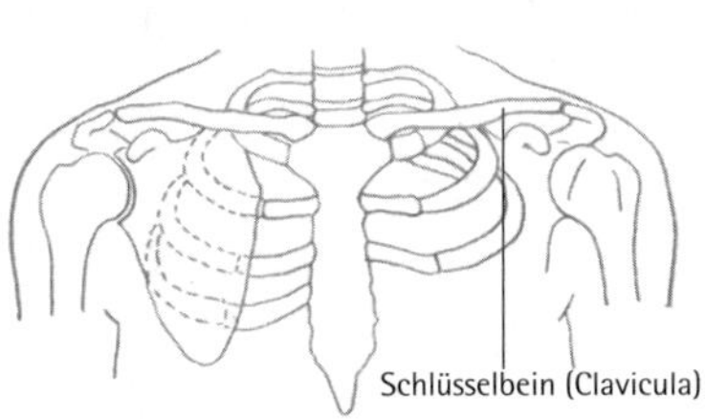

4.1.8 Schulterblatt (Scapula)

Über dessen Hinterseite verläuft die **Schulterblattgräte** (Spina scapulae), die im **Acromion** ausläuft. Medial sticht der **Rabenschnabelfortsatz** (Proc. coracoideus) hervor, an dem die Sehnen z.B. des M. pectoralis minor ansetzen. Die muldenförmige Vertiefung an der oberen äußeren Schulterblattecke bildet die **Schultergelenkpfanne**, die mit dem Kopf des Oberarmknochens ein Kugelgelenk bildet.

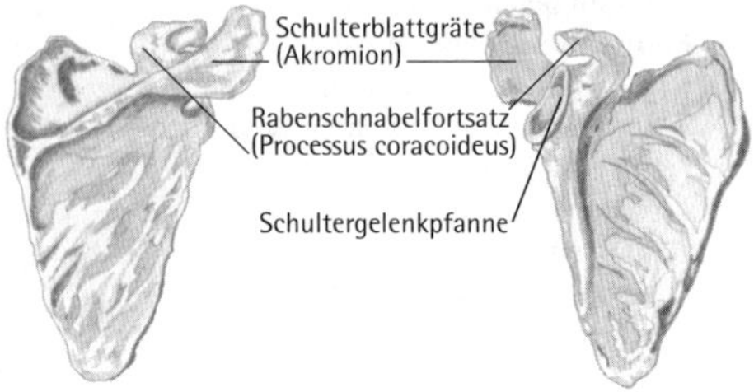

4.1.9 Oberarmknochen (Humerus)

Er ist ein Röhrenknochen. An seinem oberen Teil ist der Kopf (Caput humeri) mit dem großen und dem kleinen Höcker. Am unteren Ende sitzen das Köpfchen (Capitulum humeri), die Rolle (Trochlea humeri) und der innere und äußere Gelenkknorren (Epicondylus humeri medialis et lateralis).

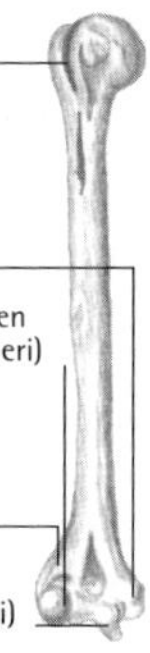

4.1.10 Unterarmknochen (Radius, Ulna)

Die **Elle (Ulna)** an der Kleinfingerseite ist der längere Unterarmknochen. An ihrem distalen Ende steht sie mit der **Speiche (Radius)** an der Daumenseite und den **Handwurzelknochen** (s.u.) in gelenkiger Verbindung.
Am proximalen Ende bilden die Unterarmknochen mit dem Oberarmknochen das Ellenbogengelenk.
Bei **Supination** der Hand (so halten wir den Suppenteller) liegen Radius und Ulna nebeneinander. Bei **Pronation** (so halten wir das Brot) bewegt sich die Speiche über die Elle.

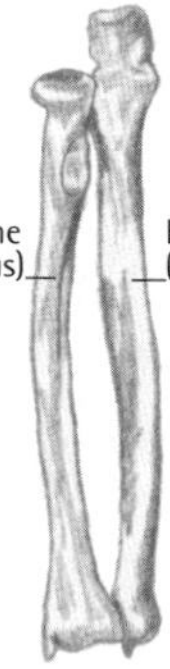

4.1.11 Handwurzelknochen (Ossa carpi)

Kahnbein	Os scaphoideum
Mondbein	Os lunatum
Dreieckbein	Os triquetrum
Erbsenbein	Os pisiforme
Großes Vieleckbein	Os trapezium
Kleines Vieleckbein	Os trapezoideum
Kopfbein	Os capitatum
Hakenbein	Os hamatum
Das Kahnbein fährt im Mondenschein im Dreieck um das Erbsenbein, Vieleck groß und Vieleck klein, der Kopf, der muss am Haken sein.	**S**ome **l**adies **t**ickle **p**enises, **t**rying **t**o **c**atch **h**usbands.

Auf die **Handwurzelknochen** folgen die fünf **Mittelhandknochen**, die bis auf den Daumen unbeweglich mit der Handwurzel über straffe Bänder fixiert sind. Der Daumen ist über ein Sattelgelenk mit der Gelenkfläche des großen **Vieleckbeins** der Handwurzel verbunden (→ 61). Auf die Mittelhandknochen folgen beim 1. Finger (Daumen) zwei, sonst jeweils drei **Fingerknochen (Phalangen)** (Welche Handbewegung wird ausgeführt, wenn man etwas bekommen möchte?)

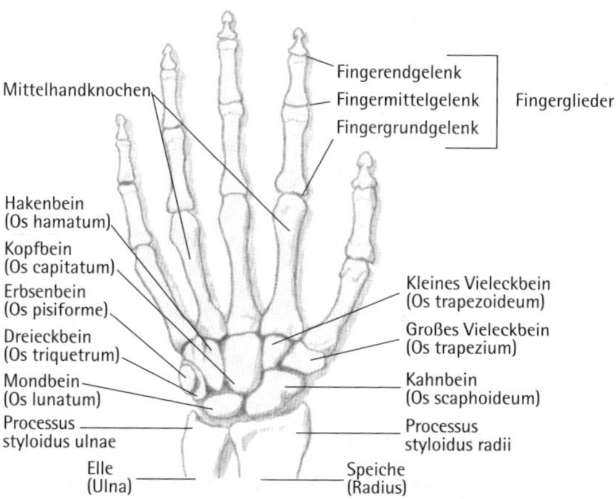

4.1.12 Beckengürtel und Becken (Pelvis)

Der Beckengürtel wird vom **Kreuzbein** und den beiden **Hüftbeinen** gebildet.
Jedes Hüftbein besteht aus drei Knochen, die beim jungen Menschen noch über Knorpelfugen verbunden, beim Erwachsenen aber fest verknöchert sind, so dass keine Begrenzungslinien mehr erkennbar sind.

- **Darmbein (Os ilium):** Die Darmbeine bilden die Beckenschaufeln. Ihr oberer Rand, der Darmbeinkamm (Crista iliaca), ist im Lendenbereich meist gut zu tasten. Er endet vorne im vorderen oberen Darmbeinstachel (Spina iliaca anterior inferior). Die anderen Vorsprünge (vorne unten, hinten oben und unten) lassen sich kaum tasten. Die beiden inneren Darmbeingruben bilden das große Becken, darunter folgt das kleine Becken.
- **Sitzbein (Os ischii)** schließt sich dem Darmbein nach unten an. Es bildet hinten den Hüftbeinstachel (Spina ischiadica) und unten den Sitzbeinhöcker (Tuber ischiadicum) auf dem wir sitzen.
- **Schambein (Os pubis):** Die Schambeine treffen vorne an der Schambeinfuge aufeinander (Symphyse), wo sie durch Faserknorpel miteinander verbunden sind.

Gemeinsam bilden sie die **Gelenkpfanne (Acetabulum)** des **Oberschenkelknochens (Femur)** und das **Hüftloch (Foramen obturatum, verstopftes Loch)**, das Gefäßen und Nerven eine Durchtrittsmöglichkeit bietet.

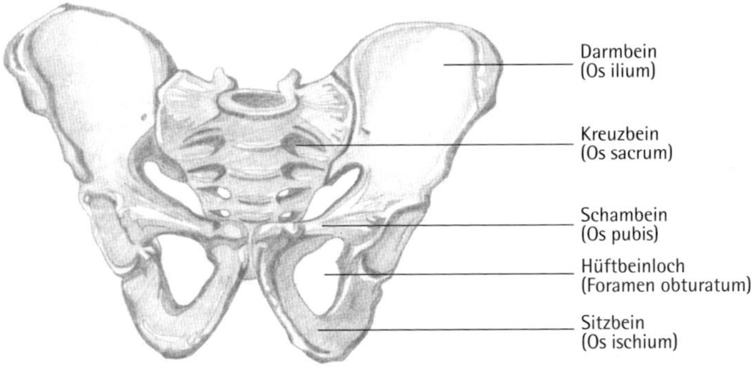

Der kleine Unterschied

Der Durchgang vom großen in das kleine Becken ist bei der Frau größer, da das Kind bei der Geburt hindurch muss. Das kleine Becken ist bei der Frau tiefer und breiter als beim Mann, außerdem hat die Frau ausladendere Darmbeinschaufeln. Die einfachste Unterscheidung bietet jedoch der Schambeinwinkel, der beim Mann spitz, bei der Frau stumpf verläuft.

4.1.13 Oberschenkelknochen (Femur)

Er ist der längste Knochen des Körpers. Sein Kopf (Caput femoris) bildet mit dem Acetabulum das Hüftgelenk. Seine Verbindung mit dem Knochenschaft (Corpus femoris) ist der schräg verlaufende Schenkelhals (Collum femoris). Am Übergang von Schenkelhals und Schaft sind zwei Knochenvorwölbungen, hinten der kleine und vorne der große Rollhügel (Trochanter minor und major), an denen Hüftmuskeln ansetzen. Der Trochanter major ist gut durch die Haut tastbar. Am Oberschenkelschaft setzen weitere Hüftmuskeln an Rauigkeiten und Knochenleisten an.
Am distalen Ende verbreitert sich der Knochen und bildet lateral und medial jeweils einen Gelenkknorren (Epicondylus lateralis et medialis).
Das Femur (nicht der Femur!) bildet mit Kniescheibe und Schienbein das Kniegelenk (s. Abb. rechts oben).

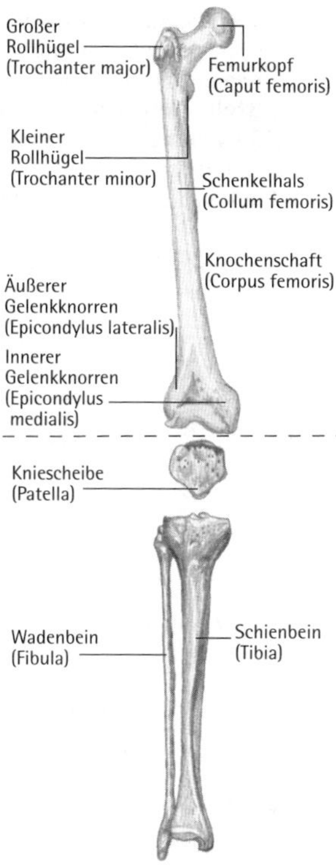

4.1.14 Unterschenkelknochen (Tibia, Fibula)

Im Gegensatz zum **Schienbein (Tibia)** ist das **Wadenbein (Fibula)** nicht am Kniegelenk beteiligt, sondern mit dem Schienbein gelenkig verbunden.
Am unteren Ende bildet das Wadenbein den gut zu tastenden Außenknöchel (Malleolus lateralis), während der Innenknöchel (Malleolus medialis) ein Knochenzapfen des Schienbeins ist (s. Abb. rechts unten).
Das Schienbein ist an seinem distalen Ende sowohl mit dem Wadenbein als auch mit dem Sprungbein, einem der Fußwurzelknochen, gelenkig verbunden (Tibiotalargelenk).

4.1.15 Fußskelett

Wie die Hand, wird auch der Fuß in drei Abschnitte unterteilt.

- **Fußwurzelknochen** (Ossa tarsi): Fersenbein (Calcaneus), Sprungbein (Talus), Kahnbein (Os naviculare), Würfelbein (Os cuboideum), inneres und äußeres Keilbein (Os cuneiforme mediale et laterale)
- **Mittelfußknochen** (Ossa metatarsalia): sind proximal mit den Fußwurzelknochen, distal mit den Zehen gelenkig verbunden
- **Zehen** (Ossa digitorum, Phalanges): Großzehe (Hallux) zwei, die restlichen Zehen (Digiti pedis) jeweils mit drei Gliedern

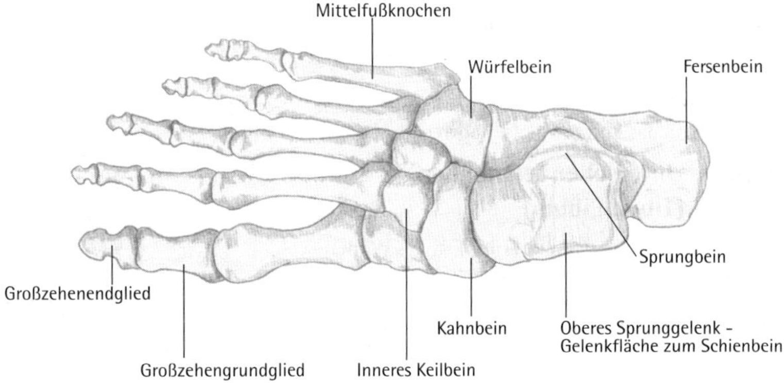

Die Fußgewölbe

Der gesunde Fuß hat innen ein Längsgewölbe (Absinken = Plattfuß) und im Bereich der Mittelfußknochen ein Quergewölbe (Absinken = Spreizfuß, → 232). Diese werden durch die Knochenform und durch die straffe Verspannung mit Bändern, Sehnen und Muskeln gebildet.

4.2 Knochenverbindungen (Junkturen)

Zweierlei Arten von Knochenverbindungen werden unterschieden: **Haften und Gelenke.**

4.2.1 Haften (Synarthrosen)

Das sind unbewegliche, kontinuierliche Knochenverbindungen, bei denen Knochen durch Gewebe fest miteinander verbunden sind.

- **Bandhaft, Syndesmose**
  Verbindung durch kollagenes oder elastisches Bindegewebe, z.B. **Fontanellen** (verknöchern später, s.u.) oder **Syndesmosis tibiofibularis** (zwischen den distalen Enden von Tibia und Fibula)
- **Knorpelhaft, Synchondrose**
  Bandscheiben an Wirbelkörpern; **Epiphysenfugen**, **Schambeinfuge** (Symphyse), 1., manchmal auch 6. oder 7. **Rippe mit Brustbein**
- **Knochenhaft, Synostose**
  Knöcherne Verwachsung benachbarter Knochen, z.B. Verbindungsstellen **Diaphyse–Epiphyse** beim Erwachsenen; **Hüfte** aus Darm-, Sitz- und Schambein; **Kreuzbein** aus fünf Einzelwirbeln; aber auch pathologisch, z.B. nach Traumata, Operationen, Infektionen, v.a. an Hand- und Fußwurzel

4.2.2 Gelenke (Diarthrosen)

Das sind bewegliche, diskontinuierliche Knochenverbindungen. Zwischen den beiden Knochen liegt der **Gelenkspalt**, die Knochen werden durch die Gelenkkapsel verbunden. Die **Gelenkkapsel** hat eine äußere Faserschicht und die innere **Synovialhaut**, die **Synovia** (Gelenkschmiere) absondert, um die Gelenkflächen gleitfähig zu halten. Der Kapsel sind Bänder aufgelagert, um bestimmte Bewegungen und eine Überstreckung des Gelenks zu verhindern.
Ein gewölbtes Gelenkende nennt man **Kopf**, das ausgehöhlte Gegenstück die **Pfanne**. Die Gelenkflächen der Knochen sind mit hyalinem Knorpel überzogen. Manche Gelenke enthalten zusätzliche Zwischenscheiben, die **Menisken** oder **Disci**. Das sind verschiebbare Gelenkflächen, die als Puffer wirken und Unebenheiten ausgleichen.

4.2.3 Gelenkarten

Nach Anzahl beteiligter Knochen

- **Einfache Gelenke** verbinden zwei Knochen, z.B. Fingergelenke, Schultergelenk, Hüftgelenk.
- **Zusammengesetzte Gelenke** bestehen aus mehreren Knochen, z.B. Knie oder Ellenbogen.

Nach Bewegungsrichtung

- **Einachsige Gelenke** ermöglichen nur eine Bewegungsrichtung, z.B. Fingergelenke, Ellen-Speichen-Gelenk.
- **Zweiachsige Gelenke** erlauben Bewegungen in zwei Richtungen, z.B. Ei- und Sattelgelenk (s.u.).
- **Dreiachsige Gelenke** können Bewegungen in drei Richtungen ausführen, z.B. die Kugelgelenke (s.u.).

Nach Form

[1]

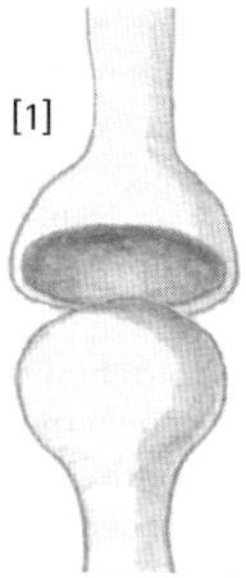

- **Scharniergelenk:** wie bei der Tür, mit nur einer Achse, z.B. Oberarm-Ellen-, Knie- und Sprunggelenke.
- **Kugelgelenk [1]:** erlaubt die größtmögliche Beweglichkeit.
  - **Schultergelenk:** Hier wird das Caput humeri nicht vollständig von der Gelenkpfanne umschlossen, weshalb es leichter zu Luxationen kommt.
  - **Hüftgelenk:** Es wird auch als **Nussgelenk** bezeichnet, da das Caput femoris zu mehr als die Hälfte vom Acetabulum umschlossen wird, weshalb Luxationen hier viel seltener sind.
- **Eigelenk, Ellipsoidgelenk:** Ein eiförmiger Gelenkkopf liegt in der entsprechenden Pfanne, z.B. am proximalen Handgelenk und zwischen Atlas und Hinterhauptbein. **Sattelgelenk:** nur an den Daumenwurzelgelenken, erlauben, dass der Daumen den übrigen Fingern gegenübergestellt werden kann.
- **Radgelenk [2]** und **Zapfengelenk:** eine konvexe, zylindrische Gelenkfläche steht einer konkaven gegenüber.
  - **Radgelenk:** Die konkave Fläche bewegt sich um die konvexe, z.B. distales Radioulnargelenk, unteres Sprunggelenk.
  - **Zapfengelenk:** Die konvexe Fläche bewegt sich innerhalb eines Bands, das die konkave Gelenkfläche zu einem Ring ergänzt, z.B. proximales Radioulnargelenk.

[2]

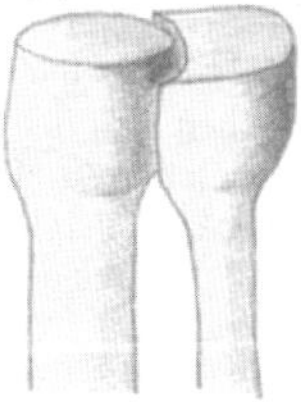

Der Begriff **Walzengelenk** wird selten gebraucht und bezeichnet Gelenke mit einer Bewegungsrichtung wie das Scharnier- und das Radgelenk.

4.2.4 Hilfsvorrichtungen

- **Schleimbeutel (Bursa):** kleine geschlossene Säckchen, gefüllt mit Synovialflüssigkeit, erleichtern das Gleiten von Sehnen oder Muskeln über Knochen und Bänder.
- **Sehne (Tendo):** Endstück, also Ursprung und Ansatz des Muskels aus unelastischem kollagenen Bindegewebe, das am Knochen ansetzt.
- **Sehnenscheide (Vagina tendinis):** Führungskanal; äußere Schicht aus derbem Bindegewebe, innere Schicht aus Synovialhaut, die auch die Sehne überzieht.
- **Aponeurose:** flächenhafte Sehne, z.B. Hohlhandsehne (Aponeurosis palmaris).
  Band (Ligamentum): aus kollagenem Bindegewebe, dient der Verbindung und Befestigung von gegeneinander verschieblichen Knochen. Verstärkungsbänder sichern die Gelenkkapseln, Führungsbänder sorgen dafür, dass das Gelenk seine Bewegung ausführen kann. Hemmbänder verhindern eine Überstreckung des Gelenks.

4.2.5 Einige wichtige Gelenke

4.2.5.1 Schultergelenk (Articulatio humeri)

Der Kopf des Oberarmknochens (Caput humeri) bewegt sich in der Pfanne des Schulterblatts. Dieses Gelenk zeichnet sich zwar durch große Beweglichkeit aus, ist jedoch wenig stabil, d.h., es kommt leicht zum „Auskugeln".

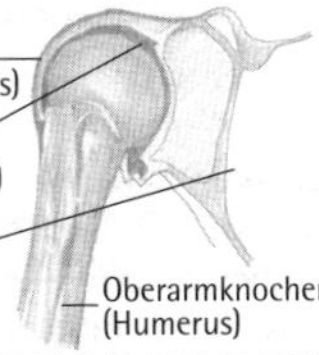

4.2.5.2 Ellenbogengelenk (Articulatio cubiti)

An diesem aus drei Knochen bestehenden Gelenk lassen sich drei Teilgelenke unterscheiden:

- Articulatio
  - humeroulnaris (Oberarm-Elle),
  - humeroradialis (Oberarm-Speiche),
  - radioulnaris proximalis (Elle-Speiche).

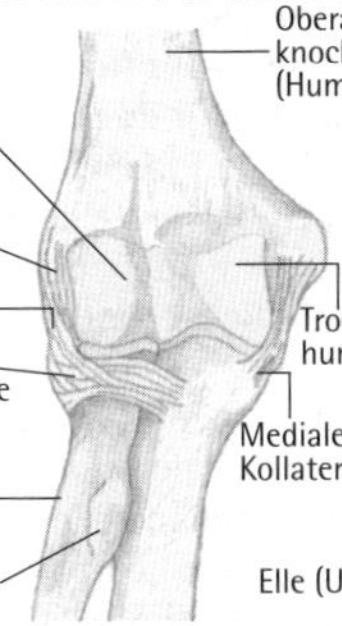

4.2.5.3 Hüftgelenk (Articulatio coxae)

Der Kopf des Femurs (Caput femoris) wird vom Acetabulum des Hüftbeins fest umschlossen, weswegen es nur schwer ausgerenkt werden kann.

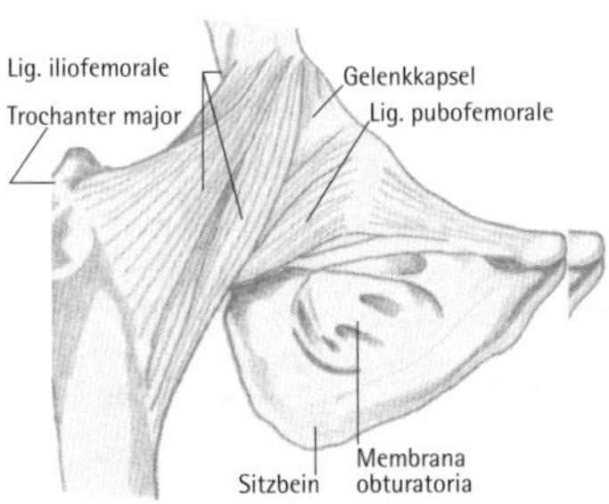

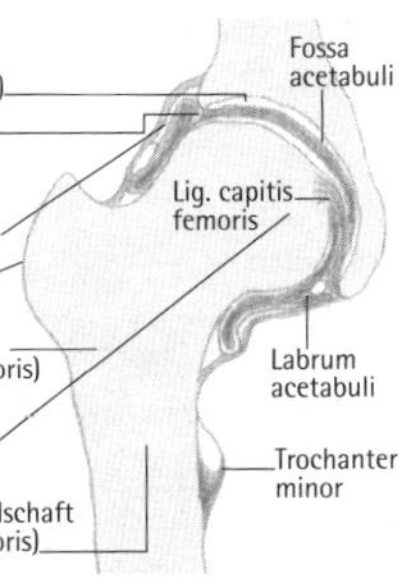

Zur Prüfung des Ausmaßes der Rotationsbewegung im Hüftgelenk wird in Rückenlage das rechtwinklig im Hüft- und Kniegelenk gebeugte Bein rotiert.

4.2.5.4 Kniegelenk (Articulatio genus)

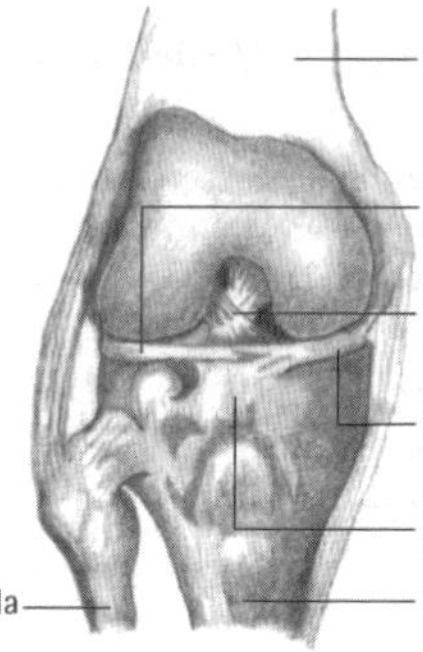

Das größte Gelenk des Körpers wird v.a. aus Femur, Tibia, Patella und den **Menisken** gebildet. Femur und Tibia haben keinen direkten Kontakt miteinander, da zwei Menisken (Innen- und Außenmeniskus) dazwischenliegen. Sie sind mit der Gelenkkapsel verwachsen, aber trotzdem so beweglich, dass sie für den Oberschenkelknochen eine Pfanne bilden, die der jeweiligen Gelenkstellung angepasst ist. Außerdem können sie durch ihre Elastizität Belastungen ausgleichen (Meniskusriss, → 66).

Auch die beiden **Kreuzbänder** fixieren die Menisken innerhalb des Gelenks, v.a. aber verhindern vorderes und hinteres Kreuzband eine Verschiebung nach vorne oder hinten (Schubladenphänomen, → 65). Die Seitenbänder sind bei gestrecktem Knie gespannt und verhindern so eine Drehbewegung.

Die **Patella (Kniescheibe)**, das größte Sesambein des Körpers, ist an der Knievorderseite in die Sehne des M. quatriceps femoris eingebettet und führt diese, um seitliches Abrutschen zu verhindern. Auf der Rückseite ist die Patella mit hyalinem Knorpel überzogen, um Reibung zu vermindern. Bei gebeugtem Knie sinkt sie in die Gelenkhöhle und ist nur schwer erkennbar, bei gestrecktem Knie hingegen tritt sie nach vorne und wird gut sichtbar und leicht beweglich.

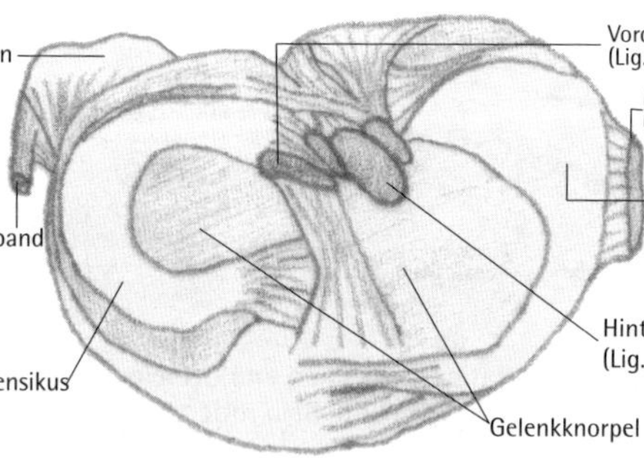

4.2.6 Untersuchung/spezielle Pathologie des Knies

Inspektion

Fehlstellung: O-Bein (Genu varum); X-Bein (Genu valgum); Schwellung; Muskelatrophie.

Prüfung der Gelenkfunktion (Neutral-Null-Methode, → 66)

- Aktive Streckung beträgt ca. 5°
- Aktive Beugung beträgt ca. 150°

Palpation

Bei Erguss in die Gelenkkapsel stellt man eine „tanzende Patella" fest: Bei gestrecktem Bein hält man die Quadricepssehne oberhalb der Patella fest und schiebt sie leicht nach unten. Mit der anderen Hand drückt man leicht auf die Patella und stellt ein Nachfedern fest.

Prüfung des Bandapparats

Seitenbänder: Mittels Adduktions- und Abduktionsbewegungen bei fast gestrecktem Knie (ca. 5°-Beugung) testet man die Stabilität der Seitenbänder. Sind sie verletzt, kommt es zur Aufklappbarkeit des Gelenks, zur Erweiterung des Gelenkspalts und zu Schmerzen entlang des geschädigten Bands.
Bei 5°-Beugung ist die Gelenkkapsel straff und ein instabiles Seitenband könnte unbemerkt bleiben. Der gleiche Test sollte auch in 10°- bis 20°-Beugung erfolgen.
Kreuzbänder: Prüfung des Schubladenphänomens [1] → abnorm weite Verschieblichkeit des Unterschenkels gegen den Oberschenkel bei **Kreuzbandriss**. Durch die Ruptur der Ligg. cruciata, die der vorderen und hinteren Stabilisierung des Kniegelenks dienen, kann sich die Tibia auf dem Femur nach vorne bzw. hinten verschieben (s. Abb).

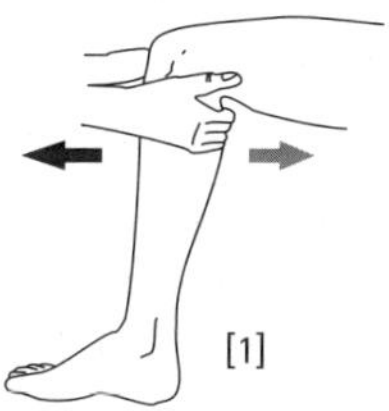
[1]

Prüfung der Menisci (nach Steinmann)

- **Innenmeniskus:** Schädigung verursacht Schmerzen bei Außenrotation und Adduktion.
- **Außenmeniskus:** Schädigung verursacht Schmerzen bei Innenrotation bei leicht gebeugtem Unterschenkel und Abduktion.

Fallen Tests positiv aus, Weiterleitung zum Röntgen!

4.2.6.1 Meniskusriss

Einriss des Meniskus (innen häufiger als außen) meist durch Trauma (Torsionstrauma), seltener degenerativ bedingt.

Symptome: Schmerzen, Erguss (→ „tanzende Patella"), Streckhemmung bei Einklemmung.

Therapie: beispielsweise Meniskusteilresektion oder Naht mithilfe des Arthroskops.

(Zum Thema Sprunggelenk, → 242)

Neutral-Null-Methode

Bei dieser Messmethode werden alle Gelenkbewegungen von einer einheitlich definierten Null-Stellung aus gemessen. Diese Neutral-Null-Stellung entspricht der Gelenkstellung, die ein gesunder Mensch im aufrechten Stand mit hängenden Armen und nach vorne gehaltenen Daumen und parallelen Füßen einnehmen kann. Bei der Messung von dieser Null-Stellung aus wird der bei der Bewegung durchlaufene Winkel abgelesen und unter Aufrundung auf die nächste Fünfer-Stelle notiert. Es wird grundsätzlich der Bewegungsumfang gemessen, wie er durch eigentätige, vom Untersucher geführte Bewegungen möglich ist.

Bei der Protokollierung werden immer drei Zahlen eingetragen. Im Normalfall wird die Null zwischen die beiden Ziffern für die Anfangs- und Endstellung gesetzt, da üblicherweise die Gelenke über die Null-Stellung hinaus in zwei Richtungen zu bewegen sind. Kann ein Gelenk jedoch nur in eine Richtung bewegt werden, z.B. bei Kontrakturen, so steht die Null am Anfang oder am Ende, um anzuzeigen, dass die Null-Stellung nicht erreicht werden kann.

1. Zahl: Vom Körper wegführende Bewegung (Extension, Abduktion, Außenrotation, Retroversion).

2. Zahl: Null-Stellung (falls nicht erreicht, 1. bzw. 3. Zahl).

3. Zahl: zum Körper hinführende Bewegung; z.B. beim Ellenbogengelenk heißt 0°/10°/130°, dass es sich nicht völlig strecken lässt und eine Beugung nur bis 130° möglich ist.

Normalwerte Schultergelenk

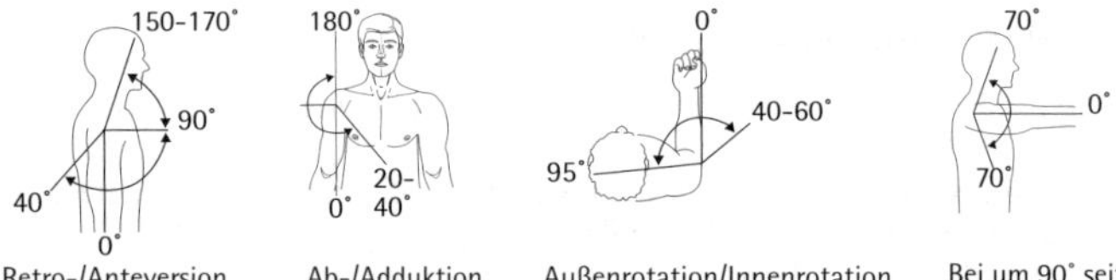

Retro-/Anteversion 40°/0°/150-170°

Ab-/Adduktion 180°/0°/20-40°

Außenrotation/Innenrotation Bei anliegendem Oberarm 40-60°/0°/95°

Bei um 90° seitwärts gehobenem Oberarm 70°/0°/70°

Normalwerte Ellenbogengelenk

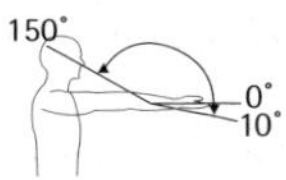

Extension/Flexion
10°/0°/150°

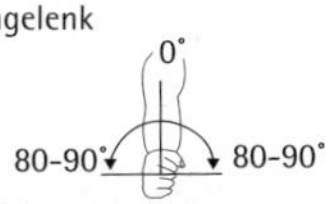

Unterarmdrehung
auswärts/einwärts
80-90°/0°/80-90°

Normalwerte Handgelenk

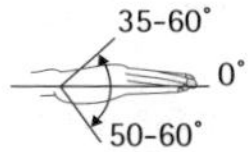

Dorsalreflexion/
Palmareflexion
35-60°/0°/50-60°

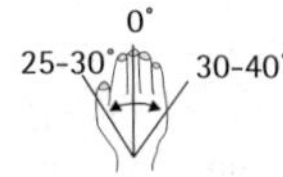

Extension/Flexion
15°/0°/130-140°

Normalwerte Hüftgelenk

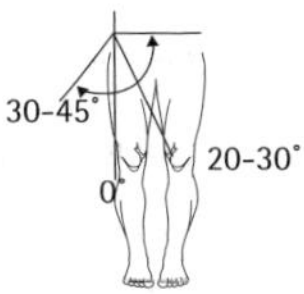

Abduktion/Adduktion
30-45°/0°/20-30°

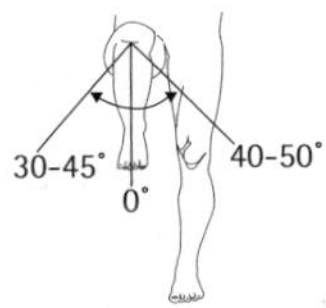

Außenrotation/Innenrotation
Bei um 90° gebeugtem Hüftgelenk
30-40°/0°/40-50°

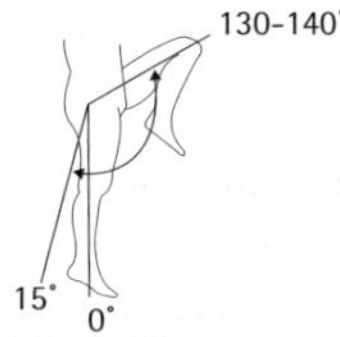

Extension/Flexion
15°/0°/130-140°

Normalwerte Kniegelenk

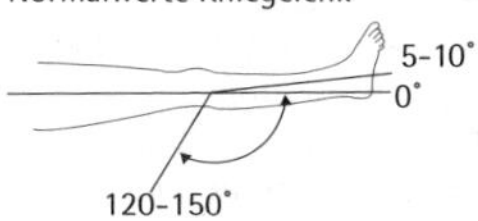

Normalwerte Sprunggelenk

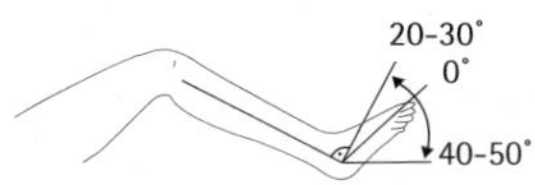

4.3 Skelettmuskulatur

Die quergestreifte Muskulatur macht ca. 45% der Körpermasse aus. Wie bereits beim Thema Gewebe erläutert, sind Muskelzellen erregbar, kontraktil, dehnbar und elastisch.

Hauptaufgaben
- Aktive Bewegung des Körpers
- Aufrechte Körperhaltung
- Wärmeproduktion

Der durch die Muskelkontraktion entstehende Zug wird über die Sehnen auf die Knochen übertragen. Der **Ursprung** des Muskels ist die Befestigung, die der Körpermitte bzw. dem Kopf am nächsten ist, also bei Muskeln der Extremitäten das proximale Ende, bei Rückenmuskeln das kraniale Ende.
Der **Ansatz** dagegen ist die kaudal bzw. distal gelegene Befestigung.

Ursprung	Ansatz
Kranial/proximal	Kaudal/distal

Zwischen den Sehnen von Ansatz und Ursprung liegt der fleischige Anteil des Muskels, der **Muskelbauch** oder Muskelkopf. Ein Muskel kann mehrere Köpfe besitzen (dementsprechend auch mehrere Sehnen). Zwei Köpfe besitzt z.B. der **Bizeps** (M. biceps brachii), sein Gegenspieler, der **Trizeps** (M. triceps brachii), weist drei und der M. quadriceps femoris des Oberschenkels vier Köpfe auf.

Neben der Zahl der Ursprünge spielen weitere Eigenschaften der Muskeln eine Rolle bei deren Namensgebung:

- **Form** (M. deltoideus - dreieckig; M. trapecius - trapezförmig)
- **Lage** (M. temporalis liegt vor dem Schläfenbein, Os temporale)
- **Faserverlauf** (M. obliquus externus abdominis - schräg verlaufend; M. transversus abdominis - quer verlaufend)
- **Größe** (z.B. M. pectoralis major und minor, M. gluteus maximus und minimus, M. peroneus longus und brevis)
- **Lokalisation** des Ursprungs (M. obturatorius externus entspringt an der Membrana obturatoria.)

4.3.1 Agonist, Antagonist und andere Spieler

Für die meisten flüssigen Bewegungen ist das Zusammenspiel verschiedener Muskeln erforderlich. Je nach Bewegungsrichtung übernehmen sie dabei bestimmte Rollen.
Der **Agonist** ist der Spieler: Bei der Beugung des Arms ist es der Bizeps, der sich zusammenziehen muss. Der **Antagonist** ist der Gegenspieler, in diesem Fall der Trizeps, der bei Beugung des Arms entspannen muss. Geht es hingegen um die Streckung des Arms, tauschen die beiden ihre Rollen: Trizeps wird Agonist, Bizeps der Antagonist.
Synergisten sind Mitspieler. Sie unterstützen Agonisten oder Antagonisten bei ihrer Arbeit. Bei Beugung des Arms wirkt der M. brachialis als Synergist des M. biceps brachii.
Neutralisierende Muskeln wirken unerwünschten Nebenwirkungen des Agonisten entgegen.

4.3.2 Aufbau von Muskeln

Die einzelne Muskelzelle ist eine riesige, vielkernige Zelle, die bis zu 15 cm lang und 0,1 mm dick ist und auch Muskelfaser genannt wird. Jede Muskelfaser besitzt eine Bindegewebshülle **(Endomysium)**. Mehrere Muskelfasern werden durch stärkere Bindegewebssepten **(Perimysium)** zu Muskelfaserbündeln zusammengefasst. Viele Muskelfaserbündel zusammen ergeben dann endlich den Muskel mit seiner äußeren Bindegewebshülle **(Epimysium)**. Der Muskel als Ganzes steckt in einer derben Bindegewebshülle aus straffem kollagenen Bindegewebe, der Muskelfaszie, die den Muskel in seiner Form hält und an dessen Ende zusammen mit Epi- und Perimysium als Sehne ausläuft, die i.d.R. an einem Knochen ansetzt.

Muskelzelle (Muskelfaser)	Viele Bündel (Muskeln)
Viele Fasern (Bündel)	Hüllstrukturen laufen als Sehnen aus.

In jedem Muskel liegen zwischen 40 und 500 Muskelspindeln. Dabei handelt es sich ebenfalls um Muskelfasern, die aber deutlich dünner und kürzer (3 mm) sind. Im Zentrum dieser Fasern enden sensible Nerven, die den Dehnungszustand des Muskels an das Gehirn (v.a. Kleinhirn) melden. An deren Enden liegen motorische Nervenfasern an, die die Spannung der Muskelspindeln regulieren. An diesen Muskelspindeln orientieren sich die übrigen Muskelfasern. So dienen die Spindeln nicht nur als Rezeptoren, sondern stellen auch den Muskeltonus (Muskelspannung) ein.
Muskelspindeln gibt es nur in der Skelettmuskulatur, besonders zahlreich in Muskeln, die feine Bewegungen ausführen können, z.B. in den Fingern.

4.3.3 Kontraktion

Die Nervenzelle, die dem Muskel den Reiz zur Kontraktion übermittelt, heißt **Motoneuron**. Deren Ausläufer (Axon) verläuft vom Rückenmark zum Muskel und überträgt die Erregung über eine spezielle Synapse. Diese Synapsen an Muskeln sind die **„motorischen Endplatten"**.

4.3.4 Muskeln des Kopfs

4.3.4.1 Kaumuskulatur

Sie bewegt den Unterkiefer, ermöglicht das Beißen und Kauen und beteiligt sich an der Lautbildung beim Sprechen.

- **M. masseter**, der eigentliche Kaumuskel, zieht vom Unterkiefer zum Jochbein.
- **M. temporalis** (Schläfenmuskel), er hat seinen Ursprung am Unterkiefer und setzt an der Schläfengrube an.
- **Mm. pterygoideus medialis et lateralis** (Flügelmuskeln), sie liegen hinter und unterhalb des Jochbeins. Der äußere ermöglicht die Mahlbewegung, der innere den Kaudruck.

Außerdem beteiligen sich am Kauvorgang (als akzessorische Muskeln) Wangen-, Mundboden-, Lippen-, Zungenbein- und Zungenmuskeln.

Kaumuskulatur bewegt Knochen (Gelenke). Mimische Muskulatur bewegt Gesichtshaut.

4.3.4.2 Mimische Muskulatur

Die mimische Muskulatur des Kopfs hat die Besonderheit, dass sie nicht über Sehnen an Knochen ansetzt, sondern direkt an der Gesichtshaut. Diese Muskeln bewegen Gesichtshautpartien, um unseren Stimmungen Ausdruck zu verleihen (s. Abb. nächste Seite).
Dazu zählt die Ringmuskulatur, die zirkulär um Augen (M. orbicularis oculi), Nase und Mund liegt, aber auch andere Muskeln wie der Wangenmuskel (M. buccinator), der Augenbrauenrunzler und -herabzieher, der Mundwinkelheber, Lach- und Kinnmuskel u.a.

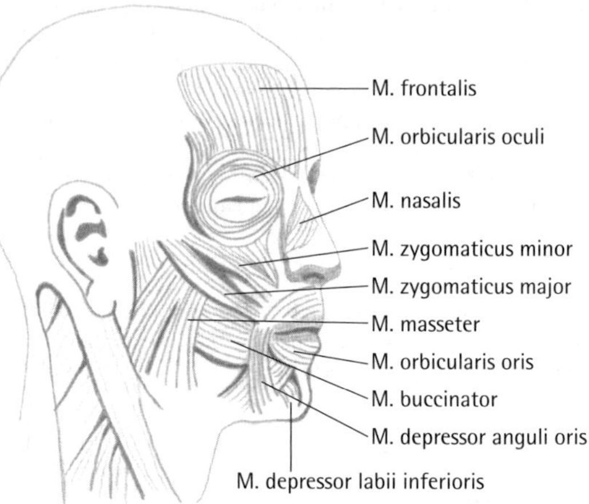

4.3.5 Muskeln des Halses

Einen großen Anteil des Halses bilden Muskeln. Die vorderen Halsmuskeln stehen fast alle mit dem Zungenbein in Verbindung. Ein Teil der Nackenmuskulatur zählt zur autochtonen Rückenmuskulatur (wirkt sowohl bei Kopfhaltung als auch bei Kopfbewegungen mit, → 233). Schnitt durch den Hals. Der große weiße Fleck in der vorderen Hälfte ist ein Halswirbelkörper, der etwas kleinere, etwas dunklere Fleck dahinter das Rückenmark. Der Halbkreis vorne ist Teil des Kehlkopfs. Fast alles andere ist Muskulatur. Es wird hier nicht jeder einzelne Halsmuskel aufgezählt, sondern auf die Abbildung auf der nächsten Seite verwiesen. Besonders wichtig sind die folgenden.

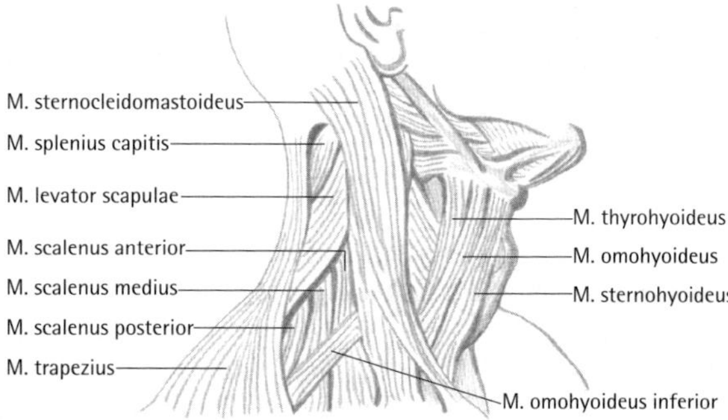

M. sternocleidomastoideus (Kopfwender)

Er hat einen faszinierend langen Namen, der viel über seine Lokalisation verrät. Er enthält ein wenig Sternum (Brustbein) und Clavicula (Schlüsselbein) und den Proc. mastoideus (Warzenfortsatz) des Schädels hinter dem Ohrläppchen. Bei Kontraktion sorgt er für die Drehung des Kopfs zur gegenüberliegenden (kontralateralen) Seite oder für die Neigung des Kopfs zur gleichen (ipsilateralen) Seite.

M. trapezius

Dieser große trapezförmige Muskel wird auch Kapuzenmuskel genannt, da er wie eine herabhängende Kapuze einen Großteil des oberen Rückens bedeckt. Er entspringt am Hinterhauptbein und an den Dornfortsätzen der Hals- und Brustwirbel und deckt somit auch den Nacken ab. Er setzt an Schlüsselbein, Schulterhöhe und Schulterblattgräte an und beteiligt sich an deren Bewegung.

Platysma

Dieser große, platte Hautmuskel des Halses wird noch der mimischen Muskulatur zugerechnet, da er die Haut spannt. Er verbindet die Haut des Gesichts vom Bereich des Kinns bis zum Mundwinkel mit der oberen Brusthaut und der Region des Schlüsselbeins.

4.3.6 Muskeln des Rumpfs vorne

Im Brustbereich (s. Abb. nächste Seite)

- **M. pectoralis major** (großer Brustmuskel): Er bedeckt den größten Teil des vorderen Brustkorbs, entspringt an Brustbein, Schlüsselbein und Rippen, ist für das Anziehen und Einwärtsrollen des Arms zuständig und zählt zur Atemhilfsmuskulatur.
- **M. pectoralis minor** (kleiner Brustmuskel): Er ist unter dem großen Brustmuskel versteckt. Er entspringt an der 3.–5. Rippe und setzt am Rabenschnabelfortsatz des Schulterblatts an, das er nach unten bewegt.
- **Mm. intercostales externi et interni** (Zwischenrippenmuskeln): Sie dienen der Atembewegung und der Abdichtung des Brustkorbs.
- **M. serratus anterior** (vorderer Sägemuskel): Er entspringt an den oberen neun Wirbeln und setzt an der medialen Seite des Schulterblatts an, das er nach vorne und nach oben ziehen kann. Er zählt auch zur Atemhilfsmuskulatur.

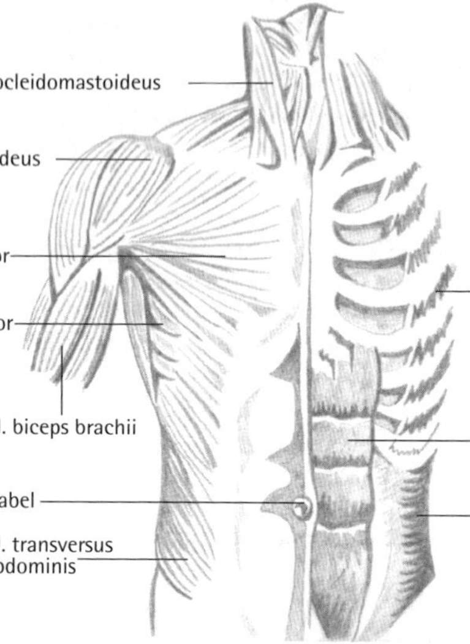

Im Bauchbereich (s. Abb. nächste Seite)

- **M. rectus abdominis** (gerader Bauchmuskel): Der oberflächlichste Bauchmuskel zieht vom Fortsatz des Brustbeins und den Knorpeln der 5.–7. Rippen bis hinunter zum Schambein. Er ist durch zwei Zwischensehnen gegliedert, paarig (1 x je Seite) angelegt und verläuft in einem bindegewebigen Köcher, der Rektusscheide, die von den Sehnenplatten (Aponeurosen) der folgenden Bauchmuskeln (mit-)gebildet wird.
- **M. obliquus externus abdominis** (schräger äußerer Bauchmuskel): Er entspringt an der Außenfläche der 5.–12. Rippe. Seine Sehnenplatte geht in die Rektusscheide über, wie auch die des folgenden Muskels.
- **M. obliquus internus abdominis** (schräger innerer Bauchmuskel): Er entspringt fächerförmig an Darmbeinkamm und -stachel.
- **M. transversus abdominis** (querer Bauchmuskel): Er entspringt an der Innenseite der 7.–11. Rippe und am Darmbeinkamm. Er verläuft gürtelförmig und strahlt in die Rektusscheide ein.

An der Mittellinie der Bauchwand vereinigen sich die drei Aponeurosen und bilden die **Linea alba (weiße Linie)**, die oft auf der Hautoberfläche als Rinne zu sehen ist. Sie verläuft vom Schwertfortsatz des Brustbeins bis zur Symphyse.

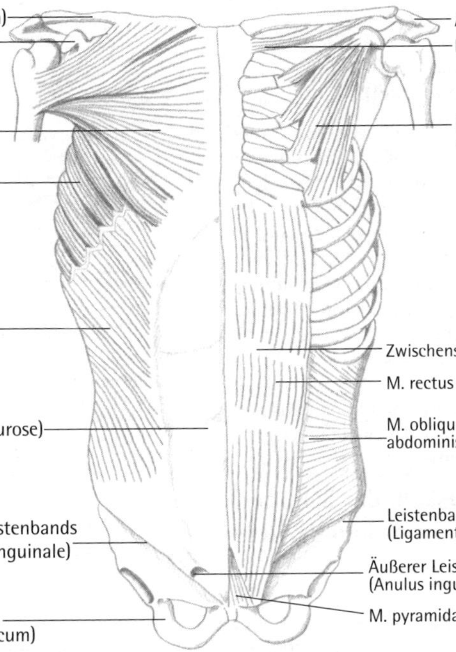

Leistenkanal (Canalis inguinalis): 4-5 cm langer Kanal, der die Bauchwand der Leistengegend von der Bauchhöhle zur Schamgegend von lateral oben innen nach medial von außen durchsetzt; enthält beim Mann den Samenstrang, bei der Frau u.a. das runde Mutterband.

4.3.7 Muskeln des Rumpfs hinten

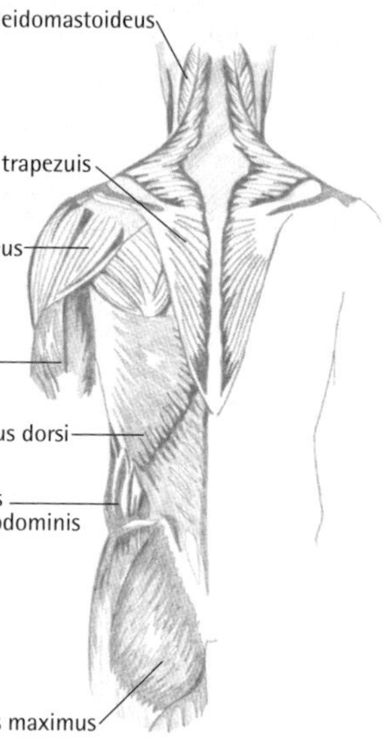

M. latissimus dorsi (breiter Rückenmuskel)

Er bedeckt den unteren Rücken (und ist bei Bodybuildern für die V-Form wichtig). Er entspringt an den unteren Brustwirbeln, den Lenden- und Kreuzbeinwirbeln und am Darmbeinkamm, setzt an einem kleinen Muskelhöcker des Oberarmknochens an und spielt bei der Bewegung des Oberarms im Schultergelenk eine wichtige Rolle. Das Gesäß wird aus drei übereinander liegenden Muskeln gebildet, dem **Mm. glutaeus maximus, medius und minimus.**
Diese Muskeln richten den Rumpf aus der Beugestellung auf und ziehen den Oberschenkel nach hinten.

4.3.8 Muskeln der Schulter, des Arms und der Hand

M. deltoideus

Der dreieckige Schultermuskel entspringt am Schlüsselbein, der Schulterhöhe und der Schulterblattgräte und setzt am Oberarmknochen an. Er verläuft also in drei Richtungen. Seine wichtigste Funktion ist wohl das Heben des Oberarms, er ist jedoch an allen Bewegungen des Schultergelenks beteiligt.

M. biceps brachii

Der zweiköpfige Oberarmmuskel sorgt für die Beugung des Arms im Ellenbogengelenk. Seine zwei Köpfe entspringen zwar getrennt oberhalb des Schultergelenks, setzen aber über eine gemeinsame Sehne am Speichenkopf an.

M. triceps brachii

Der dreiköpfige Oberarmmuskel streckt den Arm im Ellenbogengelenk, ist also der Antagonist des Bizeps. Er verläuft an der Hinterseite des Oberarms und setzt an der Ellenhinterseite an.

Die Unterarmmuskeln

Sie können je nach Funktion in vier Gruppen eingeteilt werden.

- **Pronatoren:** für die Einwärtsdrehung der Hand (um ein Brot zu greifen), z.B. M. pronator teres (runder) und M. pronator quadratus (viereckiger Einwärtsdreher).
- **Supinatoren**: für die Auswärtsdrehung. Neben dem M. supinator dreht auch der M. biceps brachii den Unterarm nach außen.
- **Hand- und Fingerbeuger** (Flexoren).
- **Hand- und Fingerstrecker** (Extensoren).

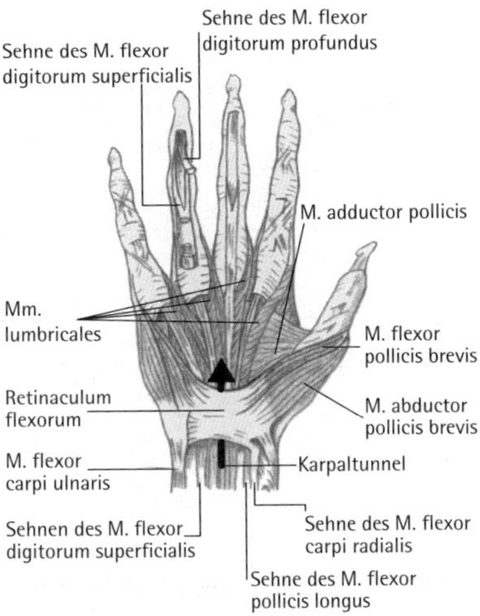

Die **Handmuskeln** unterteilen sich in Muskeln der Hohlhand, des Daumenballens und des Kleinfingerballens. Sie sind eine Fortsetzung der Beugergruppe des Unterarms.

4.3.9 Muskeln des Oberschenkels

M. iliopsoas

Er ist der wichtigste Beuger im Hüftgelenk und besitzt zwei Anteile, den **M. iliacus** (Darmbeinmuskel) und den **M. psoas major** (großer Lendenmuskel), die eine funktionelle Einheit bilden.
Wichtige Strecker im Hüftgelenk sind neben dem **M. gluteus** auch der **M. biceps femoris**, der **M. semitendinosus** (Halbsehnenmuskel) und der **M. semimembranosus** (halbmembranöser Muskel).

M. quadriceps femoris

Der große vierköpfige Oberschenkelmuskel sorgt für Streckung im Kniegelenk und beteiligt sich an der Beugung im Hüftgelenk. Er setzt sich aus vier Anteilen zusammen, den **M. rectus femoris und den Mm. vastus medialis, lateralis und intermedialis**, die alle an einer gemeinsamen Sehne an der Vorderseite des Schienbeins ansetzen, die über dem Kniegelenk ein Sesambein, die **Kniescheibe (Patella)** enthält.

Von vorne

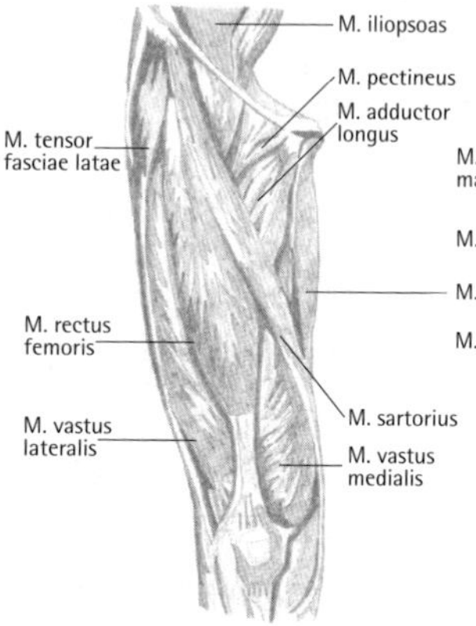

Von hinten

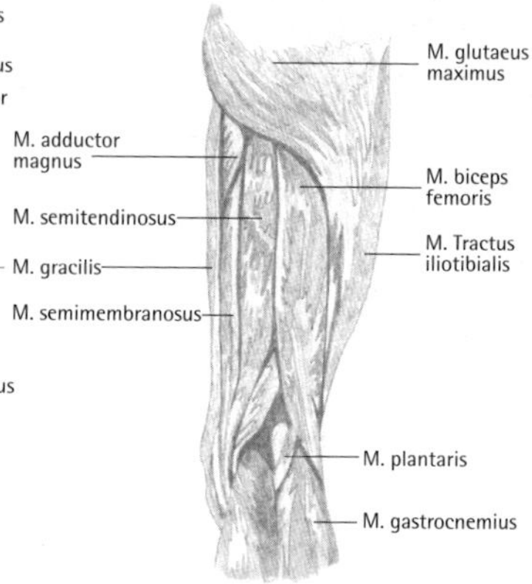

4.3.10 Muskeln des Unterschenkels

M. triceps surae

Der dreiköpfige Wadenmuskel setzt sich zusammen aus dem **M. gastrocnemius** (Zwillingswadenmuskel) und dem **M. soleus** (Schollenmuskel). Der M. gastrocnemius hat seinen Ursprung am Oberschenkelknochen. Seine Köpfe vereinigen sich in der Mitte des Unterschenkels mit dem M. soleus und gehen in die Achillessehne über, die am Fersenbein ansetzt.

Von vorne

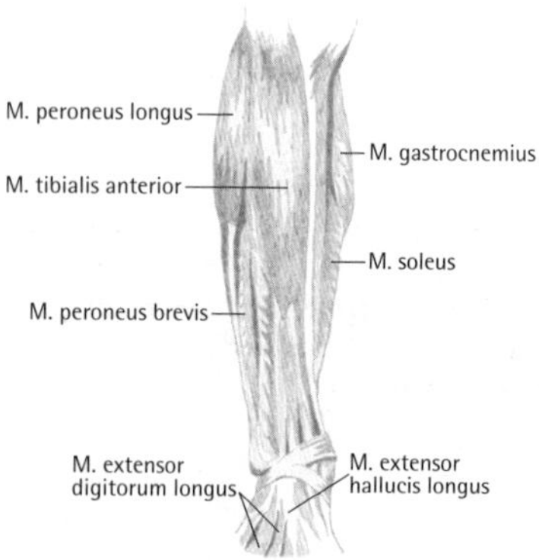

Von hinten

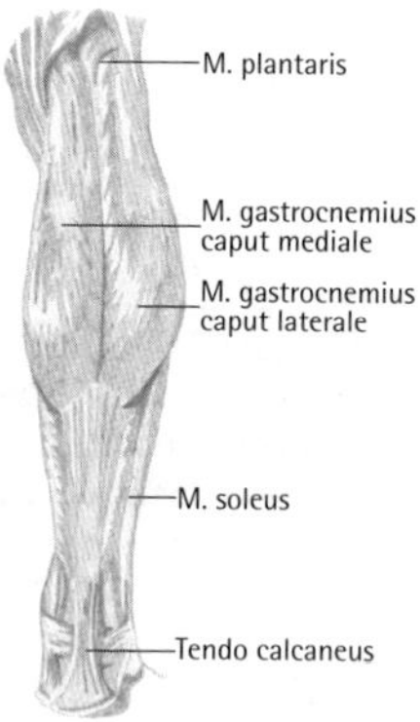

4.4 Erkrankungen des Bewegungsapparats

4.4.1 Schäden und Erkrankungen der Knochen

4.4.1.1 Brüche (Frakturen)

„Kontinuitätsunterbrechung" des Knochens unter Bildung von mindestens zwei Bruchstücken, die durch einen Bruchspalt getrennt sind (im Gegensatz zur Fissur, bei der nur ein Spalt im Knochen, ohne vollständige Unterbrechung entsteht).

Bruch	Fragmente
Einfach	2
Mehrfach	3-6
Trümmerfraktur	> 6

- **Traumatische Fraktur** durch Gewalteinwirkung von außen.
- **Spontanfraktur** (pathologische Fraktur) ohne adäquates Trauma, z.B. bei der Ermüdungsfraktur durch unphysiologische Dauerbelastung („Marschfraktur" des 2. und 3. Mittelfußknochens) oder als Folge abnormer Knochenstruktur (z.B. bei Osteoporose oder Knochenmetastasen).
- **Grünholzfraktur:** Bei Kindern ist die Knochenhaut (Periost) noch sehr kräftig und elastisch. Bei einer Fraktur ist sie so weit erhalten, dass sie den Bruch „schient".
- **Geschlossene Brüche** sind nicht immer leicht zu erkennen, da die Symptome Schmerz und Druckempfindlichkeit sowie eingeschränkte bzw. fehlende Funktionstüchtigkeit auch andere Ursachen haben können. Eventuell fühlt der Patient ein „Knacken". Im Zweifelsfall: zum Transport schienen und abklären lassen (Schienen auch, damit ein geschlossener Bruch nicht in einen offenen übergeht).
- **Offene Brüche** heilen schwerer ab als geschlossene. Sie können sich infizieren, da es zu einer Hautwunde gekommen ist, sei es durch spitze Knochenteile, die von innen durch die Haut stoßen, oder durch einen Gegenstand von außen, der zum Bruch geführt hat. Wenn sich infektiöse Keime im Knocheninneren ansiedeln, kann evtl. eine chronische Osteomyelitis daraus resultieren.

Sichere Frakturzeichen	Unsichere Frakturzeichen
• Sichtbare Knochenteile • Fehlstellung • Abnorme Beweglichkeit • Crepitatio (Knirschen)	• Schmerzen • Schwellung • Hämatom • Beeinträchtigte Funktion

Achtung: Durch die Fraktur können auch Nerven (Sensibilität und Motorik) oder Blutgefäße betroffen sein. Der Blutverlust (auch ins Körperinnere) kann zum hypovolämischen Schock führen. Ferner können Fetttröpfchen in die Blutbahn gelangen und eine Fettembolie auslösen (massive Fettembolie nach ca. 5 Stunden, geringere nach 1-2 Tagen nach Trauma), die zu einer Ateminsuffizienz (evtl. mit Hämoptoe, Dyspnoe, Zyanose), zerebralen Symptomen (gestörte Hirnfunktionen, z.B. als organisches Psychosyndrom mit Delir, Herdsymptomen, pathologischen Reflexen) oder Verbrauchskoagulopathie führen kann.

Um Gefäß- und Nervenverletzungen nicht zu übersehen, ist es immer notwendig, bei Verdacht auf Knochenbruch oder Luxationen die Durchblutung (Temperatur des Gewebes, Puls) sowie die nervale Versorgung (Motorik, Sensibilität) distal der Verletzungsstelle zu prüfen.
Weichteilverletzungen und ihre Folgen sind oft schwerwiegender als der Knochenbruch selbst, dann spricht man von einem „komplizierten" Bruch. Hierbei können auch Körperhöhlen eröffnet worden sein. So können bei Rippenbrüchen die Pleura, Lunge, Milz oder Leber aufgespießt werden. Bei Beckenbrüchen können Harnblase, Darm oder Harnröhre verletzt werden. Schädelfrakturen können das ZNS beeinträchtigen.

Weitere mögliche Komplikationen sind:

- Pseudoarthrosebildung: Bildung eines „Falschgelenks", wenn die Frakturenden in mehr als sechs Monaten nicht miteinander verwachsen, z.B. weil Weichteile in den Frakturspalt gelangt sind (durch mangelnde Kompression oder Ruhigstellung, Infektionen, Diabetis mellitus, arterielle Verschlusskrankheit).
- Kompartmentsyndrom (Logensyndrom): Erhöhter Gewebedruck (z.B. durch Hämatom- oder Ödembildung) führt zu Minderdurchblutung, was neuromuskuläre Störungen bis hin zur Muskelnekrose nach sich ziehen kann.
- Infektion/Osteomyelitis (→ 80), insbesondere bei offenen Frakturen.
- Sudeck-Dystrophie (→ 93).
- Gestörte, zB. verzögerte oder übermäßige Kallusbildung.

Therapie

Erste-Hilfe-Maßnahme: Bruch schienen um Komplikationen wie Weichteilverletzungen vorzubeugen; weitere Behandlung durch den Arzt: Reposition (Knochen/-teile wieder in anatomiegerechte Stellung bringen), Retention (Verhinderung der Abweichung aus anatomiegerechter Stellung, Gips- oder Kunststoffcast), Rehabilitation (KG, Muskeltraining).
NHK: Der Heilpraktiker kann begleiten/unterstützen, z.B. sind klassische Mittel der Wahl bei Trauma: Bach-Blüten-Mischung (Rescue-Tropfen); Arnica montana (pflanzlich oder homöopathisch, z.B. auch in Traumeel®); homöopathisch: Symphytum innerlich und äußerlich, evtl. Ruta und Hypericum (Johanniskraut). Fertige Komplexmittel wie z.B. Infiossan (von Infirmarius rovit).
Akupunktur: Blase 11 ist der Meisterpunkt für Knochen und Knorpel, Gb 34 für Muskeln und Sehnen.
Schüssler-Salze: v.a. Kalzium-Salze (Nr.1 Calcium flouratum und Nr.2 Calcium phosphoricum)

Häufige Frakturen/Besonderheiten

- Hüftfraktur: Blutverlust von 2-4 l (hypovolämischer Schock möglich); 30% der Betroffenen sterben innerhalb eines Jahres, ca. 30% sind dauerhaft invalide.
- Oberschenkelhalsfraktur: Blutverlust bis zu 2 l (hypovolämischer Schock möglich). Patient hat Schmerzen in der Leiste, Druckschmerz auf den Trochanter major und typischerweise verkürztes und außenrotiertes Bein. Häufigste Form: mediale Schenkelhalsfraktur (= innerhalb der Gelenkkapsel). Eine absolute OP-Indikation stellt die Adduktionsfraktur (stets instabil) dar.

- Kahnbeinfraktur: typischer Druckschmerz in der „Tabatière" (sog. „Schnupftabakgrübchen" über dem Speichenende); Neigung zu Pseudoarthrosebildung (s.o.).

Die Bruchheilung

Sie geht von drei Geweben aus: **Endost, Periost und Havers-System.**

- **Primäre Bruchheilung** (Kontaktheilung): Idealfall; der Bruchspalt wird von Osteonen durchzogen, kleinste Spalten werden vom Endost und Periost mit Geflechtknochen aufgefüllt und dieser wird dann unter Belastung rasch in Havers-Systeme umgebaut. Voraussetzung: sehr enger Kontakt der Bruchfragmente, ununterbrochene Ruhigstellung, ausreichende Durchblutung der Bruchstücke (nur durch operative Maßnahmen), sofort belastungsstabil.
- **Sekundäre Bruchheilung über Kallusbildung**: wenn die Bruchenden nicht ideal ruhiggestellt werden können und wackeln. Dies ist der Fall bei der Gipsbehandlung (konservative Behandlung). Es bildet sich ein Reizkallus aus relativ unstrukturiertem Geflechtknochen, das die Bruchenden zunehmend fixiert (Fixationskallus); wenn der Kallus stabil geworden ist, wird er unter Belastung in Havers-Systeme umgebaut. Bei dieser Form mögliche Komplikationen: Beinvenenthrombosen, Muskelatrophien, Gelenkversteifung.

4.4.1.2 Knochentumoren

Primäre Knochentumoren sind selten. Sie können gut- oder bösartig sein. Knochenmetastasen treten weitaus häufiger auf. Betroffen ist in erster Linie die Wirbelsäule. Grundsätzlich kann jeder bösartige Tumor in das Skelett metastasieren, besonders häufig kommt dies bei Mamma-, Prostata-, Bronchial-, Nieren- und Schiddrüsenkrebs vor.

Symptome

- **Schmerzen:** ziehende Schmerzen im betroffenen Knochen (oft als „Rheuma" fehlgedeutet).
- **Eventuell Frakturen und Spontanfrakturen:** Im Wirbelsäulenbereich kann dadurch das Rückenmark komprimiert werden, was zu neurologischen Ausfällen bis hin zur Querschnittslähmung führen kann.
- **Neurologische Ausfälle** durch direkten Druck des Tumors auf austretende Nerven.

Diagnosesicherung

Über Röntgen, evtl. Skelettszintigraphie, Biopsie.

Ausgewählte bösartige primäre Knochentumoren

- **Osteosarkom:** häufig im Bereich des Knies oder proximalen Oberarmknochens; Altersgipfel um die Pubertät, frühe Metastasierung in die Lunge.
- **Ewing-Sarkom** (hochmaligne): meist in unteren Extremitäten, Becken und Oberarm. Altersgipfel 10.-15. Lj.; frühe Metastasierung v.a. in die Lunge. Da hierbei neben Schmerz, Schwellung, Rötung und Überwärmung auch eine Verschlechterung des Allgemeinbefindens und Fieber möglich sind oft Verwechslung mit Osteomyelitis (s.u.).

Tumoren der Knochen nennt man z.B. Osteom oder Osteosarkom, die des Knorpels z.B. Chondrom oder Chondrosarkom und Tumoren des Knochenmarks werden z.B. Plasmozytom genannt.

4.4.1.3 Knochenentzündungen

Knochenmarkentzündung (Osteomyelitis)

Sie greift meist auf die umgebenden Knochenstrukturen über.

Ursachen
Haupterreger sind Staphylo- und Streptokokken. Verbreitungsweg:
- **Endogen**: durch hämatogene Aussaat (auf dem Blutweg) von Erregern im Zuge einer Allgemeininfektion oder von einem Streuherd aus (Hauptentstehungsweg bei Kindern).
- **Exogen**: Erreger werden von außen eingebracht, z.B. bei einer Verletzung oder Operation (Hauptentstehungsweg bei Erwachsenen).

Symptome
- Fieber (nicht obligat)
- Schmerzen der betroffenen Extremität, besonders bei Gelenkbeteiligung
- Schonhaltung

Komplikationen
- Absterben eines Knochenstücks, das dann vom lebendigen Knochengewebe abgetrennt (demarkiert) ist (= Sequester)
- Abszess- und Fistelbildung (Kurzschlussverbindung), z.B. durch die Haut nach außen
- Gelenkempyem (Eiteransammlung) und Sepsis („Blutvergiftung") durch hämatogene Aussaat der Erreger
- Übergang in chronische oder rezidivierende Osteomyelitis
- Bei Kindern Wachstumsstörungen

Labor: Blutkörperchensenkungsgeschwindigkeit (BSG) ↑, Leukozytenzahl ↑

Therapie: frühzeitige Antibiotikagabe, Ruhigstellung, evtl. Operation
Sonderform: „spezifische Osteomyelitis" v.a. durch Tuberkelbakterien. Bei uns selten (meist sind Immigranten aus der Dritten Welt betroffen). Eher schleichender Krankheitsbeginn, meist Befall der Wirbelkörper.

Knochenhautentzündung (Periostitis)

Ursachen
- Hämatogene Erregerstreuung
- Fortgeleitete Osteomyelitis (s.o.)
- Äußere Einwirkung (sportliche Überlastung), häufig an der medialen Schienbeinkante

Symtpome
- Schmerzen: Druck-/Belastungsschmerz
- Schwellung

4.4.1.4 Knochennekrose

(= Absterben von Knochengewebe). Häufigste Form: spontan auftretend (aseptische Knochennekrose); möglich auch nach Bestrahlungen, Verbrennungen, Erfrierungen; Knochennekrosen treten in jedem Lebensalter auf.

Ursache: Verschluss eines Blutgefäßes, das den betroffenen Knochen/-abschnitt versorgt. Ursache des Gefäßverschlusses meist unklar.

Symptome

- Vorwiegend Schmerzen und Bewegungseinschränkung der betroffenen Knochenabschnitte
- Selten kann auch ein Gelenkerguss oder eine Gelenkschwellung auftreten, sofern der durch die Osteonekrose betroffene Knochenabschnitt gelenknah liegt.

Verlauf/Prognose je nach Lokalisation, Ausdehnung, Alter und Auslöser: Es sind sowohl Spontanheilungen als auch völlige Gelenkzerstörung bekannt.
Faustregel: Je größer das betroffene Knochenareal und je näher der betroffene Knochenabschnitt am Gelenk liegt, umso unwahrscheinlicher ist eine spontane Heilung.

Je nach Lokalisation und/oder Erscheinungsbild unterschiedliche Bezeichnungen und Besonderheiten

Osteochondrosis dissecans

(= scharf abgegrenzt, lat. dissecare = zerschneiden)
Besonderheit: scharfe Abgrenzung der Nekrose zum gesunden Knochengewebe (Dissektion); betroffen sind Gelenkflächen, am häufigsten am Knie- und oberen Sprunggelenk (seltener Hüfte, Schulter, Ellenbogen); betrifft v.a. Jugendliche gegen Ende des Wachstumsalters.

Symptome
Anfangs belastungsabhängige Schmerzen; Gefahr der Abstoßung des Dissekats als freier Gelenkkörper (abgelöstes Stück wird auch als Gelenkmaus bezeichnet); typischerweise mit plötzlicher Einklemmungen, möglicherweise mit absoluter Bewegungssperre und blitzartig einschießenden Schmerzen; mögliche Folge: **Früharthrose**

Diagnose: Röntgen, MRT, Arthroskopie (Cave: keine Sturzsenkung!)

Therapie: Bei Kindern kann eine dreimonatige Ruhigstellung helfen, sonst OP.

Weitere Formen aseptischer Knochennekrosen

- **M. Osgood-Schlatter:** Tibiaapophyse (Ansatz der Patellarsehne)
  Betroffen v.a. 10- bis 14-jährige Jungen
  Ursache: vermutlich verstärkter Zug, v.a. bei sportlicher Überbelastung
  Symptome: Schmerzen an der Tuberositas tibiae, verstärkt durch Knien; evtl. Beule sichtbar, bzw. Tumor tastbar
  Diagnose: Röntgen
  Therapie: Ruhigstellen
- **M. Perthes:** juvenile Hüftkopfnekrose, v.a. bei Jungen zwischen dem 3. und 10. Lj.
- **M. Köhler:** aseptische Knochennekrose des Kahnbeins der Fußwurzel (v.a. bei 4- bis 8-Jährigen) oder des Mittelfußknochens (bei 12- bis 18-Jährigen)
- **Lunatummalazie:** Mondbeinnekrose, m > w, um 30. Lj, Gefahr: Handgelenksarthrose

4.4.1.5 Störungen des Knochenstoffwechsels

Neben ihrer Stütz- und Schutzfunktion dienen die Knochen auch der Regulation des Mineralhaushalts, indem sie **Kalzium**, **Phosphor**, **Magnesium** und **Natrium** speichern und bei Bedarf an den Organismus abgeben. Die Steuerung des Knochenstoffwechsels regeln v.a. die Hormone **Parathormon** und **Calcitonin** sowie das **Vitamin D**.

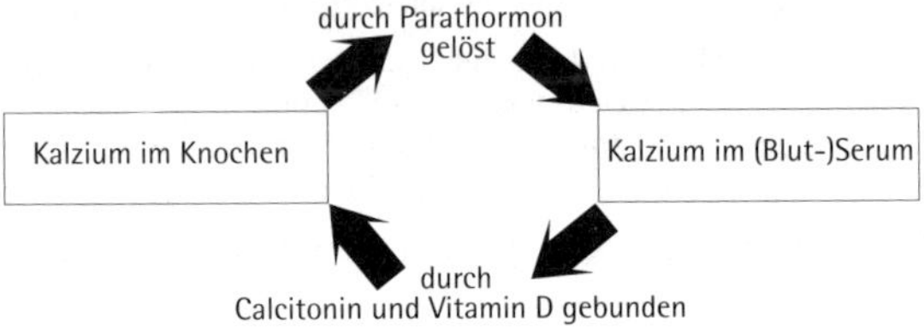

Kalziumstoffwechsel: Der Referenzbereich liegt bei 2,25-2,6 mmol/l, dieser wird durch folgende Hormone konstant gehalten.

- **Parathormon:** Es stammt aus der Nebenschilddrüse und steigert die Kalziumresorption im Darm, die Rückresorption in den Nieren und die Freisetzung aus den Knochen (Grobeinstellung).
- **Calcitonin:** Es stammt aus der Schilddrüse und senkt den Blutkalziumspiegel, indem es die Einlagerung von Kalzium in die Knochen bewirkt (Feineinstellung).
- **Vitamin D:** Es sorgt für eine gesteigerte Kalziumresorption im Darm und Rückresorption in der Niere sowie für den Einbau von Kalzium, Phosphor u.a. Mineralien in die Knochen.

Bei Kalziummangel: Tetanie
Bei Kalziumüberschuss: „Stein-, Bein-, und Magenpein"

Auch nach Beendigung des Längenwachstums findet ein reger Knochenstoffwechsel statt (Umbaustoffwechsel). Spezielle Bindegewebszellen, die Osteo**b**lasten **b**auen Knochengewebe auf, für den Abbau sind vielkernige Riesenzellen verantwortlich: Osteo**k**lasten **k**lauen.
Ein übermäßiger Abbau von Knochengewebe heißt **Osteoporose**. Ist in erster Linie die Mineralisation gestört, spricht man von **Osteomalazie**; bei ungeordnetem Knochenwachstum, der **Osteodystrophie,** wachsen Zellen und Bindegewebe vom Markraum in die Spongiosabälkchen ein.

Osteoporose

Mengenmäßige Verminderung des Knochengewebes bei erhaltener Knochenstruktur durch verringerten Knochenaufbau und/oder verstärkten Knochenabbau. Häufigste generalisierte Knochenerkrankung mit ca. 5 Mio. Patienten in Deutschland.

Ursachen
Osteoporose ist keine eigenständige Erkrankung, sondern ein Symptom, das bei verschiedenen Grundkrankheiten auftreten kann.

Primäre Osteoporose (v.a. bei Frauen nach den Wechseljahren)

- **Östrogenmangel:** besonders durch Rückgang der Östrogenproduktion mit einsetzendem Klimakterium; 25% aller Frauen über 60 haben Osteoporose, Östrogen hemmt die Osteoklastentätigkeit.
- **Altersosteoporose:** Bei niedrigem Knochenumsatz haben ca. 50% aller über 70-Jährigen Osteoporose.

Sekundäre Osteoporose

- **Inaktivitätsosteoporose** bei Bewegungsarmut, z.B. nach Bettlägrigkeit, durch Lähmungen (z.B. Poliomyelitis).
- **Mangelernährung**: Malabsorption, Alkoholismus.
- **Hyperparathyreoidismus:** Überfunktion der Nebenschilddrüse; Parathormon macht Kalzium parat, löst es also aus dem Knochen ins Blut.
- **Cushing-Syndrom:** zu viel Kortison, meist durch Medikamente, seltener körpereigene Überproduktion.
- **Diabetes mellitus:** Die Folgerung, dass überwiegend adipöse Menschen betroffen seien, ist falsch; eher trifft es schlanke Menschen.
- **Hypogonadismus** (Hormonproduktion der Hoden bzw. Eierstöcke ↓ ↓); Langzeit-Heparin-Behandlung, Nierenerkrankungen, Knochentumoren.

Oft treten Mischformen auf.

Verschlimmernd: (andere) **Medikamente**. Neben Kortison sorgt auch das Stresshormon Adrenalin dafür, dass aus den meisten Körperzellen Nähr- und Inhaltsstoffe ins Blut freigesetzt werden (z.B. Kalzium, Blutzucker, Cholesterin); Diuretika und Abführmittel haben meist auch die Wirkung, dass Salze (so auch Kalzium) ausgeschieden werden. Durch Medikamente, die Durchfälle zur Folge haben (z.B. Schilddrüsenmedikamente, die den Stoffwechsel anregen), geht ebenfalls Kalzium verloren.

Diagnose: Oft erst nach Fraktur, sonst mittels radiologischer Knochendichtemessung. Meist keine nennenswerten Änderungen der Blutwerte, etwa die für Kalzium, Phosphat, alkalische Phosphatase u.a.

Symptome

- Oft Beschwerdefreiheit.
- Ziehende Schmerzen in Wirbelsäule und Extremitätsknochen (nicht mit Rheumatismus verwechseln), anfangs nur bei Belastung, später als Dauerschmerz.
- Durch die Verminderung der Knochensubstanz kommt es leicht zu Knochenbrüchen. Bei schweren Erkrankungen treten häufig Spontanfrakturen bzw. Spontanverformungen der Wirbelsäule auf.
- **Häufig Schenkelhalsbruch** des Oberschenkelknochens (65.000 Brüche pro Jahr) und Wirbel(-teil-)einbrüche (Keil-, Flach- und Fischwirbel).

- „Witwenbuckel": Brustkyphose durch Keilwirbelbildung der BWS (durch Zug des Thorax).
- „Tannenbaumeffekt": Durch Schrumpfen der Wirbelsäule wirft sich das Gewebe in Falten (wie die Äste des Tannenbaums).
- Scheinbar zu lange Arme (durch Rumpfverkürzung).

Therapie
Wichtig ist eine ausreichende Kalzium- und Vitamin-D-Zufuhr.
Bei erhöhter Beanspruchung kann sich Knochensubstanz wieder aufbauen, es ist also vorsichtiges Bewegungstraining anzuraten, evtl. ergänzt durch Hydrotherapie und Massage.
SM: Die Schulmedizin therapiert mit Hormonen (v.a. Östrogen und Calcitonin), Flouriden und Kalzium und rät zu verstärktem Verzehr von Milch/-produkten.
NHK: Manche Naturheilkundler bezweifeln, dass Milch/-produkte förderlich sind. Kalzium aus (pasteurisierter, homogenisierter) Milch und deren Produkte ist, ihrer Meinung nach, nicht „bioverfügbar" und sorgt u.a. für eine Übersäuerung des Körpers (Osteoporose u.v.a. begünstigend). Seien Sie bitte kritisch und testen Sie möglichst die Verträglichkeit (mit Ihren Möglichkeiten, sei es über Kinesiologie, Bioresonanz, Reflex auriculocardiaque [RAC] u.v.m.).

Ernährung
Günstig: kalziumreiche Vollwertkost (z.B. Grüngemüse, Sprossen, Getreide), Obst (Bananen, Johannisbeeren).
Ungünstig: phosphatreiche Lebensmittel (z.B. Fertiggerichte, Wurst, Cola), da Phosphate die Kalziumresorption im Darm sowie die Knochenmineralisation hemmen. Kaffee ist ein „Kalziumräuber". Auch Alkohol und Nikotin erhöhen das Osteoporoserisiko um ein Vielfaches.
Biochemie nach Schüssler: z.B. Calcium fluoratum und Calcium phosphoricum (siehe Fachliteratur „Osteoporose-Schema").
Homöopathie: gemäß Repertorisation, z.B. Calcium carbonicum, Silicea, Phosphorus, Mercurius solubilis. Bei klimakterischer Osteoporose hat sich die Homöopathie mit Aristolochia clematitis D12 bewährt. Eventuell Komplexmittel, z.B. Steirocall N®.

Osteomalazie

Störung in der Mineralisierung des Knochengewebes, es sind zu wenig Kalzium und Phosphor in die Knochensubstanz eingebaut. Dadurch kommt es leicht zu Verbiegungen der Knochen (im Gegensatz zur Osteoporose, bei der auch die Osteozyten fehlen und eher Brüchen auftreten). Häufig kommen Osteoporose und Osteomalazie jedoch zusammen vor.

Ursachen
- Vitamin-D-Mangel bzw. Vitamin-D-Stoffwechselstörung
- Hyperparathyreoidismus

Symptome
- Erst Empfindlichkeit des Brustkorbs bei Husten, Niesen und leichter Kompression
- Dann starke Knochenschmerzen v.a. im Bereich des Beckengürtels

Bei fortschreitender Erkrankung

- Größenverlust
- Gehstörung („Watschelgang"), durch Schmerzen bedingt
- Deformierungen von Brustkorb und Becken
- Muskelschwäche

Therapie

Hohe Gaben von Vitamin D (Achtung: Überdosierungserscheinungen).

Rachitis bei Kindern

Es kommt zu einer gestörten Kalkeinlagerung durch Vitamin-D-Mangel. Diese Erkrankung hat traurige Berühmtheit durch Rachitis bei Bergarbeiterkindern erlangt (fehlendes Sonnenlicht.

Symptome:

- Kopfschweiß, Unruhe, Schreckhaftigkeit, Verstopfung
- „Rachitischer Rosenkranz" (Auftreibungen der Knochen-Knorpel-Grenzen der Rippen)
- Quadratschädel
- Krumme Beine: O-Beine (Genu varum), X-Beine (Genu valgum)
- „Froschbauch" (schlaffe Bauchdecke), Muskelhypotonie

4.4.2 Schäden und Erkrankungen der Wirbelsäule

4.4.2.1 Skoliose

Seitliche Verbiegung der Wirbelsäule verbunden mit einer Drehung der einzelnen Wirbelkörper (Torsion). Vor allem als **C-förmige** (totale) Skoliose mit Krümmung nach einer Seite ohne Gegenkrümmung oder **S-förmige** (zusammengesetzte) Skoliose mit Gegenkrümmung.

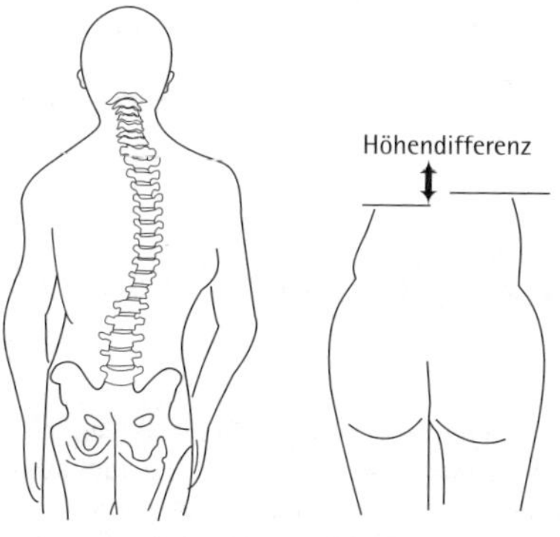

Ursachen

90% idiopathisch (ohne erkennbare Ursache), m : w = 3 : 1; 10% z.B. statisch, bedingt durch Veränderungen im Bereich des Beckens (Hüftluxation u.a.), Längendifferenz der unteren Extremitäten; angeborene Fehlbildung; Wirbeldeformierungen (Trauma, Metastase, Entzündung, Rachitis); bei Lähmungen, Muskel- und Bindegewebserkrankungen

Diagnose

Inspektion, besonders beim Bücken erkennbarer Rippenbuckel bzw. Lendenwulst; Röntgen (Achsenabweichung, Rotationsgrad, Rigidität, Skelettreife), bei schweren Formen Lungenfunktionsprüfung. Bei Beinlängendifferenz kann es zu einer Spitzfußhaltung am kürzeren Bein kommen.

Therapie

Je nach Ursache: Wirbelsäulentherapie nach Dorn, Krankengymnastik, Chiropraktik, ggf. Korsett, ggf. Operation (Erfolgsquote 50-60%).

Prognose

Ungünstiger bei (Klein-)Kindern (wegen des nichtabgeschlossenen Wachstums), hochgelegener Krümmung und starker Achsenkrümmung; die Säuglingsskoliose im 1. Lj. hat eine gute Rückbildungstendenz.

4.4.2.2 Wirbelgleiten (Spondylolisthesis)

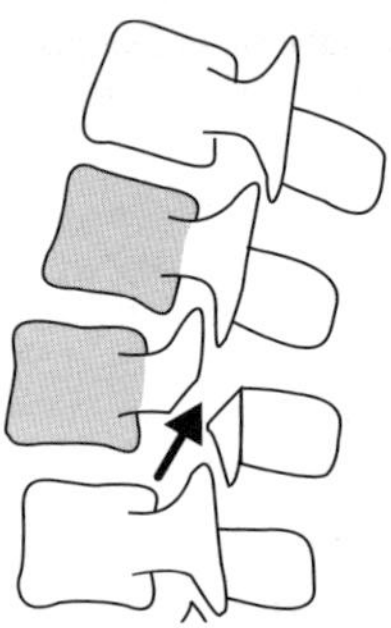

Voraus geht meist ein degenerativer oder entzündlicher Prozess. Bewegungsunabhängige fixierte Verschiebung eines Wirbelkörpers (meist LW) gegenüber seinem Nachbarn. Eventuell Verengung des Wirbelkanals mit Kompressionserscheinungen, meist jedoch keine Beschwerden. Patient soll nicht schwer heben, ungeschickte Bewegungen vermeiden, Rückenmuskulatur durch Bewegungstherapie stärken.

Weitere Erkrankungen der Wirbelsäule: Spondylitis, Spondylose, Spondylarthrose, Spondylosdiscitis, Spondylomalazie (→ 242).

4.4.2.3 M. Scheuermann

Adoleszentenkyphose (Osteochondrosis deformans juvenilis)

- Häufigste Schädigung der jugendlichen WS (auch später möglich).
- Nachweis über Röntgenbild: mehrere Wirbelkörper in typischer Keilform, Wirbeldeckplatten können verformt sein.
- Anfangs nur flacher, keinesfalls entstellender Rundrücken.
- Rückenschmerzen können fehlen, aber Rücken und Wirbelsäule ermüden rasch.
- Stillstand oft mit dem 18. Lj.

Die eingetretenen Verformungen der WS bestehen jedoch weiter, ebenso die degenerativen Veränderungen der Zwischenwirbelscheiben. Betroffene

- neigen zu Bandscheibenvorfällen,
- leiden oft an Rückenschmerzen,
- können nur leichtere körperliche Arbeiten verrichten.

Bei später aufgenommenen Röntgenbildern entdeckt man die „Schmorl-Knorpelknötchen", wo sich eingebrochener Knorpel verknöchert hat.

4.4.2.4 LWS-/BWS-/HWS-Syndrom

Das sind jeweils allgemeine Bezeichnungen für Schmerzen und sonstige Beschwerden in dem jeweiligen Bereich. Über die Ursache sagen diese Bezeichnungen nichts Genaues aus. Es kann sich um funktionelle Störungen (Fehlhaltung oder -belastung) oder auch um direkte Erkrankungen des jeweiligen Wirbelsäulenabschnitts (Degeneration, Bandscheibenvorfall, Tumor) handeln.

Werden dabei Nervenwurzeln gereizt (Wurzel = lat. radix: **radikuläres WS-Syndrom**), kann es zu Schmerzen, Parästhesien oder Sensibilitätsstörungen in einem oder mehreren Dermatomen kommen; außerdem treten eine Minderung der Muskeleigenreflexe und motorische Ausfälle im Versorgungsgebiet der betroffenen Nerven auf. **Pseudoradikuläre** WS-Syndrome strahlen schmerzhaft aus, evtl. sind Parästhesien möglich, aber ohne segmentale Zuordnung zu einer Nervenwurzel. **Lokale WS-Syndrome** strahlen nicht aus.

Therapie

Vorsicht bei manipulativen Eingriffen; Abklärung durch Facharzt. Außerdem → 89
SM: Arzt gibt im akuten Fall: nichtsteroidale Antirheumatica (NSAR, z.B. Diclofenac) oder Lokalanästhetika (z.B. Procain).
NHK: Akupunktur, lokale Wärmeanwendung, Krankengymnastik, Dorn-Therapie u.a.; bei LWS-Syndrom auch Stufenbettlagerung (→ 243) hilfreich.

HWS-Syndrom

Da in enger Nachbarschaft wichtige Nerven, darunter solche des Vegetativums liegen sowie die Arteria vertebralis, die u.a. das Gehirn versorgt, kann es zu unterschiedlichsten Begleitsymptomen (z.B. Schwindel, Tinnitus, Hör-, Seh- und Schluckstörungen) kommen. Liegt die Ursache in der unteren HWS, sind Schmerzen und neurologische Ausfälle in Schulter, Arm und Hand möglich.

Ursachen

- Funktionelle Störungen (am häufigsten)
- Degenerative Prozesse
- Schleudertrauma (v.a. nach Aufprallunfall)
- Selten Bandscheibenvorfall (< 2%), dann meist im Bereich C6-C7

BWS-Syndrom

Es tritt meistens lokal begrenzt auf, häufig durch chronische Fehlhaltung, evtl. mit Atemeinschränkung. Möglicherweise liegt Hauptschmerzpunkt fern der BWS, z.B. im Bereich des Rippenknorpels.

LWS-Syndrom

- Lokal: Lumbago (s.u.)
- Pseudoradikulär und radikulär v.a. durch Bandscheibenvorwölbung (Diskusprotusio) oder Bandscheibenvorfall (Diskusprolaps, s.u.)

4.4.2.5 Hexenschuss (Lumbago)

Ursachen

- Meist durch schweres Heben oder Drehung des Rumpfs (Verhebetrauma) mit Massenverschiebung der Bandscheibe
- Degenerativer Bandscheibenschaden
- WS-Erkrankung, Rückenmarktumor u.a.

Symptome

- Plötzlich auftretender, heftiger Schmerz
- Schmerzbedingte Bewegungseinschränkung
- Einnahme einer Schonhaltung
- Muskulärer Hartspann der Rückenmuskulatur
- Druckschmerzhaftigkeit der Dornfortsätze
- Sensibilitätsstörungen, Parästhesien
- Keine Schmerzausstrahlung in das Bein (evtl. thorakale Ausstrahlung)

Diagnose: Anamnese/Klinik meist ausreichend, Minor-Zeichen, Röntgen bei höhe-rem Lebensalter/Trauma in der Anamnese, CT nur bei Verdacht auf Bandscheibenvorfall.

Therapie: Wärmeanwendung jeder Art; entlastende Lagerung (zuhause durchführbar); manuelle Therapie, Akupunktur, Homöopathie (z.B. Komplexmittel Diluplex®), lokale Injektionsbehandlung u.a. Außerdem → 89

4.4.2.6 Ischiassyndrom

Reizung bzw. Kompression des N. ischiadicus oder seiner Wurzeln durch

- Kompression im Bereich L4/L5/S1 durch Bandscheibenvorfall (s.u.), Rückenmarktumoren, Tumoren im kleinen Becken
- Wirbelsäulenerkrankungen (Spondylose, Spondylolisthesis)
- Neuritis bei Infektionskrankheiten (z.B. Lepra, Zoster)
- Traumata, Frakturen, Hüftgelenkluxation
- Unsachgemäße intramuskuläre Injektion
- Polyneuropathie (z.B. bei Diabetes mellitus)

Symptome

- Schmerzen in der Lendengegend, die bis zum Fußaußenrand in das betroffene Bein ausstrahlen; evtl. mit Verstärkung beim Niesen, Husten oder Pressen; Schmerzen bei Dorsalflexion des Fußes, Beugung und Dorsalflexion der gestreckten Großzehe und Adduktion des Beins
- Typische Schonhaltung des Patienten mit leicht angewinkeltem und außenrotiertem Bein
- Lokale Druck- und Klopfempfindlichkeit der Wirbelsäule mit Verspannung der paravertebralen Muskulatur
- Sensibilitätsstörungen, evtl. Lähmung der Zehenmuskulatur; Abschwächung des Achillessehnenreflexes

Diagnosehilfen: Lasègue-Zeichen, Valleix-Druckpunkte u.a.

Therapie: nach Ursache, bei Bandscheibenvorfall (s.u.). Außerdem → 89

4.4.2.7 Bandscheibenvorfall (Diskusprolaps)

Heraustreten des Gallertkerns durch den beschädigten, degenerierten Faserknorpelring.

4.4.2.8 Diskusprotusio

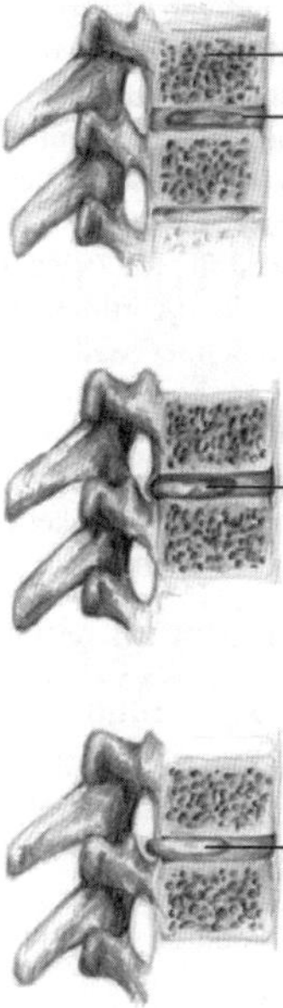

Dabei tritt der Gallertkern nicht aus, sondern wölbt sich nach außen und drückt dabei auf die Nerven; er kann jedoch wieder zurückrutschen; bevorzugt im Bereich L4/L5, L5/S1, was zu einer Komprimierung der Nervenwurzel führen kann.

- Meist heftigste Schmerzen, oft verstärkt bei Husten, Pressen oder Niesen
- Sensible und motorische Ausfallerscheinungen

Ist L5 betroffen, treten Schmerzen an der Außenseite des Beins („Generalsstreifen") auf. Schädigungen der Nerven, die im Bereich S3 bis S5 austreten, können eine Blasenlähmung zur Folge haben, „Reithosenanästhesie" (nicht vergessen, dass auch die HWS betroffen sein könnte, mit Symptomen in Schultern und Armen).

Therapie

- In der Akutphase: Ruhigstellung, entlastende Lagerung, Wärme, Akupunktur
- **SM:** NSAR (z.B. Diclofenac in Voltaren®), Muskelrelaxation (z.B. durch Tetrazepam in Musaril®)
- Danach: Massage, Elektrotherapie, Traktion am Schlingentisch, Bewegungstherapie (ohne Drehbewegung) u.a.

Bei anhaltender Symptomatik oder Blasen- oder Mastdarmlähmung Dekompression durch Entfernung des Gallertkerns, wenn möglich durch Chemonukleolyse (Auflösung der Gallertmasse durch Chymopapain), Absaugung (evtl. nach Koagulation mit Laser) oder Operation.

Therapie zu WS-Syndromen/Lumbago/Ischias-Syndrom
(Neben o.g. schulmedizinischen Möglichkeiten)

- Mechanisch sofern möglich: Wirbel-/Beckenfehlstellungen z.B. über AK (Angewandte Kinesiologie) austesten und korrigieren, Wirbelsäulentherapie nach Dorn.
- Homöopathische Komplexmittel von Steierl Pharm (Diluplex, Steirocall N, Arthriplex) oder von Pharma Liebermann (Komplexe für bestimmte Gelenke, z.B. Coxa-Cyl für die Hüfte, Gono-Cyl für das Knie, Disco-Cyl für die Wirbelsäule, Delto-Cyl für die Schultern).
- Vitamine
    - B-Komplex: Bei Nervensymptomatik empfiehlt es sich, unbedingt auch die B-Vitamine auszutesten, insbesondere bei Vegetariern (perniziöse Anämie).

Oft fehlen Vitamin B12 und Folsäure, ferner u.a. Vitamin B1 (selten fehlt ein einzelnes B-Vitamin, daher sind Komplexmittel wie B-Komplex Hevert oder Homocystivit von Steierl empfehlenswert).
  - Vitamin-D ist unerlässlich für den Knochenstoffwechsel (da es fettlöslich ist, könnte ein Mangel auch durch eine gestörte Fettverdauung bedingt sein).
- Pflanzlich: Bei Nervensymptomatik unbedingt Johanniskraut (Hypericum) testen.
- Schüssler-Salze: Typische „Nerven-Salze" sind Nr. 5 und Nr. 11 (Silicea), typische „Knochen-Salze": Nr.1 (Calcium fluoratum) und Nr. 2 (Calcium phosphoricum); das Muskel-Salz ist die Nr. 7 (Magnesium phosphoricum).
- Akupunktur: Übergeordnete Punkte bei Knorpel und Knochen ist Blase 11 und bei Muskeln und Sehnen Gallenblase 34. Bei Schmerzen der Hüfte/Beine Magen 36 und/oder Magen 44, bei Schmerzen in den Schultern/Armen Dickdarm 4.
- Psychosomatisch: Eine große Rolle die auch die Lebenssituation. Das Becken ist dem Wurzel-Chakra zugeordnet, welches auch für Urvertrauen und Sicherheit steht. Oft zeigen sich hier Schwierigkeiten, wenn es z.B. zu Unsicherheiten/Anspannung in Beruf, Familie, Finanzen kommt.

4.4.3 Schäden an Muskeln und Sehnen

4.4.3.1 Muskelzerrung

Überdehnung des Muskels, bei der meist auch einige Fasern reißen (bei Muskelfaserriss gelegentlich sichtbares Hämatom); prädisponierend sind Muskelverhärtungen/-verkürzungen, kalte Umgebung, unzureichendes Aufwärmen. Symptomatisch zeigt sich ein plötzlich einsetzender, starker Schmerz mit Einschränkung der Funktionsfähigkeit und evtl. krampfartigem Charakter, der zum Abbruch der Bewegung zwingt.

Sofortmaßnahme: PECH

PECH • Pause, Ruhigstellung • Eis im Wasserbeutel
• Kompressionsverband • Hochlagerung

Therapie durch Ruhigstellung, Schonung; Massage und/oder passive Dehnung nicht zu früh, da die Gefahr von Kalkeinlagerung im Muskel (Myositis ossificans) besteht.

4.4.3.2 Muskelriss

Ein Muskelriss tritt ein z.B. durch plötzliche extreme Muskelanspannung ⇒ Muskel völlig funktionsuntüchtig ⇒ sehr starke Schmerzen, tastbare Lücke, sichtbares Hämatom. Der betroffene Muskel muss genäht werden und dann in Gips.

4.4.3.3 Sehnenverletzung

Sie entsteht durch indirekte Gewalteinwirkung, Überbeanspruchung oder degenerative Veränderungen oder Schnittverletzungen (oft Beugesehnen der Finger), das betroffene Glied kann nicht mehr gebeugt bzw. gestreckt werden. Schmerzen treten auch bei passiver Bewegung auf. Die Behandlung erfolgt chirurgisch durch Sehnennaht oder Sehnentransplantation.

4.4.3.4 Sehnenscheidenentzündung (Tendovaginitis)

Eine abakterielle Entzündung als Folge von Überanstrengung. Tritt z.B. an Armen auf durch Schreibmaschineschreiben, Klavierspielen und Maurern. Beine können nach großen Märschen betroffen sein, Füße durch Balett. Heftige Schmerzen und ein „knirschendes" Gefühl bei Bewegung sind die Folge.

Therapie
Ruhigstellung, antientzündliche Behandlung, Phytotherapie (z.B. Beinwell).

4.4.3.5 Tennisellenbogen (Epicondylitis)

Eine entzündliche oder degenerative Veränderung der Sehnenansätze, meist durch Überbeanspruchung. Mikrotraumen führen zu Einrissen an den Sehnen und Degeneration der Muskelansätze, in der Folge bildet sich degeneratives Granulationsgewebe.

Symptome: lokaler Druckschmerz, der bei Muskelanspannung ausstrahlen kann.

Therapie: Wärme, Ruhigstellung, Akupunktur, Phytotherapie (z.B. Beinwell).

4.4.3.6 Überbein (Ganglion)

- Meist einzelne Geschwülste (Degenerationszysten), die in Form zystischer Ausstülpung von Gelenkinnenhaut oder Sehnen(-scheiden) auftreten
- Erbsen- bis Kartoffelgröße
- Gefüllt mit gallertartiger, gelblicher Flüssigkeit (Synovialflüssigkeit)
- Konsistenz anfangs weich, später hart
- Auftreten bevorzugt an der Streckseite des Handgelenks und am Fußrücken
- Hervortreten bei bestimmten Gelenkstellungen, evtl. mit Schmerzen verbunden
- Behandlung nur bei Beschwerden. 25% Rezidivrate nach operativer Entfernung.

4.4.3.7 Dupuytren-Kontraktur

Beugekontraktur der Finger durch Fibromatose der Palmaraponeurose (fächerförmige Sehnenplatte der Handfläche), in ca. drei Viertel der Fälle Beteiligung beider Hände; m : w = 8 : 1; Erkrankungsgipfel > 60. Lj.

Ursache: unklar, prädisponierend sind familiäre Vorbelastung, Alkoholismus, Leberschäden, Diabetes mellitus und Epilepsie.

Verlauf: Vernarbung der Hohlhandsehne mit Streckdefizit der Finger, meist 4. und 5. Strahl. In fortgeschrittenen Stadien sind Knoten und Stränge deutlich sichtbar, das Fortschreiten ist nicht durch konservative Therapie zu beeinflussen. Nach Operation 50% Rezidivbildung.

4.4.3.8 Karpaltunnelsyndrom, Medianuskompressionssyndrom

Quetschung des Mittelarmnervs (N. medianus) und der Blutgefäße durch Vermehrung des Tunnelinhalts (Karpaltunnel s.u.)

- Besonders bei Frauen zwischen dem 40. und 50 Lj. (w:m = 3:1)
- Auch bei älteren Menschen

Ursachen für eine Einengung des Karpaltunnels

- Ödembildung
  - Tendovaginitis
  - Während Schwangerschaft (Änderung der Wasserbilanz)
  - Bei Nierenschäden
- Stoffwechselablagerungen
  - Diabetes mellitus, Hypothyreose, Akromegalie
- Nach Speichen- oder Handgelenksfrakturen mit Deformitätsheilung; Handgelenksluxation
- Chronische Polyarthritis
- Alkoholmissbrauch

Symptome

- Beginn mit „Einschlafen" der Bereiche, die vom N. medianus versorgt werden; Kribbeln; Kältegefühl; vermehrtes Schwitzen
- Taubheitsgefühl
- Schmerzen (v.a. bei Dorsalflexion)

Beschwerden treten v.a. nachts und gegen morgen auf, wodurch Patienten aufwachen (alte Bezeichnung „parästhetica nocturna"), aber auch beim Halten, z.B. von Büchern oder Zeitungen. Zunächst verschwinden diese Schmerzen, wenn die Hand geschüttelt, bewegt oder unter Wasser gehalten wird. Schmerzen nehmen allmählich zu und können bis in den Ellenbogen und die Schulter ausstrahlen.

Verlauf

- Muskelschwund des Daumenballenmuskels
- Empfindungsstörungen und Lähmungen der vom N. medianus versorgten Finger

Diagnose

- Elektroneurographie: Bestimmung der Nervenleitgeschwindigkeit und
- Elektromyographie: Registrierung der Aktionsströme im Muskelgewebe

Hinweis: Manchmal ist auch eine Fehldiagnose möglich, die Ursache kann auch in einer Kompression z.B. des Plexus brachialis unter dem M. trapezius oder eines Spinalnerven der unteren HWS sein. Wichtig: Sind wirklich nur die ersten 3 Finger betroffen?

Therapie

Behandlung der Grunderkrankung; Entsäuerung

Symptomatisch: evtl. antientzündlich, schmerzstillend; Nachtschienen oder Schienen zur Dehnung des Karpaltunnels; evtl. OP; Bei Nervenschädigung eventuell auch B-Vitamine, Hypericum und Zink verabreichen. Schüssler-Salz Nr.5, evtl. 11.

Akupunktur: u.a. Di4, Pe6, Gb34, Bl11

Der Karpaltunnel

Die Handwurzelknochen bilden an der Beugeseite des Handgelenks eine U-förmige Führungsrinne, die von oben mit einem Querband überspannt ist (Lig. carpi transversorum oder auch Retinaculum flexorum). Durch den so gebildeten Führungskanal, den Karpaltunnel (siehe Abb. Handmuskeln, → 75), verlaufen neben den Beugesehnen der Hand auch Blutgefäße und Nerven (u.a. N. medianus).

4.4.3.9 Sudeck-Syndrom, sympathische Reflexdystrophie, Sudeck-Dystrophie

Weichteil- und Knochenveränderungen, v.a. bei Frauen nach Frakturen und Weichteilverletzungen, mehrfacher Reposition, mangelhafter Ruhigstellung, durch neurovegetative Regulationsstörungen, die zu Durchblutungs- und Stoffwechselstörungen führen; oft betroffen sind der kleine Finger, aber auch andere Extremitäten. Der Verlauf wird in drei Stadien eingeteilt:

- **Sudeck I** (Akutphase, 2–8 Wochen nach Trauma): teigige Weichteilschwellung mit örtlicher Temperaturerhöhung; livide, häufig feuchte Haut; starker Dauerschmerz (v.a. nachts und bei passiver Bewegung); noch keine röntgenologischen Veränderungen.
- **Sudeck II** (Stadium der Dystrophie, 1–3 Monate nach Trauma): Schmerzrückgang, aber noch deutlicher Bewegungsschmerz; mangelnde Versorgung von Weichteilen und Knochen mit Muskeldystrophie, Verminderung des subkutanen Fettgewebes; kühle, blass-zyanotische „Glanzhaut", Nagelwachstumsstörungen, Bewegungseinschränkung durch Kapsel- und Bänderschrumpfung; röntgenologisch feinfleckige Entkalkung.
- **Sudeck III** (Stadium der Atrophie, 3–6 Monate nach Trauma): Ödem bildet sich zurück, Haut und Muskeln atrophieren schmerzlos, Gelenk versteift. Haut wird blass, pergamentdünn und kälteempfindlich, Röntgen: gleichmäßige diffuse Entkalkung.

Therapie: nichtsteroidale Antiphlogistika (antientzündliche Medikamente)
Stadium I: Ruhigstellung
Stadium II: KG
Stadium III: eventuell Operation

Weitere Erkrankung von Sehnen und Muskeln

Fibromyalgie-Syndrom, generalisierte Tendomyopathie

„Weichteilrheumatismus" ungeklärter Genese, w : m = 9 : 1, meist vom 20.–50. Lj. (→ 96).

4.4.4 Schäden und Erkrankungen der Gelenke und Hilfsvorrichtungen

4.4.4.1 Zerrung oder Verstauchung (Distorsion) eines Gelenks

Oft durch plötzliche, indirekte Gewalteinwirkung entstehende Fasereinrisse der Haltebänder des Gelenks. Häufigste Lokalisation: oberes Sprunggelenk durch Umknicken des Fußes. Oder aber nach Verdrehung des Kniegelenks oder Stauchung der Hand.

Symptome

- Starke Schmerzen, v.a. bei Belastung, Druck, Bewegung (Bewegungs-/Funktionseinschränkung)
- Schnelle Schwellung und Verfärbung (oft Hämatom) über dem Außenknöchel
- Keine vermehrte Aufklappbarkeit im oberen Sprunggelenk

Therapie

Erstversorgung: Ruhigstellung; Hochlagern; Kühlung; lokale, kalte Umschläge; Kompressionsverband. Möglicherweise Gabe von Analgetika (Schmerzlinderung) oder Antiphlogistika (antientzündliche Medikamente). Bei schwerer Zerrung: ärztliche Abklärung, Röntgen des oberen Sprunggelenks in zwei Ebenen, um Fraktur oder Ruptur (s.u.) auszuschließen.

4.4.4.2 Bänderriss (Bandruptur)

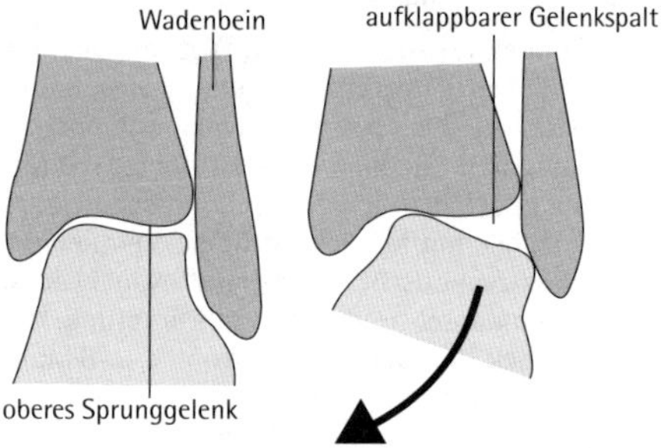

Komplette oder teilweise Zerreißung einer, häufig jedoch mehrerer Bandstrukturen eines Gelenks (Ursachen, → 77).
Zu den o.g. Symptomen der Distorsion kommt die Gelenkinstabilität hinzu.
Häufige Formen:

Außenbandruptur

Bänderriss des oberen Sprunggelenks; häufigste Bandverletzung durch Umknicken mit dem Fuß (Supination).
Diagnose durch „gehaltene" Röntgenaufnahme mit Aufklappbarkeit des oberen Sprunggelenks.

Kniegelenkbandruptur (→ 65)

Therapie: zunächst durch Unterschenkelgipsverband, Hochlagerung und Kühlung, dann Gehgips, Tape-Verband, Schiene; bei erheblicher Gelenkinstabilität Operation (Bandnaht oder Bandplastik).

4.4.4.3 Gelenkprellung (Kontusion)

Nach Einwirkung stumpfer Gewalt direkt auf das Gelenk zeigen sich Symptome wie Schwellung, Hämatom sowie Druck- und Bewegungsschmerz.

4.4.4.4 Verrenkung (Luxation)

Der Knochen springt aus dem Gelenk, wobei die Bänder der Gelenkkapsel meist völlig oder teilweise zerreißen, evtl. werden benachbarte Gefäße, Nerven, Sehnen oder Muskeln beschädigt.

Häufigste Lokalisation: Schulterluxation (ca. 50% der Fälle), davon bei > 90% vordere Luxation, d.h., der Gelenkkopf ist nach vorne verlagert.
Im Gegensatz zur häufigeren traumatischen Luxation gibt es auch eine habituelle (gewohnheitsmäßige) Luxation, oft durch angeborene Gelenkfehlanlage oder Lockerung des Kapselbandapparats.

Symptome: • Deformierung • Heftigste Schmerzen • Schwellung

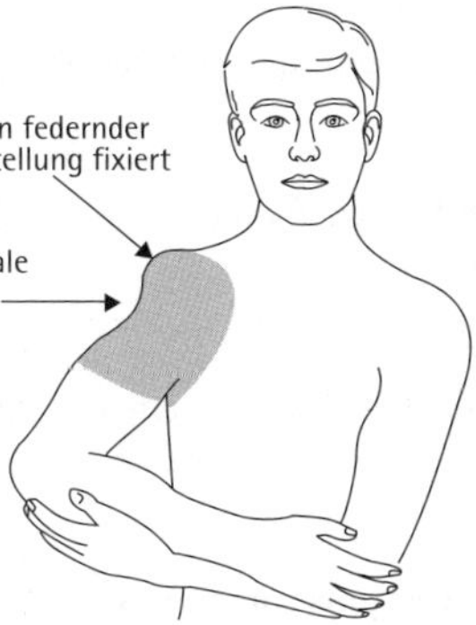

Verrenkung

Symptome
• Schmerz (bei traumatischer Luxation dramatisch, bei habitueller Luxation eher gering)
• Fehlstellung: Arm in federnder Fehlstellung fixiert
• Laterale Delle über leerer Gelenkpfanne, abnorme Lage des Gelenkkopfs
• Beeinträchtigte Funktion, Schwellung, Hämatom (wie auch der Schmerz unsichere Luxationszeichen)

Therapie: schnellstmögliche Reposition zur Verhütung von Gefäß-Nerven-Schäden, (die auch durch unsachgemäße Einrenkungsversuche hervorgerufen werden könnten, daher **Einrenkung nur durch Fachmann!).**

Verrenkung des Ellenbogens

Besonders beim Kleinkind kommt es leicht zur Verrenkung des Speichenkopfs, wenn das Kind kräftig an der Hand gezogen wird, etwa wenn es zu fallen droht, mitkommen soll oder beim Spiel „Engelchen, Engelchen flieg". Da der Speichenkopf aus Knorpel vorgebildet und damit etwas verformbar ist, kann er aus dem Ringband gleiten, das ihn normalerweise hält. Es werden normalerweise keine umgebenden Strukturen verletzt.

Angeborene Hüftverrenkung (Hüftluxation)

Bei etwa 0,5% der Neugeborenen ist das Pfannendach ungenügend ausgebildet und der Gelenkkopf gleitet kranial aus der Pfanne. Einseitige Luxation führt zu Beckenschiefstand, Skoliose und Hinken, beidseitige Luxation zu Watschelgang. Beides führt zu frühzeitigen Verschleißerscheinungen, der Coxarthrose (s.u.). Bei frühzeitigem Erkennen lässt sich die Bildung des Pfannendachs durch das Anlegen eines Spreizverbands fördern. Hinweise auf eine angeborene Luxation sind Asymmetrien der Hautfalten am Oberschenkel, Beinlängenunterschiede, Bewegungsarmut, Abspreizhemmung. Weiteren Aufschluss bieten Ultraschall- und Röntgenuntersuchungen.

Subluxation

Unvollständige Verrenkung, wobei die Gelenkflächen zum Teil in Berührung bleiben.

4.4.4.5 Schleimbeutelentzündung (Bursitis)

Entzündliche Erkrankung, die durch Dauerreizung, Überbeanspruchung, seltener durch Trauma oder Infektionskrankheiten (z.B. Tbc), beispielsweise an der Bursa praepatellaris bei Fließenlegern („Pastorenknie"), als „Studentenellenbogen" (Bursa olecrani) oder zwischen Deltamuskel und Schultergelenkkapsel (Bursa subacrominalis) entsteht.

Akute Form

Symptome: akute (druckschmerzhafte) Schwellung, evtl. Hautrötung und palpable (tastbare) Flüssigkeitsansammlung.

Therapie: Ruhigstellung und Antiphlogistikagabe
NHK: Akupunktur, Ab- und Ausleitungsverfahren (Cantharidenpflaster, Blutegel u.a.).
Phytotherapie: beispielsweise Beinwell (antiödematös).

Chronische Form (Hygrom)

Symptome: ohne akute Entzündungszeichen, nur Schwellung, ggf. Knistern bei Palpation.

Therapie: Punktion eines Hygroms, evtl. Exstirpation des Schleimbeutels.

4.4.4.6 Rheuma

Sammelbegriff für Erkrankungen mit **Schmerzen im Bewegungsapparat. Sie betreffen das Bindegewebe.**
- **Entzündlicher Rheumatismus** (z.B. rheumatisches Fieber, progrediente chronische Polyarthritis, M. Bechterew, Kollagenosen)
- **Degenerativer Rheumatismus** (z.B. Arthrose s.u.)
- **Weichteilrheumatismus:** meist entzündliche und degenerative Prozesse, z.B. Muskelrheumatismus, aber auch Tennisellenbogen, Bursitis und Fibromyalgie-Syndrom

Arthrose

Degenerative Veränderung (Dünnerwerden bis völliger Abrieb) des Gelenkknorpels durch Alterung und Verschleiß, begünstigt durch schwere Gelenkfehlbelastungen, Verletzungen, Übergewicht, angeborene Fehlbildungen, Stoffwechsel- und Hormonstörungen, Entzündungen (→ 98). Als Symptome treten auf:
- Dünnerwerden der Gelenkknorpel mit Knochenwucherungen an Gelenkrändern (evtl. Knirschen bei Bewegung)
- Durch Fehlbelastung Schäden auch an Sehnen und Bändern
- Schmerz, v.a. **Anlaufschmerz**, verschwindet anfangs → später bei einfachen Bewegungen → Dauerschmerz/reflektorische Muskelverspannungen
- **Bewegungseinschränkung:** anfangs schmerzbedingt, dann durch Umbauvorgänge Verschlimmerung bis hin zur Gelenkversteifung
- Beschwerden verstärken sich bei Kälte, Nässe, Wetterwechsel, Überbeanspruchung

Merke: Typisch ist die Kombination aus Anlaufschmerz, Belastungsschmerz, Ermüdungsschmerz und Endphasenschmerz!

Therapie: Bewegen ohne zu belasten (Krankengymnastik, Massagen, Bewegungsbäder), Schonung und Wärme werden oft als lindernd empfunden. Gelenkstellung kontrollieren und ggf. korrigieren, umliegende Muskeln lockern.
Akupunktur, Homöopathie (z.B. Steirocall N®), Phytotherapie (z.B. Arnica, Heublumen), Elektrotherapie; Nahrungsergänzung: Hyaluronsäure, Chondroitinsulfat; evtl. Operation.

Häufige Formen der Arthrose

Kniearthrose (Gonarthrose)

Häufigste Arthrose; w > m

- Primär (idiopathisch) meist nach dem 50. Lj.
- Sekundär: durch Achsfehlstellung (X-/O-Beine), Überlastung, Verletzungen, Entzündungen (Arthritis), Infektionen (Gonorrhö)

Symptome

- Gelenkschmerzen: schubartig verlaufend, zunächst oft uncharakteristisch (Gangunsicherheit, Wetterfühligkeit), dann Anlauf- und Belastungsschmerz v.a. beim Treppab- oder Bergablaufen, bei Fortschreiten auch Dauer- und Nachtschmerz
- Eventuell Muskelatrophie (v.a. Oberschenkel), evtl. Ergüsse (aktivierte Arthrose), evtl. sekundäre Gelenkfehlstellungen

Empfehlenswert: keine Absätze, Schuhwerk, das guten Halt bietet.
Abzuraten: bergauf und bergab gehen, Treppensteigen, schwer tragen.

Hüftarthrose (Koxarthrose)

Degenerative Veränderungen des Hüftgelenks mit schmerzhafter Funktionsminderung, w > m

- Etwa 35% primär bzw. idiopathisch (ohne erkennbare Ursache), tritt meist nach dem 50. Lj. auf.
- Etwa 65% sekundär als Folge von Beschädigungen des Gelenks, angeborener Fehlbildung oder Entwicklungsstörung; tritt meist schon zwischen dem 30.–40. Lj. auf.

20% der Patienten mit Coxarthrose klagen primär über Knieschmerzen!

Verschlimmerung durch Übergewicht, Stoffwechselstörungen, Klimakterium und Durchblutungsstörungen. Schmerz und Steifigkeit entwickeln sich langsam (z.B. Schmerzen beim Treppensteigen, Aussteigen aus dem Auto), evtl. Ausstrahlung in Leiste und/oder Knie.
Oft kommt es zur reaktiven Hyperlordose der LWS.
(Spätestens nach Ihrem ersten Kurs Wirbelsäulentherapie nach Dorn oder Untersuchung des Bewegungsapparates können Sie feststellen, wie viele Patienten Fehlstellungen des Beckens aufweisen und dabei oft lange Zeit keine Symptome verspüren. In meiner Praxis sind das grob geschätzt 50%.)
Eine Fehlstellung begünstigt die Entstehung einer Arthrose (und z.B. Wirbelfehlstellungen, die wiederum zu Nervenreizungen u.v.m. führen können)!

Therapeutisch empfehlenswert sind **Radfahren und Schwimmen**.

Wirbelsäulenarthrose

Tritt v.a. in der LWS auf, weil dort die Belastung am größten ist. Bei älteren Frauen ist auch die HWS betroffen, was sich in dumpfen Schmerzen in Hals und Hinterkopf äußert, die mit reflektorischer Muskelverspannung und evtl. Schmerzausstrahlung in den Arm einhergehen.

Fingerpolyarthrose

Meist bei Frauen nach dem Klimakterium.

- Meist an den **Fingerendgelenken** (Heberden-Arthrose): mit schubweisem Verlauf, schmerzhafter, knotig plumper Deformierung und Streckdefizit. Durch Knorpel-Knochen-Wucherungen typische **Heberden-Knötchen.**
- Abweichung der Endglieder in Richtung Radius, relativ geringe Gebrauchsbehinderung der Hände.
- Aber auch an **Fingermittelgelenken** (Bouchard-Arthrose) mit **Bouchard-Knoten.**
- Oder am **Daumenwurzel(-sattel-)gelenk** (Rhizarthrose) mit frühzeitiger schmerzhafter Funktionseinschränkung, oft im Rahmen einer Polyarthrose.

Wo sind Heberden-Knötchen? H**E**b**E**rd**E**n wie **E**ndg**E**l**E**nk!

Es können alle drei Formen gleichzeitig vorkommen.

Rheumatoide Arthritis, progrediente chronische Polyarthritis (PCP)

- Entzündlicher Gelenkrheumatismus, v.a. an Gelenkinnenhaut (Synovialis), aber auch Beteiligung anderer Bindegewebe (Rheumaknoten) beispielsweise auch an Herz, Lunge und Haut möglich sowie mit begleitender **Konjunktivitis** (Augenbindehautentzündung).
- Die Ursache der Autoimmunreaktion ist unbekannt (im Gespräch sind chronische Übersäuerung des Organismus, aber auch Virusinfektion, Kälte, Nässe, hormonelle Einflüsse und erbliche Faktoren).
- **Besonders sind Frauen** betroffen (3–4 : 1), familiäre Häufung, Altersgipfel 40. Lj.

Pathologie: abakterielle Synovitis ⇒ Erguss, Fibrineinlagerungen und Zellwucherungen ⇒ wachsendes Granulationsgewebe, das Gelenkknorpel, Sehnen und Bänder des Halteapparats zerstört ⇒ Fehlstellung und Versteifung der Gelenke.

Symptome

- Schleichender Beginn: Müdigkeit, Abgeschlagenheit, subfebrile Temperatur, vegetative Symptomatik (z.B. Schwitzen, Appetitverlust)
- Typischer Befall: oft zuerst **Fingermittel- und -grundgelenke** und **Handgelenke** (Fingerendgelenke II–V sind nicht betroffen); entsprechende Gelenke der Füße häufig gleichzeitig oder später mitbetroffen, später auch größere Gelenke (z.B. Wirbelsäule)
- Meist **symmetrischer** Befall
- **Schwellungen** der betroffenen Gelenke, weich, druckschmerzhaft
- **Überwärmung** der und **Schmerzen** an den betroffenen Gelenken: Druck- und Flexionsschmerz im Handgelenk, „Begrüßungsschmerz": am schmerzhaftesten ist seitlicher Fingerdruck
- Selten Fieber
- **Morgendliche Steifigkeit,** da sich entzündliches Ödem in Ruhe ausgebreitet hat
- Eventuell Sehnenscheiden und Schleimbeutel mitbetroffen
- Rückbildung der Muskulatur

- Haut über dem Gelenk wird dünn und glatt, oft mit bräunlicher Pigmentierung
- Bei ca. 20% der Patienten **Rheumaknoten**: derb, nicht schmerzhaft, bevorzugt an Fingern, Armen, Ellenbogen, Füßen (außerdem an Sehnenscheiden/Schleimbeuteln)
- Schwanenhals- und Knopfloch-Deformität

Andere Verläufe: PCP kann auch akut oder subakut auftreten, Befall nur weniger größerer Gelenke, evtl. mit Ausbreitung in Schüben.

Komplikationen
Manchmal Übergreifen des rheumatisch-entzündlichen Prozesses auf innere Organe (v.a. Herz [→ 143], Lunge [→ 209, → 218], Pleura, Nieren, ZNS, Nerven) und Augen) und Blutgefäße; evtl. Ablagerung von pathologischen Eiweißen in den Organen (sekundäre Amyloidose), was zu Magen-Darm-Beschwerden, Herz- und Niereninsuffizienz führen kann.

Rheumafaktor
Fehlgeleiteter Antikörper der Klasse IgG (s.u.); wird bei 70-80% der Patienten mit PCP gefunden (seropositive CP), allerdings auch bei Patienten mit chronischen Infektionskrankheiten.

Kreislauf
Schädigender Reiz ⇒ Bindegewebsentzündung ⇒ Antikörperbildung (IgG) ⇒ Antikörperbildung gegen Antikörper (= Rheumafaktor) ⇒ Phagozytose des Immunkomplexes ⇒ Freisetzung von Verdauungsenzymen aus Phagozyten ⇒ schädigender Reiz usw.

Prognose
Meist langsam, aber stetig fortschreitend, oft mit zeitweiligen Stillständen. Nicht direkt lebensbedrohlich, aber durch Sekundärkomplikationen (s.o.) und Medikamentennebenwirkungen etwas verkürzte Lebenserwartung. In 15% der Fälle Spontanheilung, in 15% der Fälle schwerster Verlauf mit Invalidität.

Therapie bei PCP
Im akuten Schub durch den Arzt, der verschreibungspflichtige Medikamente einsetzt (z.B. Antirheumatika wie Antimalariamittel, Sulfasalazin, Goldsalze, Penicillamin, Cortison, Azathioprin, Immunsuppressiva), um (evtl. erheblichen) Gelenkschädigungen vorzubeugen. Außerdem wird evtl. operiert: Entfernen der entzündeten und zerstörend wachsenden Synovia; Befreiung eingeklemmter Sehnen und Nerven; Korrektur von Gelenkfehlstellungen; künstliche Gelenke.
Krankengymnastik (mit Erlernen von Gelenkschutzmaßnahmen und funktionsgerechter Lagerung), **Massagen, Bäder, Kryotherapie** (Kälte).
Aktive und passive Bewegungstherapie als unverzichtbare Säulen.
NHK

- **Ernährungsumstellung:** saure Nahrungsmittel reduzieren (Weißbrot, Zucker, tierische Nahrungsmittel, Gekochtes, v.a. Verzicht auf Schwein, Milch und Milchprodukte).
- Eventuell **geopathische Störzonen ausschalten.**
- **Akupunktur** je nach Diagnose, oft Yang ableiten bzw. „herunterziehen"; mit dabei sind wahrscheinlich Di 4 (Ausleitung), Blase 11 (Knochen und Knorpel), Gb 34 (Muskeln und Sehnen), MP 6.
- **Ausleitende Verfahren**, z.B. Baunscheidtieren, Schröpfen

- **Phytotherapie**
  - Teufelskralle wirkt u.a. entzündungshemmend.
  - Weide(nrinde) ist salicinhaltig, damit auch entzündungshemmend (antiphlogistisch) und schmerzstillend (analgetisch).
  - Bittersüß (glukokortikoidartig, also entzündungshemmend) regt auch den Stoffwechsel an.
  - Weihrauch.
- **Homöopathie**
  Gemäß ausführlicher Repertorisation. Es würde den Umfang dieses Buchs sprengen, alle infrage kommenden Mittel aufzuführen. In Komplexpräparaten findet sich z.B. oft
  - Bryonia (bei heißen, geschwollenen, sehr berührungsempfindlichen Gelenken) und
  - Berberis (bei wandernden Schmerzen, zur Ausleitung).
- **Steine:** beispielsweise Kombination Moosachat, Heliotrop und Hämatit.

Arthrose und rheumatoide Arthritis im Vergleich

	Arthrose	Rheumatoide Arthritis
Pathophysiologie	Degenerativ z.B. durch Abnutzung, Überbeanspruchung	Entzündlich, unklare Genese: Übersäuerung? Autoimmun? u.a.
Vorstadium	Jahre	Wochen bis Monate
Verlauf	Langsam fortschreitend	Oft schubweise
Lokalisation	Meist große Gelenke wie Knie und Hüfte	Oft kleine Gelenke v.a. der Hände
Lokalisation an Fingern	End- und Mittelgelenke	Grund- und Mittelgelenke
Gelenk-schwellung	Selten (wenn, dann meist nach Belastung)	Fast immer (auch ohne Belastung)
Schmerz	Ein-/Anlauf- und Belastungsschmerz, Ermüdungs- und Endphasenschmerz	Nacht- und Ruheschmerz, Morgensteifigkeit (> 30 min), Schmerz bei gesamter Bewegung
Schmerzdauer	Meist kurz	Anhaltend
Überwärmung/ Verfärbung	Selten (nur bei aktivierter Arthrose)	Meistens
Manifestationen außerhalb der Gelenke	Nein	Häufiger, z.B. subkutane Granulome (Rheumaknoten) v.a. an Streckseite der Arme; Konjunktivitis, Pleuritis u.a.
Fieber	Nein	Gelegentlich

Arthrose und rheumatoide Arthritis im Vergleich		
	Arthrose	**Rheumatoide Arthritis**
Labor	Normal	BSG ↑, Leukozytose, Rheumafaktor oft positiv

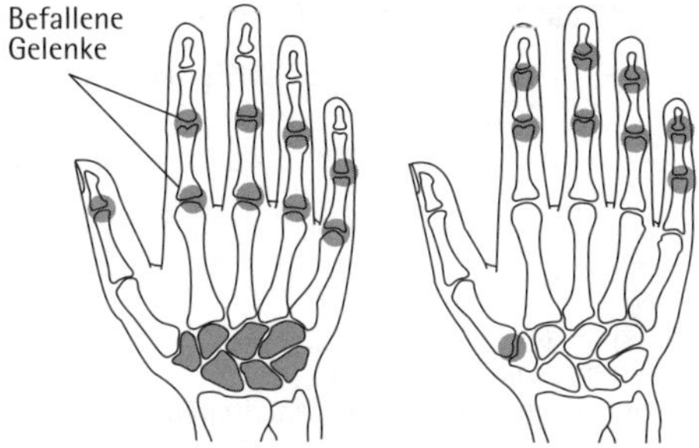

Arthritiden anderer Genese

Rheumatisches Fieber

Es kommt zu **Rheuma** (Gelenkschmerzen) und **Fieber** als Folge bzw. **Zweiterkrankung nach einer Streptokokkeninfektion**.
β-hämolysierende Streptokokken der Gruppe A verursachen meist Infektionen im Kopf- und Halsbereich, z.B. bei Angina, Pharyngitis, Sinusitis, Zahnwurzelvereiterung o.Ä. 10–20 Tage nach Abklingen dieser primären Erkrankung bei 2–3% der Betroffenen rheumatisches Fieber. Erkrankungsgipfel zwischen dem 5.–15. Lj.

Ursache sind nicht die Streptokokken selbst. Es handelt sich hierbei (vermutlich) um eine **Autoimmunreaktion** gegen das Streptokokkentoxin (Allergie Typ III, Immunkomplexreaktion). Eine weitere Streptokokkenzweiterkrankung ist die Glomerulonephritis, sie tritt sehr selten gleichzeitig mit rheumatischem Fieber auf.

Symptome

- **Allgemeinerscheinungen:** Fieber, Kopfschmerzen, Schwitzen
- **Akute „wandernde" Polyarthritis**, bevorzugt der großen Gelenke. Diese sind **überwärmt, geschwollen und schmerzen stark**.
- **Hauterscheinungen:** Knötchen, Flecken oder Petechien (ca. 40%)
- Chorea minor (kleiner Veitstanz)

- **Herzbeteiligung:** Pankarditis (Peri-, Myo- und **Endokarditis**) und damit Herzklappenbeteiligung; rheumatische (warzenförmige, entzündliche) Knötchen. Entzündliche Veränderung und narbige Schrumpfungen können an den Herzklappen (meist Mitralklappe) zu Stenosen und/oder Insuffizienzen führen. Hinweise auf Herzbeteiligung können sein:
  - Ruhetachykardie
  - Herzrhythmusstörungen, EKG-Veränderungen

Unterschwellige Verlaufsformen häufen sich. Dabei kaum Erscheinungen an den Gelenken, aber folgenschwere Veränderungen der Herzklappen.

Hauptkriterien	Nebenkriterien
• Karditis • Polyarthritis • Chorea minor • Subkutane Knötchen • Erythema anulare rheumaticum	• Fieber • Arthralgie • BSG und/oder CRP ↑ • Verlängerte PQ-Zeit • Rheumatisches Fieber in der Anamnese

Diagnose rheumatisches Fieber wahrscheinlich bei
- vorausgegangenem Streptokokkeninfekt und
- zwei Haupt- oder einer Haupt- und zwei Nebenkriterien.

Arthritis psoriatica

Mögliche Begleiterscheinung (ca. 5%) bei Psoriasis (Schuppenflechte: silberweiße Schuppen auf rotem Grund v.a. an Streckseiten, Tüpfel-/Ölflecknägel, selten Erstmanifestation. Teilweise destruierende seronegative (kein Rheumafaktor im Blut) (Oligo-/Poly-)Arthritis mit typischem Gelenkbefallmuster, wobei v.a. alle kleinen distalen Gelenke (Finger- oder Zehenendgelenke) befallen sind. Und/oder es kommt zum „Strahlenbefall", d.h., alle Gelenke entlang eines Fingers sind befallen, evtl. auch große Gelenke, insbesondere das Kniegelenk. Bei Befall des Großzehengrundgelenks Verwechslung mit Gicht möglich. 23% der Fälle als Spondylitis psoriatica mit Manifestation v.a. am Achsenskelett.

Diagnose
Röntgen: charakteristischer asymmetrischer Knochenabbau und/oder Knochenanbau (ohne die für die rheumatoide Arthritis typische gelenknahe Entkalkung).

Monoarthritis gonorrhoica

Reaktive Arthritis (oft Monoarthritis des Kniegelenks) als Komplikation der Gonorrhoe (Tripper, Geschlechtskrankheit durch Gonokokken mit Brennen beim Wasserlassen, eitrigem Ausfluss u.a.).

Reiter-Arthritis

Entzündliche Gelenkerkrankung als Zweiterkrankung, ca. 2–6 Wochen nach Infektionen des Gastrointestinaltrakts (Yersinien, Salmonellen, Shigellen u.a.) oder des Urogenitaltrakts (Gonokokken, Chlamydia trachomatis u.a.).

Prädisposition: in 80% der Fälle Zellantigen HLA-B27 nachweisbar (wie auch bei M. Bechterew, bei Normalbevölkerung: 8%), Vorkommen meist bei Männern.

Symptome: anfangs hohes Fieber; Rheumafaktor negativ; führendes Symptom Entzüdnung der Eichel (Balanitis); außerdem papulopustulöse parakeratotische Exantheme besonders an Fußsohlen und Handinnenflächen (eine zusätzliche Dermatitis macht aus der Reiter-Trias die Reiter-Tetralogie).

Reiter-Trias
• Arthritis (v.a. Fuß- und Kniegelenke) • Unspezifische Urethritis • Konjunktivitis

Therapie: symptomatisch Antiphlogistikagabe, Tetracycline bei Chlamydiennachweis in der Urethra, evtl. Retinoide, Ciclosporin.

Arthritis auch im Rahmen von Infektionskrankheiten

Dann entsteht sie durch **Bakterien**: Staphylokokkus aureus, Borrelia burgdorferi (M. Lyme). **Viren**: Mumps-, Röteln-, Hepatitisviren; mit entsprechenden Krankheitserscheinungen der Infektion.

M. Bechterew, Spondylarthritis ankylopoetica (verknöchernde Entzündung der Wirbelgelenke)

Chronisch-entzündliche rheumatische Erkrankung.
Bei ca. 1% der Bevölkerung, m : w = 3 : 1

- Versteifung von Achsenskelett und wirbelsäulennahen Gelenken, meist beginnend mit dem Iliosakralgelenk, in ca. 30% der Fälle auch im Schultergelenk
- Entzündung der Gelenke, nachfolgend Atrophie der Gelenkknorpel und schließlich knöcherne Durchbauung des gesamten Gelenks und Verkalkung von Bändern und äußeren Bandscheiben (⇒ Versteifung)
- Besonders Männer zwischen dem 20. und 30. Lj. betroffen

Ursache: unbekannt, Vererbung, in 90% der Fälle Zellantigen HLA-B27 nachweisbar (bei Normalbevölkerung in 8% der Fälle)

Frühzeichen

- **Tiefsitzende nächtliche Rückenschmerzen** oft mit Ausstrahlung in Gesäß, Oberschenkel und Leiste
- **Fersenschmerzen** durch entzündliche Verkalkung der Sehnenansätze
- **Morgensteifigkeit** im Stammskelett, v.a. im Kreuzbeinbereich
- **Häufig Augenentzündungen (Konjunktivitis)**

Spätzeichen

- Hyperkyphose der BWS
- Hyperlordose der HWS
- Kopfbewegung eingeschränkt und damit auch stark eingeschränktes Blickfeld

Endstadium/Komplikationen

- Fast völlige Versteifung von Wirbelsäule und Brustkorb, dadurch
  - Beeinträchtigung von Atmung (erhöhte Infektionsneigung, Lungenfibrose) und Kreislauf (Rechtsherzinsuffizienz)
- Hochgradige allgemeine **Muskelatrophie**

Diagnose

Im Röntgen: **Bambusstabwirbelsäule**
Test: Schober-Zeichen, Abstand LWS beim Vorbeugen oder Ott-Zeichen für BWS (→ 239).

Therapie

Ein Leben lang: tägliches Bewegungstraining, Atemtraining, Muskelentspannung, NSAR; im Endstadium evtl. Operation.

Fibromyalgie, generalisierte Tendomyopathie

Immer häufiger diagnostiziertes, kontrovers diskutiertes „Weichteilrheuma" unklarer Ätiologie.

- Häufigkeit unter den rheumatischen Erkrankungen 4–20%
- In 80% der Fälle sind Frauen betroffen, typischerweise zwischen dem 20. und 50. Lj.
- Chronische, generalisierte Schmerzen der Sehnenansätze und Muskeln mit uncharakteristischen, schmerzhaften Druckpunkten („tender points", s. Abb.); Schmerzverstärkung durch Kälte, Stress, körperliche Überlastung und Ruhe, Besserung durch Wärme und mäßige Aktivität.
- Begleitsymptome: Morgensteifigkeit, periphere Parästhesien und Schwellungsgefühl an den Händen ohne objektiven Befund, gute (passive) Beweglichkeit, keine Muskelatrophie, allgemeine Abgeschlagenheit und Müdigkeit, Schlafstörungen, Spannungskopfschmerz, Reizkolon.
- Oft werden psychosomatische Hintergründe mit der Erkrankung in Zusammenhang gebracht (z.B. Auftreten nach Trennung).

Laborwerte: normal (BKS, Leukozyten, Rheumafaktor, antinukleäre Antikörper, CPK), keine Röntgenbefunde.

Diagnose: Schmerzen in mindestens drei Regionen seit wenigstens drei Monaten; mindestens elf von 18 typischen Punkten (tender points) druckschmerzhaft; kein Druckschmerz an bestimmten Kontrollpunkten (z.B. laterales Claviculadrittel, Mitte des dorsalen Unterarms, Daumenballen und -nagel u.a.). Begleitende vegetative und funktionelle Symptome, z.B. Schlafstörungen, Müdigkeit, Kopfschmerz, kalte Hände/Füße, Kreislaufbeschwerden, Schwindel, Magen-/Darmbeschwerden, funktionelle Atem- und/oder Herzbeschwerden.

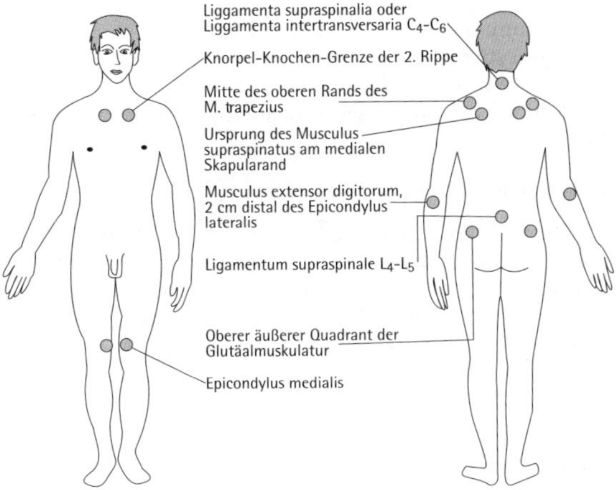

Therapie: Verhaltensänderung (Entspannung, Schlaf, Bewegung), Haltungsschulung, Muskel- und Kreislauftraining, Wärme- und Elektrotherapie; Antidepressiva (z.B. Amitriptylin, Maprotilin); evtl. Psychotherapie, da viele Betroffene dauerhaft angespannt sind und evtl. Aggressionen verdrängen. Entsäuerung, Schwermetallbelastung testen (Amalgam?)

Prognose: häufig spontane Besserung im Alter.

4.4.5 Kollagenosen

Systemisch-entzündliche Bindegewebskrankheiten. Zu den rheumatischen Erkrankungen zählende systemische Autoimmunkrankheiten (Nachweis verschiedener Autoantikörper), die mit entzündlichen Veränderungen kollagenen Gewebes einhergehen. Frauen sind weitaus häufiger betroffen als Männer.

4.4.5.1 Lupus erythematodes (LE)

Seltene Autoimmunerkrankung des Gefäßbindegewebes (Anlagerung von Immunkomplexen mit nachfolgender Entzündung), meistens bei Frauen zwischen dem 20. und 30. Lj.

Ätiologie: Vermutlich aufgrund einer genetischen Veranlagung lösen Umweltfaktoren wie UV-Strahlung (Sonnenlicht), Medikamente, Infektionen die Bildung von Autoantikörpern/ Immunkomplexen aus, die sich in Haut und inneren Organen ablagern und diese schädigen.

Symptome: anfangs oft Müdigkeit, später Schwäche oder Fieber.

Diagnose: 80% der Betroffenen haben LE-Zellen im Blut.

Lupus erythematodes diskoides (LED)

- Lichtexponierte **Haut** befallen
- **„Schmetterlingserythem"** über Nasenrücken und Wangen
- Häufigste und mildeste Verlaufsform
- Entzündliche Hauterscheinungen, scharf begrenzt, vermehrt schuppend, **Hyperästhesie**

Systemischer Lupus erythematodes (SLE)

Unterschiedlichste Verlaufsformen. Häufige Erscheinungen: Arthritiden (Gelenkbeschwerden in 90% der Fälle, v.a. in Bereich der Knie- und Handgelenke), Hauterscheinungen in 75% der Fälle, ferner Pleuritis, Nephritis, Hypertonie, Peri- und Endokarditis.
Akutstadium: oft mit hohem Fieber und schmetterlingsförmigem Hautausschlag über Nase und Wange; kann innerhalb weniger Monate zum Tod führen.

> **Merke:** Bei unklaren Fieberschüben und Gelenkbeschwerden neben z.B. Borreliose auch LE in Betracht ziehen.

4.4.5.2 Darrsucht (Sklerodermie)

PSS = progressive systemische Sklerodermie
Sklerose = krankhafte Verhärtung eines Organs
Derma, dermis = die Haut

Zunächst entzündliche Veränderungen, dann Bindegewebsneubildungen, schließlich degenerative Veränderungen, die in einer systemischen und einer lokalisierten Form auftreten. Meist bei Frauen zwischen dem 40. und 50. Lj. Bleibt die Erkrankung auf die Haut beschränkt (Sclerodermia circumscripta), ist die Prognose gut. Betrifft sie jedoch das ganze Bindegewebe oder auch innere Organe, ist die Prognose schlecht.

Symptome

- Beginn mit teigigen Ödemen an den Fingerspitzen und Raynaud-Symptomatik (mangelhafte Durchblutung der Finger, → 164)
- Monate später fleckig-livide Verfärbung bei glänzender, atrophischer, unverschieblicher Haut
- Rattenbissartige Nekrosen, Knochen der Endglieder lösen sich auf; Finger werden in Beugestellung fixiert
- Ausbreitung in Schüben über Hände, Unterarme, Gesicht, Hals und Brust
- Befall des Gesichts führt zu maskenhafter Starre des Gesichtsausdrucks, Verkleinerung der Mundöffnung mit dünnen Lippen und strahlenförmiger Hautfältelung (Tabaksbeutelmund), Verkürzung des Zungenbändchens und Lidschlussproblemen

Nach unterschiedlich langer Zeit werden innere Organe befallen: Speiseröhre (Refluxösophagitis), Beweglichkeitsstörung des Magens/Darms mit Durchfall und/oder Obstipation und Malabsorptionssyndrom, Lungenbefall mit Lungenfibrose, Herz- und Niereninsuffizienz.

Therapie: Es gibt keine ursächliche Therapie.
Verbesserung bei Hautbefall durch Hautpflege, Verzicht auf Nikotin, Meiden von Kälte und Feuchtigkeit; Krankengymnastik und Massagen beugen Kontrakturen vor.

4.4.5.3 Panarteriitis nodosa, Periarteriitis nodosa

Knötchenförmige akute Entzündung der arteriellen Gefäßwand mit Zellinfiltration und Nekrose (→ 171). Selbst im Krankenhaus kann kaum geholfen werden, führt meist nach kurzem Verlauf zum Tod.

Symptome

Neben Fieber und Gewichtsverlust treten je nach vorrangig befallenen Gefäßen folgende Symptome auf.

Koronararterien: Angina pectoris, Herzinfarkt
Nierengefäße: zunächst renale Hypertonie, später Nierenversagen
Hautgefäße: lokale Durchblutungsstörungen, später Nekrosen
Magen-Darm-Gefäße: Leibschmerzen, Schleimhautulzera bis Ileus

Labor: Rheumafaktoren positiv (40%), zirkulierende Immunkomplexe (85%)

5 Herz

Das Herz ist ein Hohlmuskel, der die Aufgabe hat, das Blut durch das Kreislaufsystem (→ 150) zu pumpen. Die Scheidewand (Septum) trennt die linke Herzhälfte von der rechten und macht es so zu einer „Doppelpumpe". Die Hälften sind nochmals in Vorhof (Atrium) und Kammer (Ventrikel) geteilt. Die Strömungsrichtung wird durch "Ventile", die Herzklappen (→ 109) vorgegeben.
Die linke Herzhälfte pumpt das sauerstoffreiche Blut, das sie von den Lungen bekommt, in den großen Körperkreislauf. Die rechte Herzhälfte pumpt das sauerstoffarme Blut, das aus dem Körperkreislauf zurückkommt, in den kleinen Lungenkreislauf zur Lunge.
Herz und Blutgefäße (umgangssprachlich „Adern") bilden gemeinsam das Herz-Kreislauf-System (kardiovaskuläres System).

5.1 Anatomie

5.1.1 Form und Lage

Das Herz liegt im Mediastinum zwischen den beiden Lungenflügeln, ist etwa faustgroß und wiegt ca. 350 g. Es hat die Form eines seitlich geneigten Kegels mit der Spitze nach unten links vorne, wo es am Zwerchfell und an der Brustwand anliegt (Herzspitzenstoß im 5. ICR tastbar). Die Herzbasis zeigt nach oben rechts hinten, wo sie der Speiseröhre und der absteigenden Aorta anliegt. Etwa zwei Drittel des Herzens liegen in der linken Brustkorbhälfte, ein Drittel in der rechten.
Wie viele Muskeln passt sich auch das Herz den gegebenen Anforderungen an. Das Herz eines Sportlers ist somit größer und stärker als das eines Nichtsportlers. Aber auch bei Herzinsuffizienz (→ 128) hypertrophiert das Herz, um zu kompensieren. Ab einem kritischen Herzgewicht von 500 g können die Herzkranzgefäße es nicht mehr ausreichend versorgen.

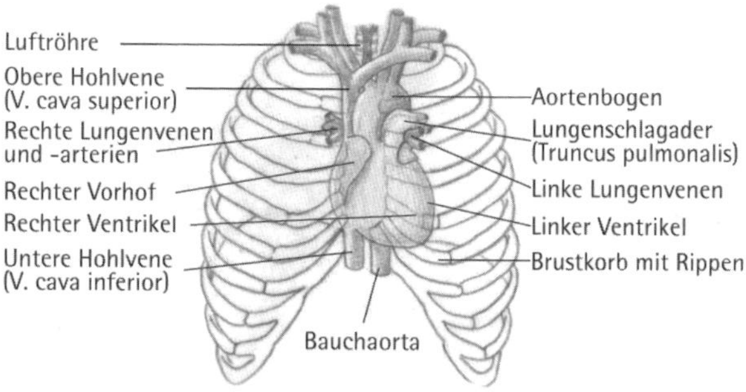

5.1.2 Wandaufbau

- **Endokard:** Herzinnenhaut (einschichtiges Endothel), kleidet die ganzen Innenflächen aus und überzieht auch die bindegewebigen Herzklappen.
- **Myokard:** Herzmuskulatur, „die arbeitende Schicht" ist im Bereich der linken Herzhälfte dicker (ca. 8-14 mm), da sie für den großen Körperkreislauf einen Druck von z.B. 140 mmHg aufbauen muss. Die rechte Herzhälfte muss für den Lungenkreislauf nur etwa 25-30 mmHg aufbauen und ist dementsprechend nur knapp 5 mm dick.
- **Perikard:** Herzbeutel (im weiteren Sinn) mit
  - innerem, serösem (viszeralem) Blatt (Epikard), das mit dem Myokard verwachsen ist, und
  - äußerem, fibrösem (parietalem) Blatt, einem derben, reißfesten Bindegewebssack (Perikard im engeren Sinn).

Zur Veranschaulichung
Wenn Sie Ihre Faust in einen Luftballon drücken, entspricht die Schicht, die direkt Ihrer Faust anliegt, dem Epikard, der luftgefüllte Raum dem Gleitspalt und die äußere Schicht, die keinen direkten Kontakt zur Faust hat, dem parietalen Blatt (Perikard).

Der Gleitspalt dazwischen enthält einen Film seröser Flüssigkeit, die vom Epikard gebildet wird und als Gleitfilm die Reibung zwischen den Blättern reduziert. An der Herzbasis, wo auch die Gefäße ein- und austreten, gehen die beiden Blätter ineinander über.
Das Perikard ist nach unten mit dem Zwerchfell und seitlich mit der Pleura (Brustfell) verwachsen, um das Herz im Mediastinum zu fixieren.

5.1.3 Herzklappen

Beide Herzkammern haben jeweils einen Eingang, durch den das Blut aus den Vorhöfen einströmt, und einen Ausgang, der das Blut in die großen Schlagadern des Körpers entlässt. An den Eingängen sorgen die Segelklappen (Atrioventrikularklappen) dafür, dass das Blut nicht zurück in die Vorhöfe fließen kann. Nebenstehende Abbildung zeigt links die Mitralklappe (ähnelt in Bezug auf die Form einer Mitra = Bischofsmütze), rechts die Trikuspidalklappe (dreizipfelig).
Die Segelklappen sind über Sehnenfäden an den Papillarmuskeln in der Kammer befestigt, damit sie unter dem starken Druck nicht in die Vorhöfe umschschlagen können.

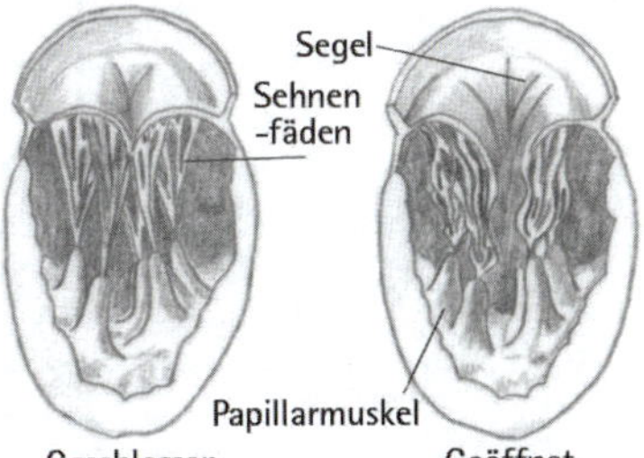

Segelklappen

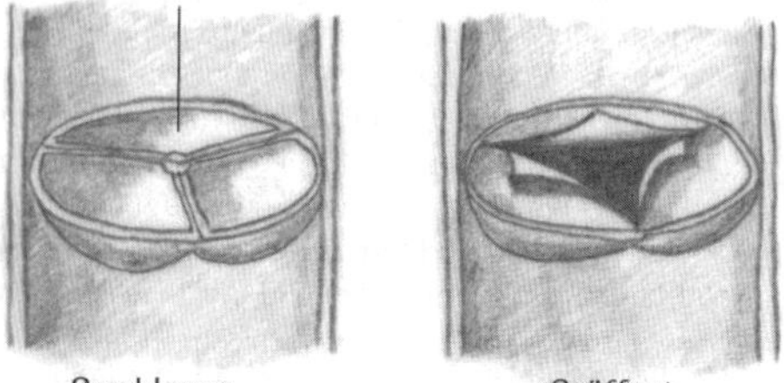

Taschenklappen

An den Ausgängen verhindern Taschenklappen (Semilunarklappen) ein Zurückfließen des Bluts aus den Gefäßen in die Kammer. Links ist die Aortenklappe, rechts die Pulmonalklappe zu sehen. Diese „Taschen" sind an den Gefäßwänden befestigt, ihre Öffnungen zeigen in Richtung der Gefäße. Wenn das Blut aus der Kammer gepresst wird, werden die Taschen an die Wände gedrückt. Lässt der Druck aus der Kammer nach, würde das Blut zurückfließen. So füllt es aber die Taschen, die sich aufblähen und ihre Öffnungen aneinanderlegen und somit den Rückweg verschließen. Die Klappen sind jeweils an einem Ring aus Bindegewebe aufgehängt. Die Ein- und Ausgänge der Kammern liegen auf einer Ebene, der sog. Klappenebene.

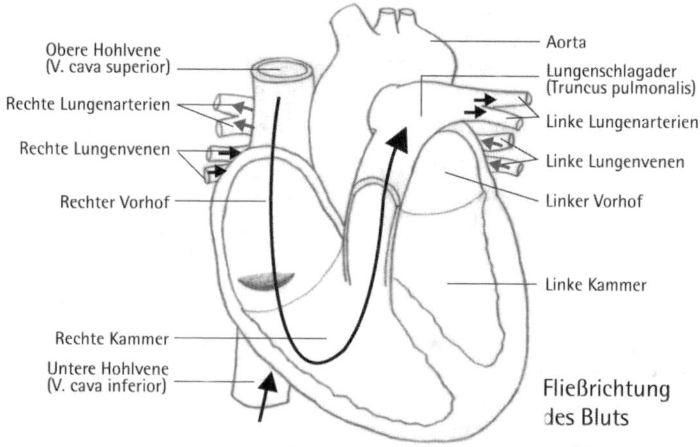

Fließrichtung des Bluts

Gefäße, die das Blut vom Herzen wegleiten, sind Arterien,
Gefäße, die das Blut zum Herzen hinleiten, sind Venen.
Nur im großen Körperkreislauf enthalten die Arterien sauerstoffreiches Blut und die Venen sauerstoffarmes. Im Lungenkreislauf enthalten die Arterien das sauerstoffarme Blut und die Venen das sauerstoffreiche.

5.2 Physiologie

Das Herzerregungs- und -leitungssystem (→ 114) gibt dem Herzen elektrische Impulse, woraufhin es kontrahiert (Anspannungsphase **[Systole]**, → 112). Durch die Kontraktion werden die Kammern zusammengepresst und somit Druck aufgebaut. Durch diesen werden die Segelklappen verschlossen und die Taschenklappen aufgedrückt. Das Blut wird aus dem Herzen in die beiden größten Schlagadern des Körpers, die **Aorta** und den **Truncus pulmonalis** gepresst.
Danach erschlafft der Herzmuskel und die Kammern vergrößern sich wieder, wodurch ein Unterdruck, ein Sog entsteht. Das Blut aus den großen Gefäßen kann nicht mehr zurück, da es von den Taschenklappen aufgehalten wird, aber die Segelklappen öffnen sich und das Blut aus den Vorhöfen kann in die Kammern einströmen.

Anregung: Stellen Sie sich vor, Sie seien ein Erythrozyt (rotes Blutkörperchen), der z.B. gerade voller Sauerstoff und Abenteuerlust seine Rundreise durch den Körper von der Lunge aus beginnt.

Das sauerstoffreiche Blut verlässt die Lunge und den Lungenkreislauf über die **Pulmonalvenen** (Venae pulmonalis) und gelangt in den **linken Vorhof** (Atrium sinister). Bei **Erschlaffung des Herzmuskels (Diastole)** entsteht der Sog, der die **Mitralklappe** (linke Segelklappe) öffnet und das Blut vom Vorhof in die **linke Kammer** (Ventriculum sinister) einströmen lässt.
Bei der **Kontraktion des Herzens (Systole)** wird der Eingang durch den Druck zugeschlagen und der Ausgang, die Aortenklappe, aufgestoßen. So gelangt das Blut in den großen Körperkreislauf, in die Aorta. Von der Aorta ausgehend laufen viele Verzweigungen durch den ganzen Körper. Der Weg sei nun wie folgt: in Richtung kleiner Zeh. Die Blutgefäße werden immer feiner, von **Arterien** über **Arteriolen**, bis hin zur **Kapillarebene**, wo der **Gasaustausch** stattfindet. Der Erythrozyt gibt seinen Sauerstoff ab und nimmt ein wenig Kohlendioxid mit.
Über **Venolen** und **Venen** werden die Gefäße wieder immer breiter, bis sie sich zu den **dicken Hohlvenen (obere und untere Hohlvene = Vena cava superior und inferior)**, in unserem Beispiel der unteren Hohlvene, vereinigen, die in den **rechten Vorhof** (Atrium dexter) münden. Von dort über die **Trikuspidalklappe** in die **rechte Kammer** weiter über die **Pulmonalklappe** in den **Truncus pulmonalis** zurück zur **Lunge.** Dort verästeln sich die Gefäße wieder, um auf Kapillarebene mit den **Lungenbläschen (Alveolen)** erneut Gas zu tauschen, diesmal andersherum.

Großer Körperkreislauf: ab Aorta bis zum rechten Vorhof, Druck etwa 140 mmHg
Kleiner Lungenkreislauf: ab Truncus pulmonalis bis zum linken Vorhof, Druck etwa 25-30 mmHg

5.2.1 Herzschlag

Ein sog. Herzzyklus (Herzperiode) setzt sich aus der Anspannung (Systole) und der Erschlaffung (Diastole) zusammen. Diese lassen sich noch feiner aufteilen.

Systole

Der erste Teil der Systole ist die **Anspannungszeit**, in der für den Bruchteil einer Sekunde alle Klappen geschlossen sind (0,05-0,1 Sek.). Der Druck innerhalb der Kammern reicht zwar aus, um die Segelklappen zu schließen, übersteigt aber noch nicht den Druck jenseits der Taschenklappen, die ja noch von der letzten ausgetriebenen Blutmenge verschlossen sind. Schnell ist jedoch genug Druck vorhanden und die Taschenklappen werden aufgedrückt - **Austreibungszeit** (0,2-0,3 Sek.). Die Kontraktion des Herzmuskels und das Zudrücken der Segelklappen verursachen den **dumpferen ersten Herzton**.

Diastole

Entspannungszeit: Die Taschenklappen werden von der Blutdruckwelle, die gerade aus dem Herzen gejagt wurde, zugeschlagen und verursachen den **zweiten, helleren und kürzeren Herzton** („Klappenschlusston").
Da der Druck aus den Vorhöfen den der Kammern nicht sofort übersteigt, sind wieder für einen kurzen Moment alle Klappen geschlossen. Durch die Kontraktion der Vorhöfe übersteigt der Vorhofdruck bald den der Kammern und die Segelklappen werden aufgedrückt. Es folgt die **Füllungszeit**.

Systole = Anspannungs- und Austreibungszeit **Diastole** = Entspannung- und Füllungszeit	**Zu keiner Zeit der Herzaktion sind alle Klappen geöffnet.**

Auch die Vorhöfe kontrahieren und erschlaffen. Bei jedem Herzschlag kommt es zuerst zur Systole der Vorhöfe, während sich die Kammern noch in der Diastole befinden. Während der Systole der Kammern kommt es zu einer Diastole der Vorhöfe. Meist wird dies jedoch vernachlässigt und man bezeichnet mit Systole und Diastole die Abläufe in den Kammern.

Herzminutenvolumen (HMV)
(Pro Schlag etwa 70 ml) x (etwa 70 Schläge pro Minute) = 4.900 ml, **ca. 5 l/Minute**

Klinische Anmerkung: Bei einer durch körperliche Anstrengung oder durch Erregung bedingten Steigerung der Herzfrequenz verändert sich das zeitliche Systole-Diastole-Verhältnis von 1 : 2 in Richtung 1 : 1, findet aber seine Begrenzung dort, wo die Diastolenzeit zu kurz ist, um die Ventrikel ausreichend zu füllen. Dies ist bei etwa 180-200 Schlägen pro Minute der Fall.

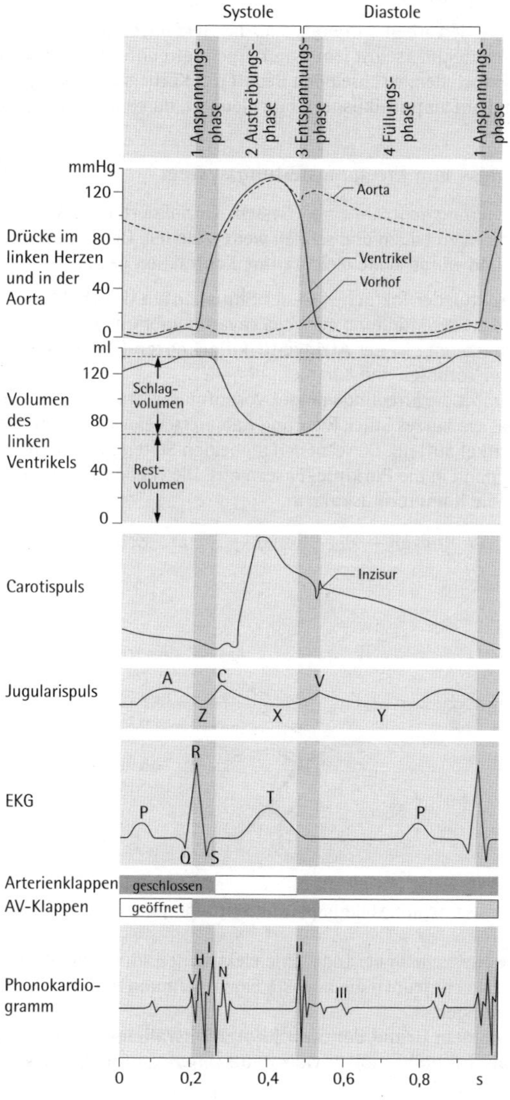
Systole
Diastole
1 Anspannungs-phase
2 Austreibungs-phase
3 Entspannungs-phase
4 Füllungs-phase
1 Anspannungs-phase
mmHg
120
80
40
0
Drücke im linken Herzen und in der Aorta
Aorta
Ventrikel
Vorhof
ml
120
80
40
0
Volumen des linken Ventrikels
Schlag-volumen
Rest-volumen
Carotispuls
Inzisur
Jugularispuls
A
C
V
Z
X
Y
EKG
R
P
T
P
Q
S
Arterienklappen
geschlossen
AV-Klappen
geöffnet
Phonokardio-gramm
V
H
I
N
II
III
IV
0
0,2
0,4
0,6
0,8
s

5.2.2 Herzerregung

Grundsätzlich ist die Herzarbeit autonom, d.h., das Herz bildet die notwendigen elektrischen Impulse zur Muskelerregung selbst (ein vom Körper getrenntes Herz in Nährlösung schlägt weiter). Um sich jedoch dem wechselnden Bedarf des Körpers anpassen zu können, wird der Herzschlag durch den **Sympathikusnerv** beschleunigt, durch den **Parasympathikusnerv** verlangsamt.

Erregungsbildungs- und Erregungsleitungssystem

Die autonome Steuerung geht von einem System spezialisierter Muskelzellen aus, die in der Lage sind, Erregungen zu bilden und schnell weiterzuleiten. Die Leitung von Zelle zu Zelle wäre zu langsam und würde keine gleichzeitige Kontraktion gewährleisten.

Die wichtigste Struktur, der Taktgeber, ist der **Sinusknoten (Keith-Flack-Knoten)**. Er liegt am rechten Vorhof an der Mündung der Vena cava superior und bildet pro Minute ca. 60-80 Impulse. Ihm nachgeordnet ist der **Atrioventrikularknoten (AV-Knoten)**, der sich am Übergang zwischen Vorhöfen und Kammern befindet.
Der AV-Knoten nimmt die Erregung von der Vorhofmuskulatur auf und leitet sie zum **His-Bündel** weiter, das ein kurzes Stück Richtung Kammerscheidewand verläuft, wo es sich in die **Tawara-Schenkel** aufteilt. Diese ziehen an beiden Seiten der Kammer Richtung Herzspitze und laufen dann in die **Purkinje-Fasern** aus. Die wiederum übertragen die Erregungen direkt an die **Kammermuskulatur**.

Sinusknoten → AV-Knoten → His-Bündel → Tawara-Schenkel → Purkinje-Fasern

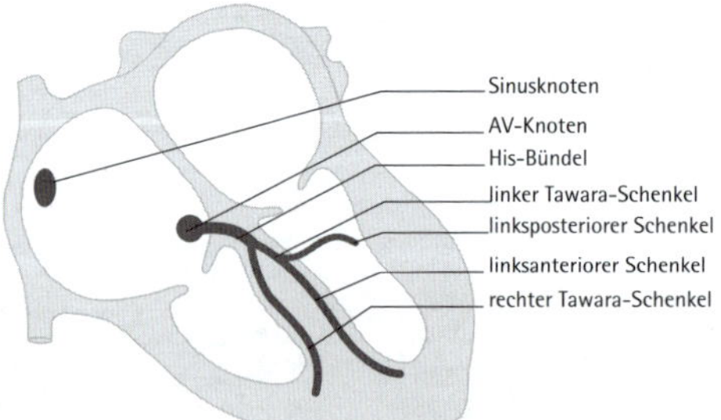

Erregungsbildungs- und Leitungssystem

Prinzipiell ist jede Herzzelle in der Lage, eine elektrische Ladung zu bilden.
Der Sinusknoten erreicht jedoch die höchste Eigenspannung und dominiert damit alle niedrigeren Spannungen.
Sollte aus irgendeinem Grund der Sinusknoten ausfallen, übernimmt der AV-Knoten seine Aufgabe als Taktgeber mit etwa 40-60 Impulsen pro Minute.

Alles-oder-nichts-Gesetz
Es kommt auf einen Reiz hin entweder zu einer vollständigen Herzkontraktion oder es geschieht überhaupt nichts, z.B. weil die Erregung zu schwach war oder zu schnell nach dem vorausgegangenen Reiz kam (also während der sog. **Refraktärzeit** von etwa 0,4 Sek.).

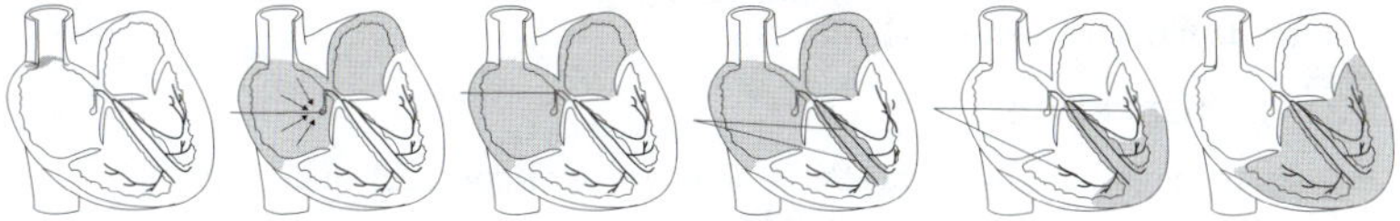

Erregungsleitung

5.2.3 Herzkranzgefäße (Koronargefäße)

Die immense Muskelarbeit des Herzens erfordert eine ausreichende Versorgung mit **Sauerstoff und Nährstoffen**. Direkt hinter der Aortenklappe wird **5%** des Blutvolumens in die **linke und rechte Koronararterie** abgezweigt.
Die linke Koronararterie teilt sich in zwei starke Äste und versorgt den linken Vorhof, die linke Kammer und einen Großteil der Kammerscheidewand, die rechte Koronararterie, den rechten Vorhof und die rechte Kammer.
Das verbrauchte Blut fließt über die **Herzkranzvenen**, die in etwa parallel zu den Arterien verlaufen. Diese vereinigen sich zum „Sammelbecken der Herzkranzvenen", dem **Sinus coronarius**, der im rechten Vorhof mündet.

5.3 Herzuntersuchung

Dem Lernenden folgender Rat
Wenn Sie etwas schon beim ersten Lesen verstehen und sich merken können, ist das gut. Falls das nicht der Fall ist, nehmen Sie das nicht so tragisch. Vieles wird erst klar, wenn Sie sich ein wenig mit der Pathologie beschäftigt haben.
Bedenken Sie außerdem immer, dass manche Symptome eines Herzkranken vorübergehend beim Gesunden auftreten können oder bei anderen Erkrankungen.
Es gilt also: Machen Sie nicht die Pferde unnötig scheu, aber vernachlässigen Sie auch keine Symptome. Sammeln Sie Hinweise wie ein guter Detektiv bzw. ein guter Therapeut.

5.3.1 Anamnese

Erfragen von Symptomen wie z.B.:
- Atemnot unter Belastung
- Verminderte Leistungsfähigkeit
- Nächtliches Wasserlassen (Nykturie) als mögliches Zeichen der Herzinsuffizienz (HI) (sowohl bei Rechts- als auch bei Links-HI)

Mögliche Zeichen einer (Rechts-)Herzinsuffizienz:
- Beinödeme (beidseitig, besonders abends)
- Gewichtszunahme (durch Wassereinlagerung)

Mögliche Zeichen einer (Links-)Herzinsuffizienz:
- Husten oder Atemnot, besonders nachts (weniger ausgeprägt, je mehr Kissen sich unter dem Oberkörper befinden)

5.3.2 Inspektion

- Zyanotische (rötlich-bläuliche) Verfärbung v.a. der Lippen, Zehen und Finger
- Auffallende Blässe oder Rötung der Haut
- Ödeme, Lebervergrößerung
- Gestaute Halsvenen
- Eventuell Trommelschlegelfinger und Uhrglasnägel durch peripheren Sauerstoffmangel (→ 191)

Die Inspektion des Thorax (Brustkorb) ist beim herzkranken Patienten oft unauffällig. Eventuell können Pulsationen sichtbar sein, z.B.:
- Anheben mehrerer Interkostalräume (ICR) links des Sternums bei Rechtsherzhypertrophie
- Pulsationen im 1. oder 2. Interkostalraum bei Aneurysma (→ 168) oder Aortenklappeninsuffizienz (→ 135)
- Pulsationen im Leberbereich bei Rechtsherzhypertrophie durch Trikuspidalinsuffizienz (→ 136)

5.3.3 Palpation

Am liegenden Patienten. Auffinden des **Herzspitzenstoßes** im 5. Interkostalraum (ICR), etwas innerhalb der linken **Medioclavicularlinie** durch Auflegen anfangs der flachen Hand links neben dem Sternum auf den unteren Brustkorb. Der Herzspitzenstoß ist in einem Gebiet von etwa 2 cm^2 tastbar, er kann mit Zeige- und Mittelfinger gezielt palpiert werden. Eine Verlagerung nach links außen deutet auf eine Rechtsherzvergrößerung, die Verlagerung nach links außen und nach unten auf eine Linksherzvergrößerung.
Achten Sie auch auf **„Schwirren"**. Diese Vibrationen können bei Herzfehlern, v.a. der Klappen auftreten, evtl. auch bei einer Herzbeutelentzündung (→ 145).
Während der Schwangerschaft oder bei Zwerchfellhochstand kann der Herzspitzenstoß nach links oben verschoben sein.

5.3.4 Perkussion

Durch **„Abklopfen"** des Herzens kann man die ungefähre Herzgröße und -lage ermitteln. Dies ist jedoch relativ ungenau. Übergewicht, chronische Lungenerkrankungen, Schwangerschaft, Aszites u.v.m. verfälschen das Ergebnis.
Über Lungengewebe entsteht sonorer Klopfschall, über dem Herzen eine Dämpfung. Wo das Herz der Brustwand anliegt, entsteht eine absolute Herzdämpfung, wo es vom Lungengewebe überlagert wird, eine relative Dämpfung (hier muss kräftiger perkutiert werden).

5.3.5 Auskultation

Die Schwingungen, die die Herzarbeit erzeugt, können mit dem **Stethoskop** am Brustkorb abgehört werden (s. Abb.).
Den besten Gesamteindruck über alle Herztöne erhält man beim Abhören am **Erb-Punkt**.
Die Auskultationspunkte zur genauen Erfassung der Herzklappen (s. Kasten) liegen nicht da, wo man sie aufgrund der anatomischen Lage der Klappe vermuten würde, sondern dort, wo der Blutstrom die Klappentöne am deutlichsten zur Oberfläche leitet.

Aortenklappe	2. ICR parasternal rechts	**Merksatz**
Pulmonalklappe	2. ICR parasternal links	**A**nton **PULM**ann **TRI**nkt
Trikuspidalklappe	4. ICR parasternal rechts	**3 Li**ter **MI**lch um **22.45** Uhr.
Mitralklappe	5. ICR links der MCL	
Erb-Punkt	3. ICR parasternal links	

Während des Abhörens sollte der Patient möglichst durch die Nase atmen, um Atmungsgeräusche zu vermindern.
Außerdem sollte während des Abhörens der Puls gefühlt werden.

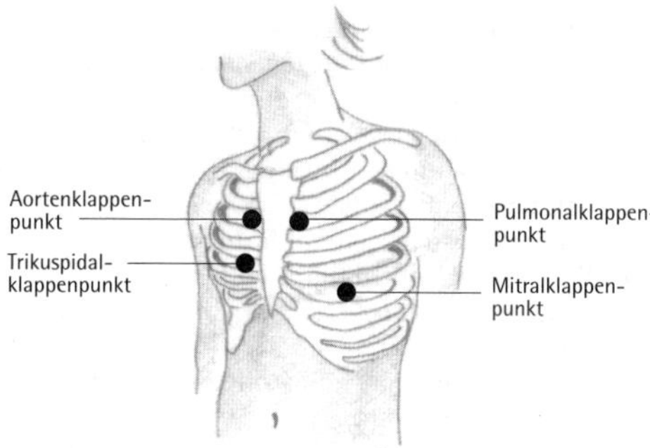

5.3.6 Herztöne

Am gesunden Herzen sind normalerweise der **erste und zweite Herzton** zu hören. Gelegentlich kann auch **ein dritter oder gar vierter Herzton** auftreten, der physiologisch, aber auch pathologisch sein kann (s.u.).

Vergleich	Erster Herzton	Zweiter Herzton
Verursacht v.a. durch	Anspannung des Myokards ⇒ **„Anspannungston"**	Zufallen der Taschenklappen ⇒ **„Klappenschlusston"**
Enthält Klappenschlusston von	Segelklappen: Mitral- und Trikuspidalklappe	Taschenklappen: Aorten- und Pulmonalklappe
Klangcharakter	Dumpfer	Heller
Gut zu hören über	Herzspitze	Herzbasis

Der **erste Herzton** tritt in etwa zu Beginn des Herzspitzenstoßes auf. Während der Einatmung spaltet sich der **zweite Herzton**, da der venöse Rückfluss zum Herzen gefördert wird, wodurch die Pulmonalklappe (P) kurz nach der Aortenklappe (A) schließt. Dieses Phänomen ist jedoch meist nur am sitzenden Patienten über dem Abhörgebiet der Pulmonalklappe wahrnehmbar.

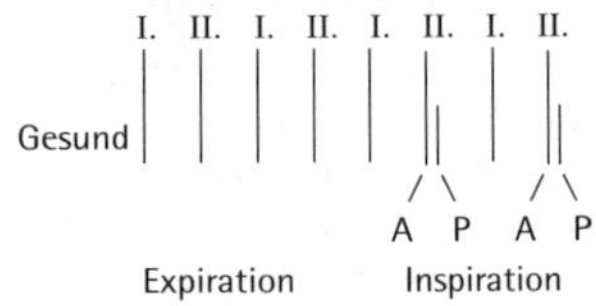

Die Spaltung ist nur über dem Pulmonalisareal zu hören

5.3.7 Veränderungen der Herztöne

- **Erster Herzton**
  - **Laut (paukend):** bei **Mitralklappenstenose**; auch bei Fieber und Anstrengung.
  - **Leise: Mitralklappeninsuffizienz**; möglich auch bei verringerter Auswurfleistung in Ruhe bei Herzinsuffizienz oder bei Tachykardie.
- **Zweiter Herzton (erster Anteil)**
  - **Laut: Hypertonie**, Aortenaneurysma, Aortenisthmusstenose, da Aortenklappe durch höheren Druck heftiger zufällt. Im Spätstadium einer Aortenisthmusstenose durch mögliche Herzinsuffizienz ist der zweite Herzton eher leiser.
  - **Leise** (Spaltung des zweiten Herztons in der Einatmung fehlt): **Aortenklappenstenose**; dabei entsteht auch ein raues, systolisches Geräusch, das bis in die **Karotiden** (Halsschlagadern) fortgeleitet wird.
- **Diastolische ventrikuläre Füllungstöne**
  - **Dritter Herzton:** (Galopprhythmus) durch frühdiastolischen Bluteinstrom. Tieffrequenter, leiser Ton über der Mitralisregion ca. 0,15 Sek. nach dem zweiten Herzton als Ausdruck eines **„diastolic overloading"** bei Mitralinsuffizienz (Volumenüberlastung der Kammer).
    Am besten ist er über der Herzspitze in Linkslage des Patienten zu hören.
    Physiologisch bei Kindern/Jugendlichen und im letzten Schwangerschaftsdrittel.
  - **Vierter Herzton:** (Vorhofton, Vorhofgalopp; relativ selten) bei erhöhtem Ventrikeldruck während der Vorhofsystole; deutet auf Aortenklappenstenose, Hypertonie, Koronarerkrankungen, Herzmuskelschäden hin. Bei Jugendlichen/älteren Menschen manchmal physiologisch.
- **Klappenöffnungstöne** entstehen durch ein plötzliches Stoppen der Öffnungsbewegung bei verklebten Segelklappen; besonders häufig ist hier der **Mitralöffnungston** (MÖT) bei Mitralstenose (0,04–0,12 Sek. nach zweitem Herzton); sehr selten Trikuspidalstenose, Prothesenöffnungston.
- **Dehnungstöne** („ejection clicks") entstehen durch ein plötzliches Stoppen der Öffnungsbewegung bei verklebten Taschenklappen.
- **Systolischer Klick:** beispielsweise bei Mitralklappenprolaps.

5.3.8 Herzgeräusche

Sie entstehen durch Wirbelbildungen, weisen also auf einen gestörten Blutfluss hin (organische Herzgeräusche). Sie sind nur am kranken Herzen (bzw. an herznahen Gefäßen) zu hören mit Ausnahme der

- **akzidentellen** (ohne organische Veränderungen, durch individuelle Beschaffenheit der Aorta und der Lungenarterie; bei 85% der Vorschulkinder; bei sehr Schlanken) und
- **funktionellen** Herzgeräusche (ohne organische Veränderung, z.B. bei Fieber, Anämie, Hyperthyreose, Schwangerschaft).

Akzidentelle Geräusche	Organische Geräusche
Stets systolisch und niederfrequent, nicht so laut, nicht holosystolisch	In der Regel diastolisch
Punctum maximum über der A. pulmonalis	Pulmonalstenose immer mit Symptomen verbunden
Keine dorsale Fortleitung („vergehen, wo sie entstehen")	

Hinweis: Machen Sie sich bewusst, bei welcher Herzaktion welche Klappen offen und welche geschlossen sein sollten, dann lassen sich die Geräusche herleiten: In der Systole sollten die Segelklappen zu sein, die Taschenklappen geöffnet. Ein Systolikum entsteht also, wenn die Segelklappen nicht geschlossen (= insuffizient) oder die Taschenklappen nicht geöffnet (= stenosiert) sind. Da Vitien v.a. am Hochdruckanteil der linken Kammer vorkommen, sind diese Klappen wahrscheinlicher betroffen.

5.3.8.1 Einteilung der Herzgeräusche

- **Lautstärke** (nach Levine)
  - Grad 1: nur mit Mühe auskultierbar (leise bei angehaltenem Atem)
  - Grad 2: leise, aber sofort hörbar (während Atmung)
  - Grad 3: (mittel-)laut, aber ohne Schwirren
  - Grad 4: laut, oft mit Schwirren
  - Grad 5: hörbar, wenn nur Stethoskoprand die Haut berührt, mit Schwirren
  - Grad 6: Distanzgeräusch, hörbar auf Distanz ohne Stethoskop
- **Klangcharakter** (Klangfrequenz): hochfrequent (auch weich); mittel-, niederfrequent (auch rau)
- **Qualität**
  - Anschwellend: Crescendo-Geräusch
  - Abschwellend: Decrescendo-Geräusch
  - Gleichbleibend: bandförmiges Geräusch
  - An- und abschwellend: spindelförmiges Geräusch
  - Ferner blasend, schabend, rau, weich u.a.
- **Zeitlicher Beziehung zur Herzaktion**
  - Kontinuierlich („Maschinengeräusche"): beispielsweise bei Shunt-Verbindungen von Hoch- und Niederdrucksystem wie beim offenen Ductus Botalli, arteriovenösen Fisteln u.a.

- Systolisch, genauer früh-, mittel- und spätsystolisch, „Systolicum":
  1. Meist bei Mitral-, selten bei Trikuspidalklappeninsuffizienz (decrescendo oder bandförmig, sofort nach erstem Herzton)
  2. Bei Stenosen der Taschenklappen oder der ventrikulären Ausflussbahn
  3. Bei Aortenisthmusstenose
  4. Bei Septumdefekten (spindel- oder bandförmig)
- Diastolisch (früh-, mittel- und spätdiastolisch), „Diastolicum":
  1. Bei Stenosen der AV-Klappen (fast immer Mitralstenose)
  2. Bei Insuffizienz der Semilunarklappen

5.3.9 Blutdruckmessung

Der arterielle Blutdruck wird an einer peripheren Arterie, meist am Arm, gemessen. Die Maßeinheit für Druck ist mmHg (Millimeterskala einer Quecksilbersäule).

Der Blutdruck (RR) hängt von **Herzleistung**, **Gefäßelastizität** und **Gefäßwiderstand** ab.

Blutdruckmessung nach Riva-Rocci (RR)

Eine Blutdruckmanschette wird oberhalb der Ellenbeuge aufgepumpt, bis der arterielle Puls abgedrückt wird. Mit dem Stethoskop auf der Arterie in der Ellenbeuge wird der Druck langsam abgelassen, bis man die arterielle Pulsation hört. Dieser Punkt an der Skala des Manometers entspricht dem systolischen Blutdruck. Der Druck wird weiterhin abgelassen, bis keine Pulsation mehr zu hören ist. Dieser Punkt entspricht auf der Skala dem diastolischen Blutdruckwert.

Anfang der hörbaren Pulsation: **Systole** Ende der Pulsation: **Diastole**

Blutdruck	Systolisch	Diastolisch
Normbereich	Bis 140 mmHg	Bis 90 mmHg
Grenzbereich	140-160 mmHg	90-95 mmHg
Hochdruck	Über 160 mmHg	Über 95 mmHg

Zu beachten/Fehlerquellen
Es sollte keine Blutdruckmessung bei Lymphödem, Shunt-Verbindungen (für Dialyse) oder an einem gelähmten Arm erfolgen.

Vorgehensweise

- Beengende Kleidung am Arm entfernen (zusätzliche Abschnürung ⇒ zu niedrige Werte).
- Oberarm entspannt, etwa in Herzhöhe platzieren (liegt er zu hoch ⇒ zu niedrige Werte).
- Blutdruckmanschette muss vor dem Anlegen leer sein (Restluft verfälscht Messung).
- Straff anlegen, aber nicht abschnüren:
  - Zu locker angelegte oder zu weite Manschette ⇒ zu hohe Werte.
  - Zu eng (angelegte) Manschette ⇒ zu niedrige Werte.
- Ventil des Blutdruckmessers schließen (sonst wird vergebens gepumpt).

- Stethoskop mit den Oliven locker in die Ohren stecken (wenn es nicht richtig sitzt, hört man nichts).
- Während des Aufpumpens den Radialispuls tasten.
- Aufpumpen, bis kein Puls mehr tastbar ist (ist der Puls bei 230 mmHg immer noch tastbar Messung abbrechen, da eine hypertensive Krise vorliegt).
- Ventil langsam öffnen und den Druck kontinuierlich (ca. 3 mmHg/Sek.) ablassen (zu lange Stauung oder zu langsames Ablassen ⇒ zu hohe Werte/zu schnelles Ablassen der Luft ⇒ zu niedriger systolischer und zu hoher diastolischer Wert).
- Sobald pulssynchrone Strömungsgeräusche (Korotkow-Töne) zu hören sind, den systolischen Blutdruck am Manometer ablesen.
- Druck weiter kontinuierlich ablassen und beim letzten Korotkow-Ton den diastolischen Wert ablesen.
- Bei Erstuntersuchung beide Arme messen, um auch Druckdifferenzen (z.B. durch Arteriosklerose/abdrückendes Aneurysma) zu erfassen.

Eine häufig gestellte HP-Prüfungsfrage lässt sich ganz gut beantworten, wenn man sich den Vorgang bildlich vorstellt.
Frage: Werden bei einem Patienten mit dünnen Armen mit der Standardmanschette falsch hohe oder niedrige Werte gemessen?
Antwort: Wenn die Manschette erst mal aufgepumpt werden muss, damit sie überhaupt den Arm berührt, ist bereits Druck drauf, bevor die eigentliche Messung beginnt. Die Werte ergeben also beim dünnen Arm einen falsch hohen Wert.
Umgekehrt bei dicken Armen: Wenn die Manschette bereits spannt, bevor mit dem Aufpumpen begonnen wird, schnürt sie zu früh ab. Daher werden die Werte falsch niedrig sein.
Anmerkung: Hierbei geht es um die Weite bzw. Enge der Manschette, nicht um die Breite. Eine zu schmale Manschette würde bei dicken Armen eher stauschlauchmäßig abschnüren und zu falsch hohen Werten führen.

5.3.10 Pulsmessung

Die Pulswelle, die durch die Herzaktion durch die Arterien läuft, kann an einigen Stellen besonders gut getastet werden und dem Geübten wichtige Informationen geben. Meist wird der Puls an der Arteria radialis proximal des Handgelenks mit mindestens zwei Finger(kuppen) getastet. Folgende Pulsqualitäten werden schulmedizinisch unterschieden:

- **Frequenz**, also Anzahl der Herzschläge pro Minute. Es ist eine Uhr mit Sekundenzeiger notwendig. Meist wird eine halbe Minute gezählt und das Ergebnis dann verdoppelt. Eine Viertelminute zu messen und den Wert zu vervierfachen ist möglich, aber weniger sinnvoll, da in dieser kurzen Zeit Pulsunregelmäßigkeiten übersehen werden können. Die normale Herzfrequenz eines Erwachsenen liegt bei 60-80 Schlägen pro Minute).

Alter	2	4	10	14	Weiblich	Männlich
Pulsfrequenz	120	100	90	85	65	75

- **Regelmäßigkeit (Rhythmus):** Bis auf geringe Schwankungen bei der Atmung (respiratorische Arrhythmie) schlägt das Herz beim Gesunden regelmäßig. Herzrhythmusstörungen können sich durch unregelmäßige, fehlende oder zusätzliche Herzaktionen äußern.

- **Spannung (Härte, Unterdrückbarkeit):** Sie gibt Auskunft über den systolischen Blutdruckwert. Ein harter Puls **(Pulsus durus)** wird durch hohen Druck verursacht, z.B. bei Bluthochdruck (Hypertonie) oder Arteriosklerose. Ein weicher Puls **(Pulsus mollis)** deutet auf niedrigen Druck hin, z.B. bei Hypotonie, Fieber oder Herz-insuffizienz.
- **Größe (Höhe, Pulsamplitude):** Die Größe des Pulses ergibt sich aus der Differenz zwischen systolischem und diastolischem Blutdruckwert.

5.3.11 Elektrokardiogramm (EKG)

Der Strom, der durch das Reizbildungs- und -leitungssystem erzeugt wird, und seine Ausbreitung lassen sich durch sehr empfindliche Geräte auch an der Körperoberfläche messen. Dies kann Auskunft über den Herzrhythmus und, was viel wichtiger ist, den Zustand der Arbeitsmuskulatur geben, da z.B. ein durch Herzinfarkt abgestorbener Teil des Herzens den Strom nicht mehr weiterleitet. Das betreffende Gebiet bleibt also elektrisch stumm.
Wie bei einer Funkpeilung ist das Ergebnis umso genauer, je mehr Messpunkte zur Verfügung stehen. Deshalb werden die Elektroden beim EKG nicht nur an der Brustwand, sondern auch an den Hand- und Fußgelenken angebracht. So lassen sich, je nach berücksichtigten Achsen, verschiedene Ableitungen (nach Einthofen) unterscheiden.

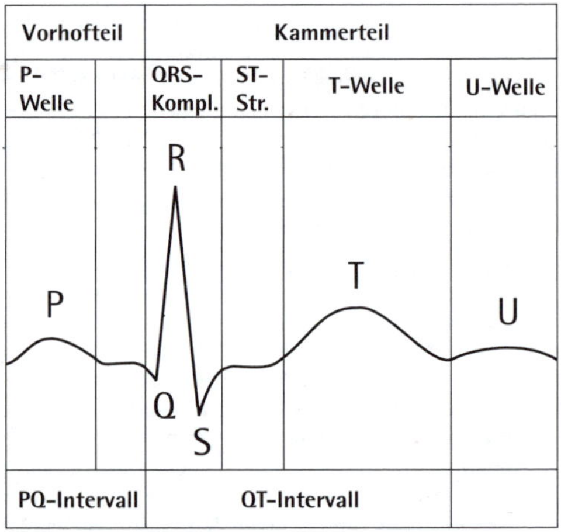

Weitere Erläuterung:
Die **PQ-Zeit** (ab P-Welle bis QRS-Komplex) beschreibt die atrioventrikuläre Überleitungszeit. Die **Q-Zacke** zeigt die Erregung des Kammerseptums, die **R-Zacke** die Erregung des größten Teils des Myokards und die **S-Zacke** die Erregung der „letzten Ecke" des Myokards. Die **T-Welle** entspricht der Erregungsrückbildung der Kammer, die des Vorhofs wird nicht sichtbar, da sie vom **QRS-Komplex** überlagert wird. Kurz nach der T-Welle wird eine kleine **U-Welle** sichtbar, deren Bedeutung noch unklar ist.
Neben dem häufig eingesetzten **Ruhe-EKG** gibt es das **Belastungs-EKG.** Dabei wird das Herz durch Belastung (Fahrradfahren) angeregt, um EKG-Veränderungen zu provozieren. Beim **Langzeit-EKG** werden mithilfe eines tragbaren Geräts meistens über 24 Stunden Aufzeichnungen gemacht, um z.B. Rhythmusstörungen zu erfassen.

5.3.12 Röntgen

Röntgenaufnahmen zeigen Größe und Lage des Herzens.

5.3.13 Ultraschall (Sonographie)

Hiermit wird z.B. die Dicke der Herzwände gemessen. Sie kann also z.B. eine Herzhypertrophie aufzeigen oder eine Flüssigkeitsansammlung zwischen den Blättern des Herzbeutels (→ 145). Außerdem erlaubt die Sonographie eine Beobachtung der Herzklappentätigkeit.

5.3.14 Herzkatheteruntersuchung

Eine Sonde wird durch ein peripheres Gefäß (Vena femoralis für Rechtsherzkatheter, Arteria femoralis für Linksherzkatheter) zum Herzen vorgeschoben.

Auswertungen

- Druckmessungen in den Herzhöhlen und Gefäßen
- Angiographische Darstellung der Herzhöhlen, der Koronargefäße und großer thorakaler Gefäße (nach Einbringung eines Kontrastmittels)
- Indikatorverdünnungsmethode zur Bestimmung von Schlagvolumen (und Herzzeitvolumen [HZV])
- Sauerstoffsättigung des Bluts in verschiedenen Abschnitten (z.B. bei Shunt-Diagnostik, Shunt = Kurzschlussverbindung z.B. zwischen Herzkammern oder Arterien und Venen)

5.3.15 Koronarangiograpie

Darstellung der Herzkranzgefäße durch Röntgen mittels Kontrastmittel (s.o.).

5.4 Erkrankungen des Herzens

5.4.1 Koronare Herzkrankheiten (KHK)

Die Erkrankung der Herzkranzgefäße führt zu einer Minderversorgung der Herzmuskelzellen mit sauerstoff- und nährstoffreichem Blut.

Häufigste Todesursache in zivilisierten Ländern, so auch in Deutschland.

Hauptursache: Arteriosklerose der Herzkranzgefäße.

Weitere Ursachen: Koronarspasmus, Koronarthrombose, selten Vaskulitiden (Gefäßentzündungen, meist autoimmun bedingt, → 170).

Symptome: erst ab einer Einengung der Gefäße von mindestens 75%, oft ausgelöst durch erhöhten Sauerstoffbedarf (körperliche Anstrengung, Stress usw.).

Risikofaktoren	Mögliche Erscheinungsbilder
• Hypercholesterinämie • Zigarettenrauchen • Hypertonie • Diabetes mellitus • Gicht (Hyperurikämie) • Adipositas, Bewegungsmangel • Stress • Erbliche Disposition • Männliches Geschlecht • Alter	• Angina pectoris • Herzinfarkt • Stummer Herzinfarkt • Plötzlicher Herztod • Herzrhythmusstörungen • Herzinsuffizienz

Vorkommen: bis zu 20% der Männer im mittleren Lebensalter (45.-50. Lj.) Verhältnis m : w = 2-3 : 1. Die Gefährdung der Frauen steigt in der Postmenopause oder durch Rauchen und gleichzeitige Einnahme oraler Kontrazeptiva („Pille").

5.4.2 Angina pectoris

Vorübergehende Unterversorgung des Herzmuskels mit Sauerstoff, aber noch **kein Absterben von Muskelgewebe!**

Angina pectoris ist evtl. Vorbote eines Herzinfarkts!

Auslöser: körperliche Anstrengung, Aufregung, Kälte, überreichliche Mahlzeiten.

Symptome (für Sekunden bis Minuten)
Leicht: Enge- oder Druckgefühl im Brustbereich
Schwer

- **Schmerz:** nicht scharf lokalisiert, sondern Druckschmerz hinter dem Brustbein, evtl. mit **Ausstrahlung** in die Kleinfingerseite des linken Arms, gelegentlich auch in den Hals, den linken Unterkiefer, den Oberbauch, den Rücken, sogar in die rechte Schulter und gleichzeitig in den rechten und linken Arm
- Je nach Schwere des Anfalls: **Erstickungsanfälle mit Vernichtungsgefühl und Todesangst**

Einteilung

- **Stabile Angina pectoris**
  - Regelmäßig durch bestimmte Mechanismen (z.B. Anstrengung) auslösbare Angina-pectoris-Anfälle
  - Meist gleichartiger Schmerzcharakter
  - Spricht gut auf Nitrate an
- **Instabile Angina pectoris** (Präinfarktsyndrom)
  - Jede Erstangina
  - Zunehmende Schwere, Dauer, Häufigkeit der Schmerzanfälle (Crescendo-Angina)
  - Ruhe-Angina
  - Zunehmender Bedarf an antianginösen Medikamenten

Therapie: (Not-)Arzt
Die Symptome gleichen denen des Herzinfarkts, eine instabile Angina pectoris kann in einen Infarkt übergehen.

- Im Zweifelsfall sofort den Notarzt verständigen, Empfehlung: bei instabiler Angina pectoris sofort, bei stabiler Angina pectoris spätestens, wenn trotz Sofortmaßnahmen (s.u.) nach 5 Minuten keine Besserung eingetreten ist.
- Patienten möglichst nicht alleine lassen und beruhigen (Aufregung würde Situation verschlimmern).
- Lagerung mit erhöhtem Oberkörper (halb aufrecht: größtmögliche Atemfläche für die Lunge), Beine herabhängen lassen (Blut versackt).
- Beengende Kleidung entfernen.
- Falls der Patient als Bedarfsmedikation ein Nitro-Spray (→ 148) mit sich führt und der systolische Blutdruck > 110 mmHg liegt, 1-2 Hübe verabreichen.

Klinische Therapie
- Katheterdilatation
- OP: Bypass (Umgehung der Stenosen durch Einsatz von Venen, die meist aus den Beinen entnommen werden)

Langzeitbehandlung von KHK
- Phytotherapie
  - Bischofskraut bei Angina pectoris
  - Knoblauch gegen Arteriosklerose und Hypertonie
  - Ginkgo biloba zur Blutverdünnung gegen periphere und zentrale Durchblutungsstörungen
  - Melisse oder Baldrian zur Beruhigung
  - Weißdorn (herzkraftsteigernd, → 132)
- Akupunktur (H6), KS6, MP4, KG17
  - Akut: Dü1 bei blassem Gesicht/Dü1 + K9 bei rotem Gesicht, bluten lassen/M9, Nadel bis Abklingen belassen
- Homöopathie
  - Aconitum D3, D4, D6: stechender Schmerz, der in den linken Arm zieht, beschleunigter, harter Puls, plötzlicher Beginn, Unruhe, großer Durst
  - Arnica D3, D4, D6: Herzenge („wie zusammengeschnürt"), Berührungsempfindlichkeit, große Schwäche
  - Cactus, Aurum, Ammi visnaga
- Weitere Möglichkeiten:
  - Bach-Blüten: Notfalltropfen (Rescue-Remedy)
  - Ernährungsumstellung: basenüberschüssig, cholesterinarm, evtl. Entsäuerung z.B. durch Basensalze (Basica®; Blutasalz Nr. 3, Kattwiga®)
  - Neuraltherapie
  - Günstige Beeinflussung durch Magnesium

5.4.2.1 Roemheld-Syndrom

Synonym: gastrokardialer Symptomenkomplex (Differenzialdiagnose: Angina pectoris)

Ursache/Pathogenese: insbesondere bei Männern; geblähter Magen/Darm ⇒ Zwerchfellhochstand ⇒ Herzverlagerung ⇒ verminderte Koronardurchblutung mit den folgenden funktionellen Herzkreislaufbeschwerden.

Symptome
- Links Druckgefühl im Brustkorb
- Angina-pectoris-Anfälle
- Eventuell Tachykardie, Extrasystolen, Schweißausbrüche und Blutdruck ↓
- Magenschmerzen, Übelkeit

5.4.2.2 Herzinfarkt, Myokardinfarkt

Akut auftretende Komplikation der KHK. Unterversorgung ⇒ **Absterben (Nekrose) des Herzmuskels** (nach 15-30 Minuten ohne Sauerstoff/Nährstoffe beginnen die Herzmuskelzellen abzusterben. Nach 3-6 Stunden hat sich eine irreversible Nekrose ausgebildet).

20% der Myokardinfarkte verlaufen stumm, v.a. bei Diabetikern und älteren Patienten.

In den Morgenstunden (6-12 Uhr) ereignen sich 40% aller Infarkte.

Ursache: meist Thrombus bzw. Embolus auf Grundlage einer Arteriosklerose.

Symptome

- Lang anhaltender Angina-pectoris-Schmerz, länger als 15-30 Minuten retrosternale Schmerzen mit Ausstrahlung z.B. in den linken Arm, in den rechten Arm, zwischen die Schulterblätter, in das Kinn, in den Oberbauch
- Nitroglyzerin unwirksam (aber entlastet, daher trotzdem nicht verkehrt)
- Schwäche, Todesangst
- Herzrhythmusstörungen (95% der Fälle) ventrikulär (schlimmstenfalls bis Kammerflimmern)
- Oft Blutdruckabfall, aber auch normal bis erhöht möglich
  - Bei Vorderwandinfarkt: Sympathikotonus mit Tachykardie, Hypertonie
  - Bei Hinterwandinfarkt: Vagotonie mit Bradykardie, Hypotonie
- Symptome der Linksherzinsuffizienz (ein Drittel der Fälle): Dyspnoe, feuchte, basale Rasselgeräusche, evtl. Lungenödem
- Vegetative Begleitsymptome
  - Kalter Schweiß, Blässe
  - Übelkeit, Erbrechen

Nach 2 Tagen: „Resorptionsfieber" um 38 °C für 1 Woche.

Atypische Infarktverläufe ohne Thoraxschmerzen möglich, z.B. nur linksseitige Schulter-Arm-Schmerzen; nur Oberbauchschmerzen; nur Dyspnoe; nur Blutdruckabfall/Kollaps.

Komplikationen

- **Gefährlichster Zeitraum: die ersten 48 Stunden**
- Herzrhythmusstörungen (Brady-/Tachykardie bis Kammerflimmern)
- Kardiogener Schock (wenn > 40% des linken Herzmuskels betroffen sind)
- Herzinsuffizienz durch ausgefallene Muskeln (chronisch oder akut mit Lungenödem ect.) oder Papillarmuskelabriss (selten)
- Kardiogene Embolien
- Besonders bei älteren Patienten: Septum- oder Herzwandruptur; Herzwandaneurysma

Häufigste Todesursache bei Infarkt ist Kammerflimmern, zweithäufigste Pumpversagen.

Erste Hilfe (→ 124)

- **Notarzt** schon im Verdachtsfall
- **Venösen Zugang** legen (bei Gefahr des kardiogenen Schocks)
- **Nitro-Spray** sublingual (mindestens 120 mmHg systolisch): wirkt bei Angina pectoris, bei Infarkt kann es entlasten
- **Patienten beruhigen:** Aufregung ⇒ Adrenalin ⇒ Gefäßverengung ⇒ Verschlimmerung

- Bei Kreislauf-/Atemstillstand ⇒ Wiederbelebungsmaßnahmen

Keine Medikamente **oral** (Aspirationsgefahr), **subkutan** (wird bei darniederliegendem Kreislauf nicht resorbiert) oder **intramuskulär** verabreichen (macht Lyse unmöglich, verfälscht Enzymdiagnostik); evtl. Schmerzmittel- oder Beruhigungsmittelgabe durch den intervenösen Zugang (sofern Umgang damit beherrscht wird).

Verlauf

- 35% tödlich (Mehrzahl der Todesfälle innerhalb der ersten 24 Stunden nach Infarkt durch Kammerflimmern, die Defibrillation ist hier lebensrettend).
- 20% sterben im folgenden Jahr.
- 45% verlaufen unkompliziert, d.h., es liegt keine wesentliche Störung im Blutfluss vor.

Enzymdiagnostik

Sterben Herzmuskelzellen ab, werden bestimmte Enzyme aus dem Zellinneren ins Blut freigesetzt. Ihre Konzentration gibt Hinweise auf den Schweregrad und den zeitlichen Verlauf des Infarkts. Die wichtigsten sind:

	Steigt an nach	Maximum	Normalisierung
CK (Creatinkinase)	4-8 Std.	12-18 Std.	2-3 Tage
GOT (Glutamat-Oxalacetat-Transaminase)	4-8 Std.	16-48 Std.	3-6 Tage
α-HBDH (Hydroxibutyrat-dehydrogenase)	6-12 Std.	30-72 Std.	10-20 Tage
LDH (Laktatdehydrogenase)	6-12 Std.	24-60 Std.	7-15 Tage

Da diese Enzyme auch in anderen Organen vorkommen, beweist ihr Vorkommen alleine keinen Herzinfarkt. Herzspezifische Enzyme sind **Troponin I und T** und eine bestimmte **Creatinphosphokinase** der Isoenzyme **MB**, kurz **CK-MB**.

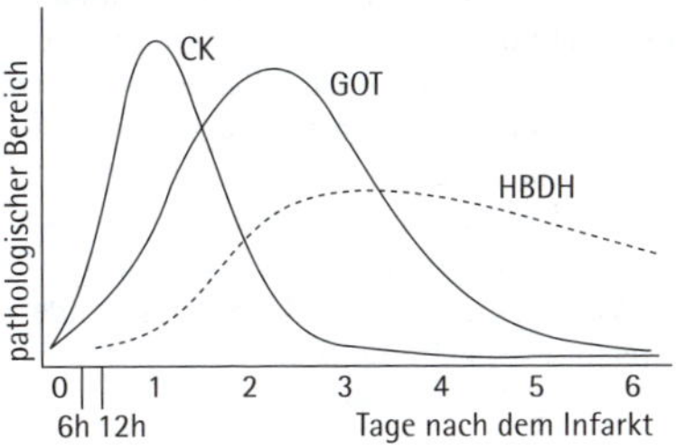

Wegen möglicher Verfälschung ist bei Verdacht auf Herzinfarkt eine **intramuskuläre Injektion kontraindiziert** (denn dabei werden auch Muskelzellen geschädigt, deren Enzyme ins Blut gelangen).
Außerdem könnte das Loch, das durch die Injektion in die Haut des Patienten entsteht, später zum Problem werden, wenn in der Klinik die Lyse erfolgt. Durch die **Gewebenekrose** und den **entzündlichen Wiederherstellungsprozess** kommt es für 3-7 Tage zu einer **Leukozytose mit Linksverschiebung**. Die **Blutkörperchensenkung (BKS)** steigt langsam an und bleibt für 2-3 Wochen erhöht. 2 Tage nach dem Infarkt kommt es zum **„Resorptionsfieber"** um 38 °C für 1 Woche.

Stadium	Alter	EKG-Bild	Merkmal
Früh-stadium	wenige Minuten	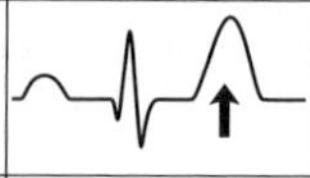	Erstickungs-T
Stadium I	bis 6 Std.	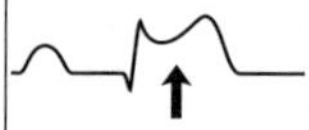	ST-Hebung R noch groß Q noch klein
Zwischen-stadium	> 6 Std	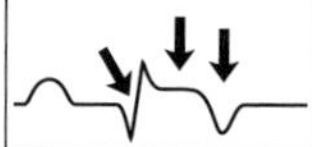	ST-Hebung mit T-Negativierung R-Verlust, Infarkt-Q
Stadium II	Folge-stadium	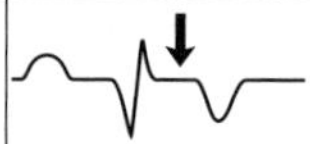	Infarkt-Q T-Negativierung ST-Normalisierung
Stadium III	End-stadium	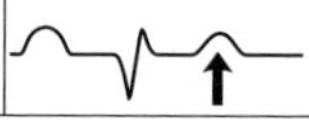	persist. Q R-Verlust T-Normalisierung

Rehabilitation
Ziel ist die Wiedererlangung einer möglichst hohen Leistungsfähigkeit. Neben der chirurgischen und medikamentösen Therapie ist Bewegungstherapie eine wichtige Säule der Behandlung.
Besonders günstig sind Ausdauersportarten wie **Gehen, Joggen, Wandern, Skilanglauf, Radfahren und Fahrradergometertraining zuhause** (regelmäßig).
Jeder Herzkranke sollte in eine der über 5.000 Herzgruppen eintreten, in denen unter Anleitung eines ausgebildeten Übungsleiters und eines Arztes ein Bewegungsprogramm absolviert wird. Neben Gymnastik und Entspannungsübungen werden Gruppengespräche, Erfahrungsaustausch, Ernährungsberatung, Vorträge u.v.m. angeboten. Die Patienten lernen, ihre Leistungsfähigkeit richtig einzuschätzen und sich sinnvoll zu belasten. Halbjährliche Verlaufsuntersuchungen mit einem Belastungs-EKG gehören dazu. Der Patient sollte extreme Temperaturwechsel meiden (z.B. Sprung ins eiskalte Wasser, womöglich noch nach einem Saunagang), muss aber nicht auf kaltes Wasser verzichten. Kneipp-Anwendun-gen sind zu empfehlen. Der Patient kann Wassertreten, Wechselfußbäder, kalte, aufstei-gende Unterarmbäder durchführen oder sich von unten nach oben kalt abduschen.

5.4.3 Herzinsuffizienz

Unvermögen des Herzens, die benötigte Förderleistung zu erbringen, dadurch:
- Verminderung des Herzzeitvolumens (nicht genug Blut vom Herzen weg) = **Vorwärtsversagen** (low-output-failure)
- Stauung vor dem Herzen, das nicht in der Lage ist, das zurückströmende Blut aufzunehmen = **Rückwärtsversagen** (verursacht die hinweisenden Symptome, welche Herzhälfte betroffen ist)

Akute Herzinsuffizienz entwickelt sich im Verlauf von Stunden/Tagen, meist durch Herzinfarkt, aber auch durch Myokarditis, akute Klappenzerstörung bei bakterieller Endokarditis, eine hypertone Krise, mechanische Behinderung der Ventrikelfüllung (z.B. durch Perikardtamponade) u.a.

Chronische Herzinsuffizienz entwickelt sich im Verlauf von Monaten/Jahren, z.B. aufgrund von Klappenfehlern. Meist werden diese Fehler lange vom Herzen **kompensiert** (z.B. durch Hypertrophie), treten aber spätestens dann in Erscheinung, wenn das Herz dazu nicht mehr in der Lage ist. Das Herz **dekompensiert**.

Stufeneinteilung nach NYHA (New York Heart Assosiation):
NYHA I = keine Beschwerden. Nur bei außergewöhnlichen körperlichen Anstrengungen kann es zu Beschwerden wie vermehrter Luftnot kommen.
NYHA II = keine Beschwerden bei normalen täglichen körperlichen Belastungen. Bei höheren Belastungen kommt es zu leichten (IIa) bis mittleren (IIb) Beschwerden. Die Leistungsfähigkeit ist eingeschränkt.
NYHA III = schon bei alltäglichen durchschnittlichen Belastungen kommt es zu Beschwerden. Nur in Ruhe keine Beschwerden. Die Leistungsfähigkeit ist deutlich eingeschränkt.
NYHA IV = bereits in Ruhe kommt es zu Beschwerden. Diese nehmen bei körperlichen Belastungen deutlich zu. Es besteht eine schwere Einschränkung der Leistungsfähigkeit.

Ursachen
Häufigste Ursache: Hypertonie (Bluthochdruck, → 159) und KHK (→ 123) mit anfangs linksventrikulärer, später globaler Insuffizienz. Die Ursachen lassen sich nach dem Entstehungsort einteilen:

Kardiale Ursachen (am Herzen gelegen)	Extrakardiale Ursachen
1. Endokard: Klappenstenose und/oder Insuffizienz	**Hypertonus**
2. Myokard: nichtentzündliche (Kardiomyopathie) und entzündliche Herzmuskelerkrankung (Myokarditis)	Medikamente (z.B. Betablocker) Anämie
3. Perikard (Panzerherz: Pericarditis calcarea)	Pulmonale Hypertonie
4. Rhythmusstörungen: extreme Tachy- oder Bradykardie	Hypoxie (O_2-Mangel)
5. Koronare Durchblutungsstörungen/Herzinfarkt	Schilddrüsenüberfunktion
6. Angeborene Herzfehler: offener Ductus Botalli, Klappenfehler, Shunt	Schock

Die Herzinsuffizienz kommt meist als **Globalinsuffizienz** vor, d.h., sowohl das rechte als auch das linke Herz sind betroffen. Es dauert nicht lange, bis sich eine **Linksherzinsuffizienz (LHI)** durch den Rückstau in den Lungenkreislauf auch auf das rechte Herz auswirkt, das „sein Blut nicht los wird". Es kommt zur „durchgestauten" **Rechtsherzinsuffizienz (RHI)**. Tritt eine **RHI** aufgrund einer **Lungenerkrankung** auf, spricht man vom **Cor pulmonale**.
Zum besseren Verständnis wird die Links- und die Rechtsherzinsuffizienz nachfolgend isoliert vorgestellt. Es ist wichtig, Anatomie und Physiologie des Herzens zu kennen, denn die hinweisende Symptomatik, welche Herzseite betroffen ist, leitet sich v.a. daraus ab, wohin sich das Blut zurückstaut (Rückwärtsversagen).

5.4.3.1 Linksherzinsuffizienz

Vorwärtsversagen (größtenteils mit Frühsymptomen verbunden)
Minderversorgung des ganzen Körpers, so auch des Gehirns. Es kommt neben Leistungsabfall und Müdigkeit auch zu Konzentrationsschwäche und Schwindel. Durch Minderperfusion der Niere kommt es zu Oligurie (Urinausscheidung reduziert). Kompensatorisch wird die Herzfrequenz erhöht. Es kommt zu Tachykardie, evtl. zu Herzgefühl/-schmerz.

Rückwärtsversagen (hier treten größtenteils bereits Spätsymptome auf)
Durch pulmonale Druckzunahme wird Plasma in das Lungeninterstitium, später in die Alveolen gepresst ⇒ Verminderung der Gasaustauschfläche ⇒ **Atemnot (Dyspnoe)**; erst unter Belastung, später auch in Ruhe.

Zyanose

- Durch pulmonale Hypertonie ⇒ verminderte Sauerstoffsättigung des Bluts (zentrale Zyanose)
- Durch verlangsamte Blutzirkulation ⇒ vermehrte Sauerstoffausschöpfung aus Gewebe (periphere Zyanose)

Der Körper versucht, den Sauerstoffmangel über beschleunigte **Atmung (Tachypnoe)** auszugleichen. Es kommt zu Hustenreiz durch **Stauungsbronchitis** mit Rasselgeräuschen über der Lunge (Patient setzt evtl. Atemhilfsmuskulatur ein). Die Flüssigkeit, die sich im Stehen der Schwerkraft folgend an der Lungenbasis sammelt, breitet sich im Liegen über die ganze Lunge aus ⇒ Atembeschwerden im Liegen **(Orthopnoe)** ⇒ Wie viele Kissen werden benötigt, um schlafen zu können?

Asthma cardiale - anfallsweise Atemnot
Zu den Ursachen der Orthopnoe kommt die Zunahme der Flüssigkeit durch einen vermehrten venösen Rückstrom und Resorption peripherer Ödeme hinzu. Typische nächtliche Anfälle (evtl. mehrfach) mit Atemnot, Herzklopfen, Husten, starkem Lufthunger sind die Folge. Eine Besserung ist durch Aufstehen und tiefes Durchatmen möglich.

Lungenödem
Das akute Endstadium: Anfüllen der Alveolen durch Ödemflüssigkeit. Schwerste lebensbedrohliche Behinderung des Gasaustauschs. Das Brodeln der Lunge ist auch ohne Stethoskop zu hören. **Distanzrasseln**; kurz vor dem Tod kommt es zur Schnappatmung, einzelne Atemzüge mit längeren Pausen dazwischen.

5.4.3.2 Rechtsherzinsuffizienz

Symptome werden v.a. durch **Rückwärtsversagen** verursacht.

Venöse Stauungszeichen

- Vena cava superior: gestaute, erweiterte **Halsvenen**; Unterzungenvenen; Handrückenvenen, die sich beim Heben der Hand nicht entleeren; später evtl. auch Stauungserguss in die Pleura
- Vena cava inferior: **Leberstauung** ⇒ Lebervergrößerung ⇒ Druck auf Kapsel ⇒ Schmerz im rechten Oberbauch, später gelegentlich **Ikterus**, evtl. bis hin zur **Leberzirrhose**. Bei Stau in der Leber auch Stauung der Pfortader ⇒ **Aszites** (Bauchwassersucht) und Fortsetzung der Stauung in andere Bauchorgane

- **Gastrointestinale Beschwerden**: Stauungsgastritis[1] mit Appetitlosigkeit und Völlegefühl, evtl. Verstopfung und Blähungen oder Durchfall
- Stauung in die Milz = **Stauungsmilz** mit (evtl. tastbarer) Milzschwellung
- **Stauungsnieren** mit Proteinurie und dunklem Urin
- **Nichtentzündliche Ödeme der Unterhaut (Anasarka):** vor allem an abhängenden Körperteilen, z.B. **abendliche Knöchelödeme;** beim Liegenden im Kreuzbeinbereich ⇒ **Gewichtszunahme**

Merke: Gewichtszunahme bei unveränderter (evtl. sogar reduzierter) Ernährung ist oft ein erstes Zeichen für eine Ödembildung infolge eines krankhaften Geschehens.

Linksherzinsuffizienz	**Rechtsherzinsuffizienz**
Häufigste Ursachen	
Arterielle Hypertonie, Klappenfehler (links) KHK, Herzinfarkt, Rhythmusstörungen	Linksherzinsuffizienz (= durchgestaute RHI), Klappenfehler (rechts), Lungenerkrankungen (wie Lungenfibrose oder Lungenemphysem = Cor pulmonale)
Pathogenese	
Blutstau vor dem linken Herzen, also in den Lungenkreislauf	Blutstau vor dem rechten Herzen, also in die Venen des Körperkreislaufs
Leitsymptome	
• Atemnot, Dyspnoe • Tachypnoe • Orthopnoe • Stauungsbronchitis • Zyanose • Asthma cardiale • Lungenödem	**Venöse Stauungszeichen** • Gestaute Halsvenen, Unterzunge, Handrücken • **Leberstauung** und Stauung über Pfortader in andere Bauchorgane mit: • **Stauungsgastritis** • Stauungsniere • **Ödeme**, v.a. abendliche Knöchelödeme • **Gewichtszunahme**
Gemeinsame Symptome: • Eingeschränkte Leistungsfähigkeit • Tachykardie bei Belastung, Herzrhythmusstörungen • Nykturie **Bei Linksherzinsuffizienz:** tagsüber Minderperfusion der Niere, die dementsprechend Wasser zurückhält; nachts in Ruhe höhere Perfusion der Niere, damit höhere Ausscheidung **Bei Rechtsherzinsuffizienz:** durch Mobilisierung der Ödemflüssigkeit aus den Beinen im nächtlichen Liegen • Herzvergrößerung • Im Spätstadium niedriger Blutdruck	

[1] Stauungsgastritis: Bezeichnung für eine der Gastritis (Magenschleimhautentzündung) ähnliche Symptomatik (Völlegefühl, Appetitlosigkeit, Meteorismus, Brechreiz, Übelkeit) infolge gestauter Magenvenen bei Rechtsherzinsuffizienz.

Therapie
Nach Ursache der Erkrankung. Ursachen finden und behandeln (z.B. Hypertonie ⇒ Schilddrüsenproblematik, Anämie etc.).

- Körperliche Ruhe und seelische Entlastung.
- Flüssigkeitshaushalt kontrollieren: Zu viel Flüssigkeit würde dazu führen, dass das Herz noch mehr arbeiten müsste und daher noch weiter in die Insuffizienz getrieben würde.
- Elektrolythaushalt: Jede Störung des Kalium- und Kalziumhaushalts kann Herzrhythmusstörungen verursachen bzw. diese verschlimmern.
- Gewichtsnormalisierung ist unabdingbarer Therapiebestandteil. Günstig ist basenüberschüssige, kochsalzarme, laktovegetabile Vollwerternährung. Regelmäßige Reis- oder Obsttage regen Diurese an und wirken Ödembildung entgegen.
- Stuhlregulierung.
- Thromboseprophylaxe.
- Weglassen herzbelastender Medikamente.

Bei schweren Formen **(NYHA III und IV)** zum Arzt ⇒ verschreibungspflichtige Medikamente, z.B. Digitalis(-glykoside), Diuretika.

Bei leichteren Formen **(NYHA I und II)**
Phytotherapie: Digitaloide (dürfen nicht zusätzlich zu Digitalis[-glykosiden] eingesetzt werden), Weißdorn (Crataegus oxycantha und Crataegus monogyna), Meerzwiebel (Scilla maritima), Maiglöckchen (Convallaria majalis), Adonisröschen (Adonis vernalis), Oleander (Nerium oleander)

Akupunktur: u.a. B13, B15, KS6, Lu7, Lu9, MP6, KG21

Homöopathie: nach ausführlicher Anamnese und Repertorisation
- Carbo vegetabilis D2, D3, D4: Herzklopfen, Kollapsneigung, schwacher Puls, Herzschwäche bei älteren Personen, plötzliche Schwäche, Verlangen nach frischer Luft trotz Frieren
- Apocynum D1, D2, D3 bei kardialen und renalen Ödemen (diuretische Wirkung), weicher Puls, Müdigkeit, Kopfschmerz, Gliederschmerz (Insuffizienz bei Infekten)
- Aurum bei unregelmäßigem Herzschlag, Kurzatmigkeit
- Strophantus bei Angstgefühl mit Druck in der Brust, schwacher Herzaktion
- Crataegus bei Herzklopfen, Herzunruhe, Depressionen usw.
- Weitere: Hydro-, Atem-, Eigenblut- und Reflexzonentherapie

5.4.4 Herzklappenfehler (Vitien)

Angeboren oder erworben (rheumatische oder bakterielle Endokarditis).
Klappeninsuffizienz: Klappe schließt nicht richtig ⇒ **Pendelblut (z.B. Rückfluss in Vorhof)**
Klappenstenose: Klappe öffnet nicht richtig ⇒ **Blutstau**
Häufig sind beide Erkrankungen gemeinsam anzutreffen.

Die meisten erworbenen Vitien werden von einer **rheumatischen Endokarditis** verursacht. **In den meisten Fällen sind die Klappen des linken Herzens betroffen**, bedingt durch die stärkere mechanische Beanspruchung. Häufigster Herzfehler bei Erwachsenen ist die

Aortenklappenstenose (Wissenschaftler sind sich nicht einig, ob die Mitral- oder die Aortenklappenstenose häufiger vorkommt. Anscheinend war früher öfter die Mitral-, heute ist mehr die Aortenklappe betroffen).

Angeborene Klappenfehler betreffen meist die Taschenklappen (Aorten- und Pulmonalklappe).

Noch ein wichtiger Hinweis
Die Klappenfehler sind eine mögliche, ja sogar häufige Ursache für Herzinsuffizienz. Sie sollten also die folgenden Vitien nicht als komplett eigenständige Erkrankungen lernen: So führen die Mitralklappeninsuffizienz und -stenose wie auch die Aortenklappeninsuffizienz und -stenose zu Zeichen der Linksherzinsuffizienz. Um diese Erkrankungen diagnostizieren zu können, sind die nachfolgenden Betrachtungen wichtig.

5.4.4.1 Mitralklappenstenose, Mitralklappeninsuffizienz

Mitralklappenstenose	Mitralklappeninsuffizienz
Klappe öffnet nicht richtig; Blutstau vor der Klappe (in den Vorhof) und geringere Füllung des Ventrikels.	Klappe schließt nicht richtig; Pendelblut: während Systole strömt ein Teil des Bluts zurück in den Vorhof.
Pathogenese	
Druckanstieg im linken Vorhof, dieser hypertrophiert (Kompensation) und dilatiert, verbunden mit Wandfibrosierung und Disorganisation der Muskelbündel ⇒ Störung der Erregungsleitung ⇒ evtl. Vorhofflimmern mit absoluter Arrhythmie (Herzleistung: 20% ↓); durch die Strömungsveränderung des Bluts evtl. Thrombenbildung (40% der Fälle), mit Gefahr arterieller Embolien (20% der Fälle).	Hypertrophie und Dilatation des linken Vorhofs und Hypertrophie der linken Kammer, dadurch lange Zeit Kompensation.
Merke: Jedes hämodynamisch wirksame Mitralvitium geht mit Erweiterung des linken Vorhofs einher	
Symptome	
Ohne Latenzzeit **Zyanose**, v.a. in Gesicht und an den Akren **Mitralgesicht** (Facies mitralis): (schmetterlingsförmige) Rötung der Wangen („Mitralbäckchen", Nasen-Mund-Dreieck, Stirn und vor Ohren frei).	Oft erst nach jahrelanger Latenz [Verläufe von 20 Jahren], Akutsymptomatik nur bei akutem Geschehen, z.B. Papillarmuskelabriss bei Herzinfarkt [→ 125]).
Blutrückstau in den Lungenkreislauf mit pulmonaler Hypertonie und Zeichen der Linksherzinsuffizienz (→ 130) • Dyspnoe, Orthopnoe, Tachypnoe, Hustenreiz, Asthma cardiale • Eventuell Lungenödem (10% der Fälle) mit Hämoptyse, Hämoptoe, Herzfehlerzellen; im weiteren Verlauf durchgestaute Rechtsherzinsuffizienz (→ 130); venöse Stauungszeichen	

Ursachen	
Fast immer rheumatisches Fieber	• Rheumatisches Fieber • Endokarditis anderer Genese • Ruptur des Klappenapparats z.B. durch Fibrosierung des Papillarmuskels nach Herzinfarkt • Mitralprolaps (s.u.) • Nach Mitralklappensprengung
Diagnose	
• Paukender erster Herzton • Mitralöffnungston (MÖT) • Diastolisches (Decrescendo-)Geräusch • Parasystolisches (Crescendo-)Geräusch	• Auffallend leiser erster Herzton • Herzspitzenstoß nach links unten verlagert (wegen Hypertrophie der linken Kammer)

5.4.4.2 Mitralprolaps

Ballonartige Vorwölbung, Barlow- oder Klick-Syndrom; häufigste Klappenveränderung im Erwachsenenalter, jedoch meist ohne Beschwerden.

Ursache: meist unbekannt (familiäre Häufung, Vermutung: autoimmun), Papillarmuskeldysfunktion nach Infarkt, angeborene Bindegewebsstörungen.

Symptome
Meist keine (klinisch und hämodynamisch oft unbedeutend), sonst:
- Schmerzen hinter dem Brustbein ähnlich wie bei Angina pectoris, jedoch nicht belastungsabhängig und ohne Reaktion auf Nitroglyzerin
- Unangenehmes Herzklopfen, Arrhythmien
- Schwächegefühl, leichte Ermüdbarkeit, evtl. Synkopen
- Atemnot, Lufthunger

Noch ein kleiner Hinweis, bevor wir von der Mitralklappe zur Aortenklappe wechseln: Bei der Auskultation mit dem Stethoskop werden Mitralfehler in die Achselhöhle (Axilla), Aortenfehler in die Halsschlagadern (Karotiden) fortgeleitet.
Dazu noch eine Besonderheit: Tastet man mit dem Finger ins Jugulum („Drosselgrube", Halsgegend direkt über dem Brustbein), spürt man bei einer Aortenstenose ein Schwirren unter dem Finger.

5.4.4.3 Aortenklappenstenose, Aortenklappeninsuffizienz

Aortenklappenstenose	Aortenklappeninsuffizienz
Häufigster Herzfehler bei Erwachsenen, m > w; eine der häufigsten Ursachen für plötzlichen Herztod bei Jugendlichen	
Pathogenese	
Um die stenosierte Klappe zu überwinden, muss ein größerer Druck aufgebaut werden ⇒ Druckbelastung der linken Kammer ⇒ Hypertrophie, daher lange Zeit Kompensation und Beschwerdefreiheit; Auftreten von Symptomen (Dilatation und LHI) kündigt rasches Fortschreiten an; durch geminderten systolischen Druck ⇒ verminderte Koronarperfusion (da Gefäßabgang hinter der stenosierten Aortenklappe).	Bei jeder Diastole fließt ein Teil des soeben ausgeworfenen Bluts zurück in die Kammer (bis zu 20 l/Min.) ⇒ großes Schlagvolumen (um Pendelblut vermehrt) ⇒ Volumenbelastung der linken Kammer ⇒ Hypertrophie und lange Zeit Kompensation; Warnsymptome der drohenden Dekompensation: Angina pectoris und Zeichen der LHI; durch geminderten diastolischen Druck verminderte Koronarperfusion (da das Blut zurück in die Kammer fließt).
Gleichzeitig erhöhter O_2-Bedarf durch Hypertrophie und verlängerte O_2-Diffusionsstrecke ⇒ **Koronarinsuffizienz**	
Symptome	
• Niedriger Blutdruck • **Auffallend kleine Blutdruckamplitude** • Pulsus parvus et tardus (klein, flach) • Blasses Aussehen, rasche Ermüdbarkeit • Schwindel mit Ohnmachtsanfällen (Synkopen) • Atemstörungen, Angina pectoris, Herzrhythmusstörungen (evtl. Kammerflimmern bei Belastung) • Schwirren im Jugulum tastbar	• **Auffallend große Blutdruckamplitude** • Pulsus celer et altus (schneller ansteigender, hoher Puls), „Wasserhammerpuls" (durch großes Schlagvolumen und Windkesseldefekt durch Reflux z.B. 150/50), beim Liegen pulsierendes Klopfen im Kopf, sichtbare Pulsation der Karotiden, Nagelfalzpulsation, pulssynchrones Kopfnicken (Musset-Zeichen); Jahre danach: verstärktes Schwitzen, Zeichen der LHI
Diagnose	
Leitsymptom: spindelförmiges, raues Systolikum, punctum maximum: 2. ICR, vom ersten Herzton abgesetzt	Diastolisches Decrescendo-Geräusch nach dem zweiten Herzton
Ursachen	
• Erworben: hauptsächlich rheumatisches Fieber • Sekundär verkalkende bikuspidale Aortenklappe, Manifestation meist zwischen 40.–50. Lj. • Angeboren, vermutlich vorgeburtlich durchlaufene Endokarditis	• Meist rheumatisch (65%) • Auch Lues, Aortendilatation, Aneurysma • Sehr selten angeboren (dann mit anderen Vitien kombiniert)

5.4.4.4 Vitien des rechten Herzens

Erworbene organische Klappenfehler des rechten Herzens sind insgesamt relativ **selten** und dann oft Folge einer bakteriellen Endokarditis bei Fixern. In der Mehrzahl treten relative Klappeninsuffizienzen auf, die durch Überdehnung des Klappenansatzrings bedingt sind. **Pulmonal:** durch schwere pulmonale Hypertonie; **trikuspidal:** bei Dilatation der rechten Kammer.

Trikuspidalklappenstenose	Trikuspidalklappeninsuffizienz
Ursachen	
Meist rheumatisch bedingt	Oft Folge pulmonalen Hochdrucks (Cor pulmonale)
Symptome	
Rechtsherzinsuffizienz, mit venösen Stauungszeichen und abdominellen Beschwerden (→ 130)	

Pulmonalklappenstenose

Ursache: meist angeboren, selten erworben.

Symptome: RHI, Dyspnoe.

Auskultation: Systolikum (raues Herzgeräusch, v.a. 2. und 3. ICR, parasternal links).

5.4.5 Angeborene Herzfehler

Fetaler Kreislauf

Arterielles Blut kommt aus der Plazenta über die Nabelvene, umgeht zum größten Teil die Leber im Ductus venosus Arantii und gelangt über die untere Hohlvene zum rechten Vorhof. **Umgehung der Lunge**: In der Vorhofscheidewand (-septum) befindet sich ein ovales Loch, das **Foramen ovale**, durch das der größte Teil des (arteriellen) Bluts direkt in das linke Herz und somit in den Körperkreislauf gelangt.

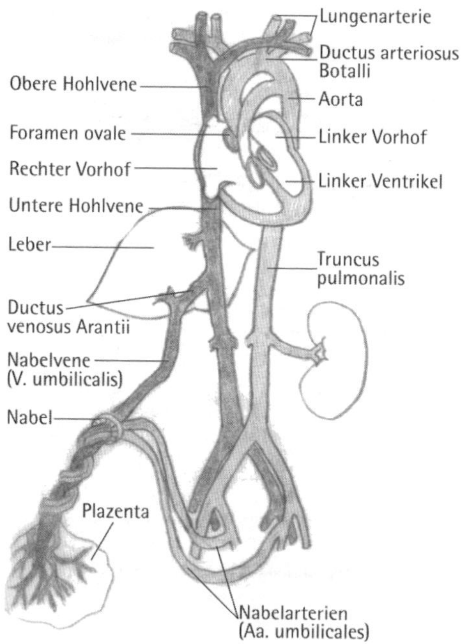

Das sauerstoffarme Blut aus der oberen Hohlvene gelangt vorwiegend in den **rechten Ventrikel** und von dort in den **Truncus pulmonalis**. Der größte Teil davon umgeht die Lunge, indem es durch eine Kurzschlussverbindung, den **Ductus arteriosus Botalli**, direkt in die Aorta gelangt. Auf Leistenhöhe existiert noch eine weitere Abzweigung zu den Nabelarterien. **Angeborene Herzfehler** haben ca. 1% der Neugeborenen. Unbehandelt sterben davon 25% im Säuglingsalter, weitere 55% in den ersten zwei Lebensjahren. Durch Behandlung erreichen von 6.500 kleinen Patienten in Deutschland 5.500 das Erwachsenenalter. Die kritische Zeit der Herzentwicklung liegt zwischen dem 14. und 60. Tag der Schwangerschaft. In dieser Zeit wirkende Einflüsse können zu Herz- oder Gefäßanomalien führen.

Auch bei angeborenen Herzfehlern besteht die Gefahr einer Endokarditis, weshalb schon bei kleinen medizinischen Eingriffen (z.B. einer zahnärztlichen Behandlung) Antibiotika verabreicht werden.

Ursachen (oft mulifaktoriell)

- **Exogen**:
  - Alkoholabusus der Mutter
  - Infektion, z.B. Rötelnembryopathie (1% der Fälle)
  - Medikamente: Thalidomid (Contergan), Zytostatika, Immunsupressiva
  - Strahlung
  - Erkrankung der Mutter z.B. an Diabetes mellitus oder Lupus erythematodes
- **Endogen** bei Chromosomenaberrationen
  - Down-Syndrom
  - Turner-Syndrom
  - Einzelgendefekte

Die acht häufigsten Vitien machen ca. 85% aller angeborenen Herzfehler aus.		
Azyanotische Vitien		**Zyanotische Vitien**
Obstruktion an Klappen/ Gefäßen	Links-Rechts-Shunt	Rechts-Links-Shunt
Pulmonalstenose 13%	Vorhofseptumdefekt 10%	Fallot-Tetralogie 14%
Aortenstenose 6%	Ventrikelseptumdefekt isoliert 20%	Komplette Transposition 5%
Aortenisthmusstenose 7%	Persistierender Ductus arteriosus Botalli 10%	

Angeborene Herzfehler mit Links-Rechts-Shunt

5.4.5.1 Vorhofseptumdefekt (ASD)

ASD = Atrium-Septum-Defekt

Das fetale **Foramen ovale** hat sich nach der Geburt nicht geschlossen.

Da der Blutdruck links höher ist als rechts: Links-Rechts-Shunt ⇒ sauerstoffreiches Blut von der Lunge ⇒ linker Vorhof ⇒ über Shunt-Verbindung in rechten Vorhof ⇒ Trikuspidalklappe, rechte Kammer, Pulmonalklappe ⇒ Lungenkreislauf ⇒ Volumenbelastung im rechten Vorhof und im Lungenkreislauf.

Symptome
Betroffene sind meist blass und haben einen grazilen Körperbau sowie einen niedrigen Blutdruck mit kleiner Amplitude; die Symptome sind abhängig von der Größe des Septumdefekts; meist Beschwerdefreiheit, manchmal in Kindheit vermehrt Bronchitiden oder Pneumonien. Oft erst ab dem 40. Lj. evtl. pulmonale Hypertonie mit Leistungseinschränkung, rasche Ermüdbarkeit, Belastungsdyspnoe/Palpitationen (unangenehmes Herzklopfen), evtl. rezidivierende pulmonale Infekte, Brustschmerzen ⇒ RHI.

Auskultation: Durch erhöhtes Schlagvolumen der rechten Kammer wird die erste Entleerung verzögert ⇒ **Pulmonalton später** ⇒ atmungsunabhängige Spaltung des zweiten Herztons; Wirbelbildung an der Pulmonalklappe ⇒ **Systolikum** (2.-3. ICR parasternal links); der Septumdefekt selbst verursacht kein Geräusch. Es entsteht dadurch, dass die Pulmonalklappe für die größere Blutmenge zu klein ist.

Mögliche Komplikation: **Eisenmenger-Reaktion**; durch die erhöhte Druckbelastung des Lungenkreislaufs hypertrophiert das rechte Herz und kann nun zusätzlich noch mehr Druck aufbauen, so dass es zu einer **Shunt-Umkehr** kommen kann, also ein Rechts-Links-Shunt daraus resultiert.

Therapie: je nach Größe ⇒ Operation: gut operabel, am besten noch im Vorschulalter. Ist es zur Shunt-Umkehr gekommen, keine Operation mehr möglich.

5.4.5.2 Kammerseptumdefekt (VSD)

VSD = Ventrikel-Septum-Defekt, Links-Rechts-Shunt

Symptome
Kleiner VSD (häufig): Kinder und Jugendliche oft asymptomatisch.
Größerer VSD: Gedeihstörungen (Wachstums-/Entwicklungsstörung), Blässe, Abgeschlagenheit, eingeschränkte Belastbarkeit, Belastungsdyspnoe, Palpitationen, rezidivierende bronchitische Infekte. In schweren Fällen: pulmonale Hypertonie/Rechtsherzinsuffizienz.
Eisenmenger-VSD: Auch beim VSD kann es durch Hypertrophie (der rechten Kammer) zur **Shunt-Umkehr** kommen: Zyanose, Leistungseinschränkung, Belastungs- bis Ruhedyspnoe, Hämoptoe, RHI, Rhythmusstörungen, Synkopen.

Auskultation
Lautes, systolisches, spindelförmiges Geräusch, am besten zu hören im 3. ICR parasternal links; bei größerem VSD: zweiter Herzton vom Geräusch überdeckt; typisch ist die Betonung des Pulmonalklappenschlusstons.

Therapie: Endokarditisphrophylaxe; Operation bei symptomatischen bzw. hämodynamisch relevantem VSD.

5.4.5.3 Offener Ductus Botalli

Synonym: Ductus arteriosus apertus, persistierender Ductus arteriosus (PDA)

Fetale Verbindung: Pulmonalarterie ⇒ Aorta, hat sich spätestens 3 Monate nach der Geburt nicht geschlossen ⇒ Blut aus Aorta fließt in Pulmonalarterie ⇒ primärer Links-Rechts-Shunt mit Volumenüberlastung des linken Herzens und pulmonaler Hypertonie ⇒ Rechtsherzbelastung (m : w = 3 : 1; besonders häufige Folge einer Rötelnembryopathie).

Symptome
Kleiner PDA: häufig asymptomatisch.
Größerer PDA (häufig erst ab 3. Dekade): Belastungsdyspnoe, Palpitationen, bronchopulmonale Infekte, LHI, verstärkter Hustenreiz, evtl. Bluthusten.

Inspektion/Palpation: azyanotischer Patient mit Herzbuckel, große Blutdruckamplitude, Herzspitzenstoß nach unten außen verlagert, hebende Pulsation über der A. pulmonalis.

Auskultation: kontinuierliches systolisch-diastolisches „Maschinengeräusch" am 2. ICR parasternal links, wird Richtung Schlüsselbein lauter.

Therapie: Operation, da sonst nur 35.-45. Lj. erreicht wird, bei Frühgeborenen helfen evtl. Prostaglandine, den Ductus arteriosus Botalli zu schließen.

5.4.5.4 Fallot-Tetralogie

Fallot-Tetralogie
- Kammerseptumdefekt
- Pulmonalklappenstenose
- Rechtsherzhypertrophie
- „Reitende Aorta" über dem Septumdefekt

Beschwerdebild wird von Pulmonalstenose bestimmt
- Atemnot schon im 1. Lj., besonders bei Belastung
- Zyanose durch Sauerstoffminderversorgung und verstärkte Abschöpfung in der Peripherie ⇒ „Blue Babies"
- Polyglobulie, Pseudokonjunktivitis
- Trommelschlegelfinger, Uhrglasnägel
- Durch Minderversorgung des Gehirns: Ohnmachtsanfälle und Krämpfe, Pneumonien und Herzinsuffizienz

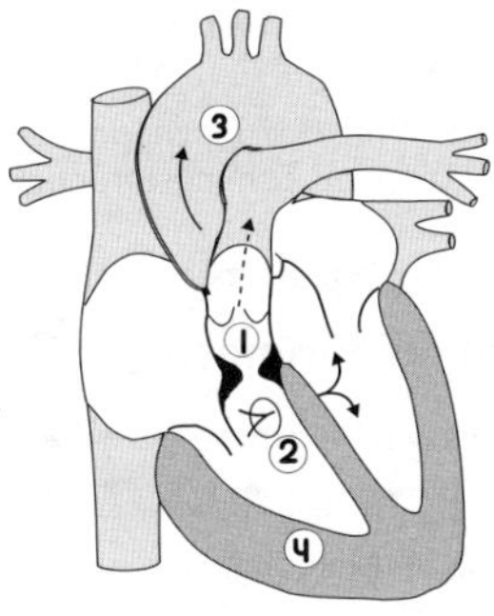

Fallot-Tetralogie

1 Pulmonalstenose
2 Ventrikelseptumdefekt
3 Reitende Aorta
4 Rechtsherzhypertrophie

- Kinder: charakteristische Hockstellung, dadurch Anstieg des Systemwiderstandes ⇒ Erhöhung der Lungenperfusion und Anstieg der Sauerstoffsättigung

Komplikationen: durch Polyglobulie ⇒ Thrombosen und Embolien (v.a. Gehirn)/bakterielle Endokarditis.

Auskultation: Pulmonalstenose ⇒ raues systolisches Austreibungsgeräusch im 2. ICR parasternal links.

Mittlere Lebenserwartung: 12 Jahre.
Die meisten Patienten sterben vor dem 20. Lj.

5.4.5.5 Transposition der großen Gefäße (TGA)

Verlagerung der großen Gefäße: Aorta tritt aus rechter, Lungenarterie aus linker Kammer ⇒ venöses Blut in Körperkreislauf ⇒ Neugeborene: **Zyanose und Atemnot, das Kind ist nicht lebensfähig** (es sei denn, es existieren ausgleichende andere Fehler). Bei rechtzeitiger Operation kann evtl. das Erwachsenenalter erreicht werden.

5.4.5.6 Aortenisthmusstenose

(Isthmus = Engpass) Verengung, meist am Übergang Aortenbogen/absteigende Aorta ⇒ Kopf und Arme werden ausreichend versorgt, Bauch, Becken und Beine nicht ⇒ in oberen Extremitäten erhöhter Blutdruck, in unteren erniedrigter; Hände warm, Füße kalt; häufig auch Beschwerdefreiheit.

Auskultation: systolisches Geräusch über Ausflussbahn der Aorta, 2. ICR parasternal links und am Rücken neben der Wirbelsäule.

Komplikationen: Aneurysmabildung der Aorta/arteriosklerotische Ablagerungen/LHI; Hypertonie mit Gefahr von Hirnblutungen; bakterielle Endokarditis.

5.4.5.7 Aortenbogenanomalie

Zum Beispiel: doppelter Aortenbogen oder Verlagerung des Aortenbogens, Arteria lusoria (Abgang der A. subclavia dexter atypisch).

Symptome: meist beschwerdefrei, evtl. Einengung der Luft- oder Speiseröhre und damit Husten, Heiserkeit, Stridor, Dyspnoe, Schlingstörungen.

Weitere angeborene Herzfehler (z.B. Herzklappenfehler), → 132

5.4.6 Herzrhythmusstörungen (Arrhythmien)

Krankhaft veränderte Herzschlagfolge
- Tachykardie (> 100/Min.)
- Bradykardie (< 60/Min.)
- Extrasystolen

Durch z.B. Störung der Erregungsbildung/-leitung oder extrakardiale Ursachen (Hyperthyreose).

Arrhythmien gibt es auch bei Herzgesunden. Treten sie vereinzelt auf, sind sie harmlos. Gefährlich werden sie erst dann, wenn der Blutauswurf ernsthaft beeinträchtigt ist: > 160 oder < 40 mmHg. Auf Sauerstoffunterversorgung reagiert zuerst das Gehirn (Schwindel, Leeregefühl im Kopf, Sehstörungen, Absencen, Bewusstseinsstörungen), dann erst der Herzmuskel.

5.4.6.1 Extrasystolen

Häufigste Herzrhythmusstörung; spontan auftretende Herzerregungen, eingestreut in den Grundrhythmus.

- **Treten** sie vereinzelt auf, sind sie eher harmlos; gehäuft oder salvenartig auftretend können sie zu Tachykardie (s.u.) oder gar Kammerflimmern (s.u.) führen.
- **Regelmäßigkeit:** als Bigeminie, Trigeminie oder unregelmäßig in langen Intervallen, anfallsartig in unregelmäßigen Abständen oder in Salven.

- **Symptome:** oft unbemerkt, evtl. auch unangenehmes oder beängstigendes „Herzstolpern" oder „Aussetzer".
- **Unterscheidung**
  - Supraventrikuläre Extrasystolen haben ihr Erregungszentrum oberhalb des His-Bündels.
  - Ventrikuläre Extrasystolen können vom His-Bündel oder allen Teilen des Kammermyokards ausgehen.

Ursachen
- Psychisch über neurovegetatives Nervensystem
- Hyperthyreose (Schilddrüsenüberfunktion)
- Genussmittel: insbesondere Kaffee, aber auch andere koffeinhaltige Getränke, die „Flügel verleihen", Alkoholabusus, Drogen, Nikotin, Toxine
- Kardial: Myokarditis, Perikarditis, Herzinfarkt, Herzinsuffizienz, Koronarinsuffizienz, Cor pulmonale
- Medikamente: beispielsweise Digitalis, Antiarrhythmika, Antidepressiva u.a.
- Stoffwechselstörungen mit Elektrolytstörungen wie Hypo-/Hyperkaliämie
- Roemheld-Syndrom

Diagnose
- Eventuell vorzeitiger Einfall eines Herzschlags mit nachfolgender kompensatorischer Pause
- Peripheres Pulsdefizit (Differenz zwischen palpabler Pulsfrequenz und über dem Herzen zu hörender Herzfrequenz)

Therapie von Extrasystolen: nur bei gehäuftem Auftreten oder Salven, da Vorhofflattern oder -flimmern droht (Medikamente, z.B. Digitalis und/oder Betablocker).

5.4.6.2 Tachykardie

Mehr als 100 Schläge pro Minute.
Mit zunehmender Herzfrequenz haben die Kammern immer weniger Zeit zur Füllung, wodurch die Kontraktionen nicht mehr so viel Blut auswerfen oder aber zu schwach und unkoordiniert sind. Beides kann zu lebensbedrohlichen Situationen führen.

Ursachen
- Psychisch
- Körperliche Belastung
- Hyperthyreose
- Fieber pro 1 °C und 10 Schläge
- Kreislaufschock und Volumenmangel/Anämie
- Myo-/Perikarditis/Herzinfarkt/Herzinsuffizienz/Koronarinsuffizienz
- Phäochromozytom (hormonaktiver Tumor des Nebennierenmarks, der Stresshormone wie z.B. Adrenalin produziert)

Oder primär = ohne Verbindung zu anderer Erkrankung

Paroxysmale Tachykardie

Anfallsweise auftretende Tachykardie.
Plötzlich treten 130-220 Schläge/Minute auf, was oft mit Schwindel, Angina pectoris, Atemstörungen und leichten Ohnmachtsanfällen einhergeht; **Dauer:** Minuten bis Tage.

Ursache

- Vegetative Fehlregulation
- Nikotin-/Kaffeeabusus
- Starke körperliche Belastung
- Fokalinfektion
- Hyperthyreose
- Hypertonie/Herzerkrankung/Digitalisüberdosierung
- Phäochromozytom

Erste Hilfe
Reflektorische Vagusreizung: kaltes Wasser trinken oder über die Extremitäten laufen lassen; falls nicht sofort eine Besserung eintritt, einen Arzt benachrichtigen. Weitere Vagusreizungen (mit Gefahr des Herzstillstands) Bulbusdruckversuch/Karotissinusdruckversuch ⇒ Erregung der Pressorezeptoren ⇒ reflektorische Bradykardie und Hypotonie (Karotis-Sinus-Syndrom, → 236).

> Notfall! **Kammerflattern: 220–350 Schläge/Min.**
> **Kammerflimmern: 300–500 Schläge/Min.**

5.4.6.3 Bradykardie

Weniger als 60 Schläge pro Minute.

Ursache

- **Physiologisch:** bei Sportlern, Schwerarbeitern, Stoffwechselverlangsamung (z.B. Hypothyreose) oder Unterkühlung; auch konstitutionell beim Vagotoniker
- **Medikamente:** Digitalis, Morphium, Betablocker, Kalziumantagonisten
- **Pathologisch:** Steigerung des Hirndrucks (Hirntumor, Hirnblutung), Herzerkrankung (Myo-, Perikarditis, Koronarinsuffizienz), Krankheiten mit Vagotonie (Hepatitis, Ulcus ventriculi), Typhus, Paratyphus

5.4.6.4 Reizleitungsstörungen

Die Erregung aus dem Sinusknoten wird nicht auf normalem Weg und in normaler Geschwindigkeit bis zum Myokard weitergeleitet.

- **Sinusatrialer Block (SA-Block):** verzögerte oder unterbrochene Erregungsleitung vom Sinusknoten zur Vorhofmuskulatur, nach einer kurzen Pause (die symptomlos verlaufen, aber auch mit einer Synkope einhergehen kann) übernimmt der AV-Knoten die Erregungsbildung.
  Ursache: Sick-Sinus-Syndrom (→ 241), Überdosierung mit Digitalis oder Antiarrhythmika
- **Atrioventrikulärer Block (AV-Block):** verzögerte oder unterbrochene Erregungsleitung von den Vorhöfen zu den Kammern.

  - I. Grades: verzögerte Erregungsleitung, keine Symptome, nur im EKG Verlängerung der PQ-Zeit sichtbar.
  - II. Grades: intermittierende Leitungsunterbrechung; Vorhofaktionen werden zeitweise gar nicht zu den Kammern übergeleitet; meist keine Behandlung erforderlich, gelegentlich Herzschrittmacher.
  - III. Grades: totale Leitungsunterbrechung, Vorhöfe und Kammern schlagen unabhängig voneinander (AV-Dissoziation), Gefahr von Synkopen (Adam-Stokes-Anfall, → 232) und Herzinsuffizienz; bei Herzfrequenz < 40 erst medikamentöse Behandlung, gefolgt von Herzschrittmacher.
- **Schenkelblock:** verzögerte oder unterbrochene Erregungsleitung im linken und/oder rechten Schenkel, meist asymptomatisch, da die leicht verzögerte Kammererregung hämodynamisch unwirksam ist.

5.4.7 Herzentzündungen (Carditiden)

Je nach entzündeter Herzschicht handelt es sich um eine Endo-, Myo- oder Perikarditis. Oft kommen Mischformen vor. Sind alle Schichten entzündet, spricht man von einer Pankarditis.

5.4.7.1 Endokarditis

Besonders gefürchtet ist der Befall der Klappen, der zu Klappenstenosen und/oder -insuffizienzen führen kann. Eine infektiöse Endokarditis kann ausgelöst werden durch Bakterien, Pilze oder Viren, eine nichtinfektiöse (abakterielle) Endokarditis ist meist rheumatisch bedingt.

Abakterielle Endokarditis

Rheumatische Endokarditis bei rheumatischem Fieber (→ 101). Das rheumatische Fieber ist nicht direkt infektionsbedingt, sondern Folge einer infektinduzierten Autoimmunreaktion (streptokokkenallergische Zweiterkrankung [Streptokokken, → 243]).

- Insbesondere bei Schulkindern (5.-15. Lj.) 1-3 Wochen nach Infektion mit β-hämolysierenden Streptokokken der Gruppe A, z.B. bei Angina tonsillaris, Scharlach, Zahnwurzeleiterung
- Zweiter (postinfektiöser) Fieberanstieg (Alarmsignal)
- Pankarditis (Symptome können fehlen, evtl. neu aufgetretenes Herzgeräusch)
- „Wandernde" Polyarthritis der großen Gelenke mit starkem Berührungsschmerz, Schwäche und Krankheitsgefühl
- Chorea minor (kleiner Veitstanz) etc.
- Hauterscheinungen (30% der Fälle weisen rheumatische subkutane Knötchen [Osler-Knötchen] auf (→ 172); seltener andere wie Erythema nodosum
- Eventuell Glomerulonephritis mit Proteinurie und Hämaturie
- BSG ↑, Leukozytose, C-reaktives Protein ↑, Antistreptolysintiter ↑

Keine Erreger an den Klappen, sondern Bildung von Immunkomplexen ⇒ chronisch fibrosierende Entzündung der Klappen ⇒ warzenähnliche Wucherungen (die sich selten ablösen) ⇒ narbige Veränderung: Schrumpfung, Verziehen = Klappeninsuffizienz; Verwachsung = Klappenstenose.

Abakterielle Endokarditis auch bei anderen Autoimmungeschehen möglich: PCP, Morbus Bechterew, Kollagenosen (LE, Sklerodermie, Panarteriitis nodosa).

Bakterielle (infektiöse) Endokarditis

Besiedelung der meist vorgeschädigten Klappen bei schwerer Abwehrschwäche oder nach Operation an den Herzklappen; Erreger sind zu 60% α-hämolysierende Streptokokken (Streptokokkus viridans), zu 20% Staphylokokken, zu 10% Enterokokken, gramnegative Bakterien und Pilze.

Ein vorbestehender Klappendefekt prädisponiert zu Endokarditis.

Akut verlaufende Infektion
Unbehandelt verläuft die Infektion i.d.R. letal. Hohe Virulenz des Mikroorganismus, wenig Resistenz des Makroorganismus.
Dramatischer Verlauf

- Hohes Fieber, evtl. Schüttelfrost
- Tachykardie, schwere Herzinsuffizienz
- Erhöhte Emboliegefahr (Hirnschlag u.a.) und Mikroembolien. Bei Befall der rechten Klappen (selten, v.a. bei Fixern) auch Lungenemboliegefahr
- Petechien (30%) oder Purpura v.a. der Mundschleim- und Augenbindehaut; selten Verbrauchskoagulopathie
- Osler-Knötchen (→ 172)
- Nierenbeteiligung mit Hämaturie und Proteinurie
- (Infekt-)Anämie

Leitsymptome
- Bakteriämie
- Fieber
- Splenomegalie
- Embolien
- Herzgeräusch

Diagnose: Erregernachweis im Blut, ausgeprägte Leukozytose mit Linksverschiebung, Thrombozytopenie, Anämie

Therapie (schon nach rein klinischer Diagnose, bevor das Ergebnis der Blutkultur vorliegt): Antibiotika

Subakut verlaufende Infektion
Endokarditis lenta (lenta = langsam). Meist durch α-hämolysierende Streptokokken; Endokarditis lenta hält sich zwischen Virulenz des Mikro- und Resistenz des Makroorganismus.
Weniger dramatischer Verlauf

- Schleichender Krankheitsbeginn
- Unklares mäßiges Fieber um 38 °C
- Herz- und Gelenkbeschwerden
- Appetitmangel, Gewicht ↓
- Petechien an Rumpf, Extremitäten und Augenhintergrund
- Eventuell arterielle Embolien, z.B. mit linsengroßen druckschmerzhaften Knötchen
- Eventuell später zunehmende Zeichen der Herzinsuffizienz

Diagnose: BSG ↑, Anämie, geringe Leukozytose, Alpha-2-, später Gamma-Globulin ↑.

Therapie: Arzt aufsuchen (Antibiotikagabe), Streuherde entdecken.

5.4.7.2 Myokarditis

Sie tritt selten alleine auf, meist sind andere Herzschichten mitbetroffen.

- **Rheumatische Myokarditis** (durch rheumatisches Fieber, auch durch Kollagenosen)
- **Infektiöse Myokarditis**
  - Meist durch Viren: Enterovirus (Coxsackie-, Echo-, Polio-), Rhino-, Gelbfieber-, Hepatitis-A und -B, Tollwut-, Influenza-, Parainfluenzaviren
  - Bakterien: bei Diphterie, Typhus, Tbc, Brucellose
  - Pilze, z.B. Candida
  - Protozoen
- **Allergische Myokarditis:** durch Medikamente (Penizillin, Zytostatika, Sulfonamide)

Akute Formen können in chronische übergehen. Die Ausbreitung kann diffus oder umschrieben sein.

Symptome

- Oft nur Grippesymptome (Mattigkeit, Schwäche)
- Mitunter **Rhythmusstörungen**, Extrasystolen bis Kammerflimmern
- Herzinsuffizienz
- Je nach Erreger: rezidivierende Schübe hohen Fiebers

Meisten stehen die Symptome der Grunderkrankung im Vordergrund, auffällig ist die **relative Tachykardie.**

Diagnose

Herztöne auffallend leise, evtl. Galopprhythmus, Herzgeräusche, Perikardreiben.

Therapie

- Bei Virusbeteiligung: Bettruhe, körperliche Schonung und Therapie der Rhythmusstörungen und der Herzinsuffizienz
- Bei Bakterienbeteiligung: Antibiotika
- Bei Beteiligung von Pilzen: Antimykotika

5.4.7.3 Perikarditis

Meist von einer Myokarditis begleitet. Die Ursachen für eine Perikarditis sind daher die gleichen wie bei einer Myokarditis. Zudem kann sie vorkommen bei Herzinfarkt, Thoraxtraumen und übergreifenden Entzündungen oder Tumoren der Nachbarorgane und bei Urämie. Auch hier kommen die Symptome der Grunderkrankung dazu. In 70% der Fälle bleibt die Ursache jedoch unklar (= idiopathische Perikarditis).

Je nach Verlauf bzw. Stadium unterscheidet man zwei Formen.

- **Pericarditis sicca:** die trockene Perikarditis (oft zu Anfang und/oder Ende einer akuten Perikarditis; am häufigsten bei Urämie).
  An entzündeter Stelle fibrinöse Auflagerung (daher auch der Name Pericarditis fibrinosa) ⇒ Reibung der Perikardblätter ⇒ starke Schmerzen ⇒ im Stethoskop **Lederknarren** (Reibegeräusche, auch „Lokomotivgeräusche").

- **Pericarditis exsudativa:** die feuchte Perikarditis (am häufigsten bei Tbc, Virusinfekten, rheumatischem Fieber). Es bildet sich ein entzündlicher Erguss zwischen den Blättern, damit verschwindet das Geräusch und der Schmerz, allerdings nimmt die Flüssigkeit dem Herzen den Raum, um sich in der Diastole zu füllen. Die Herztöne werden leiser (gedämpft durch Ergussflüssigkeit). Es kommt zu Atemnot, Einflussstauungen (Lebervergrößerung, Aszites, Halsvenenstauung, Ödeme, Stauungsniere), Tachykardie, Hypotonie, Zyanose. Bei großen Ergussmengen spricht man von Herzbeuteltamponade, bei der der kardiogene Schock droht.

Akuter Verlauf
- Fast immer mit Perikarderguss und Gefahr der Tamponade, evtl. Herzstillstand
- Retrosternale, oft lage- und atemabhängige Schmerzen
- Fieber, beschleunigte Atmung

Chronischer Verlauf: weniger heftig, aber länger (> 3 Monate).

Chronisch-konstriktiv (zusammenziehend): Es kommt bei der Ausheilung einer chronischen Perikarditis zu narbiger Schrumpfung und zu Verwachsungen zwischen innerem und äußerem Blatt. Wenn sich dort Kalk einlagert, spricht man von **Pericarditis calcarea** (Panzerherz).

Symptome: Atemstörung, Herzinsuffizienz mit venösen Einflussstauungen, Tachykardie, Hypotonie mit auffallend kleiner RR-Amplitude durch erniedrigtes Schlagvolumen.

Diagnose: neben EKG und Röntgen v.a. Echokardiographie, evtl. Perikardpunktion (Entlastung).

Therapie: im Krankenhaus, Bettruhe, Scherzbekämpfung, evtl. Antibiotika- oder Glukokortikoidgabe.

Prognose: am besten bei idiopathischer Form, die nach 4-6 Wochen meist folgenlos abheilt, ansonsten abhängig von der Grunderkrankung.

5.4.8 Kardiomyopathien

Auch Cardiomyopathie (Abk. CM) oder Myokardiopathie.
Klinische Bezeichnung für alle Herzmuskelerkrankungen mit Verdickung (Hypertrophie) und/oder Erweiterung (Dilatation) der Herzhöhlen, die nicht durch Koronarsklerose, Erkrankungen des Perikards, Hypertonie (Bluthochdruck) oder angeborene bzw. erworbene Herzfehler bedingt sind.

Anmerkung: Folgende Informationen sind eher zum Nachschlagen gedacht.

5.4.8.1 Primäre (idiopathische) Kardiomyopathie

Auslöser unbekannt.

5.4.8.2 Sekundäre Kardiomyopathie

Meist mit einer generalisierten Grundkrankheit auftretend, z.B.
- entzündlich (nach Infarkt, bei Kollagenosen u.a.),
- infektiös (z.B. bakteriell oder viral verursachte Myokarditis),

- nutritiv-toxisch (z.B. durch Alkohol, bestimmte Medikamente, Zytostatika),
- metabolisch (sog. Myokardose bei Amyloidose, Hämochromatose, Hyper- oder Hypothyreose u.a.),
- neuro- bzw. myopathisch (z.B. bei Friedreich-Ataxie, Dystrophia musculorum progressiva),
- infiltrativ (primäre Herztumoren, Leukämieinfiltrationen, Metastasen, Herzverfettung, Sarkoidose),
- physikalisch (traumatisch oder strahlenbedingt).

Dabei werden drei Formen unterschieden.

- **Dilatative Kardiomyopathie** (DCM, CCM): häufigste Form mit Ventrikelerweiterung ohne Dickenzunahme der Herzmuskulatur, evtl. mangelndem Verschluss der AV-Klappe und eingeschränkter Pumpleistung; tritt v.a. bei Männern auf.
  Symptome: Herzinsuffizienz, Herzrhythmusstörungen, ggf. kardial bedingte arterielle Embolien; **Therapie:** medikamentöse Behandlung der Herzinsuffizienz, Antikoagulanzien; **Prognose:** schlecht bei manifester Kardiomyopathie.
- **Hypertrophe Kardiomyopathie** (HCM): mit (unregelmäßiger) Herzmuskelverdickung ohne Leistungsänderung; fortschreitende Hypertrophie einzelner oder aller Wandschichten insbesondere des linken Ventrikels ⇒ verminderte diastolische Ventrikelfüllung bei (zunächst) normaler systolischer Herzfunktion.
  Symptome: Dyspnoe, Angina pectoris, Palpitationen, Synkopen; **Therapie:** Betarezeptorenblocker, Kalziumantagonisten; **Prognose:** eingeschränkte Lebenserwartung (akute Herzrhythmusstörungen), 50% aller HCM treten familiär gehäuft auf.
- **Restriktive Kardiomyopathie** (RCM) bzw. **obstruktive Kardiomyopathie** (OCM): Sie ist sehr selten; durch starre Ventrikelwände wird die Ventrikelfüllung behindert. Behandlung symptomatisch. Im Endstadium hilft nur noch eine Herztransplantation.

5.5 Medikamente

5.5.1 Digitalisglykoside

Herzkraftstärkend

Positiv inotrop	Steigerung der Kontraktionskraft
Negativ chronotrop	Abnahme der Herzfrequenz
Negativ dromotrop	Abnahme der Erregungsleitungs-geschwindigkeit
Positiv bathmotrop	Zunahme der Erregbarkeit durch Herabsetzung der Reizschwelle

Digitalisüberdosierung

Herzsymptomatik: Herzrhythmusstörungen (Extrasystolen, Bigeminie), bei leichter Überdosierung Bradykardie; bei schwerer Überdosierung Tachykardie bis Herzflattern und Herzflimmern, Herzblock

Magen-Darm-Beschwerden: Appetitlosigkeit, Übelkeit, Erbrechen, Durchfälle

Nerven- und Gehirnsymptomatik: erhöhte Reizbarkeit, Verwirrtheit, Kopfschmerz, Nervenschmerzen und Sehstörungen wie Rot-Gelb-Grün-Sehen, Wolkensehen und Flimmerskotom (visuelle Sensationen mit Flimmern, Funken, Blitzen).

Kalzium verstärkt die Digitaliswirkung, Kalium vermindert sie.

5.5.2 Beta(rezeptoren)blocker

Verhindern erregende Wirkung von Adrenalin und Noradrenalin, indem sie die Betarezeptoren blockieren.

Herz	• Negativ inotrop • negativ dromotrop • negativ chronotrop • negativ bathmotrop
Niere	Herabsetzung der Renin-Freisetzung
Bronchien	Bronchienverengung
Gefäße	Zusammenziehung der peripheren Gefäße
Leber und Skelettmuskulatur	Herabsetzung des Glykogenabbaus

Einsatz bei tachykarden Herzrhythmusstörungen, Angina pectoris, Hypertonie, Herzinfarktprophylaxe, Hyperthyreose, Vorbeugung von Migräne, Glaukom.
Nebenwirkungen: Überwiegen des Parasympathikus, Atemnot/Asthmaanfälle, Durchblutungsstörungen, Verschlimmerung der Herzinsuffizienz, Hypoglykämie, Arteriosklerose, Schwindel, Kopfschmerzen, Verwirrtheit, Erbrechen, Durchfälle.
Kontraindikationen: Herzinsuffizienz, schwere Ruhebradykardie, Asthma bronchiale, Diabetes mellitus.

Das plötzliche Absetzen der Betablocker kann lebensbedrohliche tachykarde Arrhythmien, Herzinfarkt, Angina-pectoris-Anfälle und Blutdruckanstieg auslösen.

5.5.3 Nitrate

Sie werden v.a. bei KHK eingesetzt, sowohl beim Anfall als auch prophylaktisch. Nitrate lassen glatte (Gefäß-)Muskelfasern erschlaffen ⇒ Gefäßerweiterung.

- Dilatierte Venen können mehr Blut fassen ⇒ verminderter Rückstrom zum Herzen ⇒ Senkung der Vorlast.
- Dilatierte Arterien senken den Blutdruck, somit den Widerstand, gegen den das Herz anpumpen muss ⇒ Senkung der Nachlast.
- Dilatierte Koronargefäße können den Herzmuskel besser versorgen (das Problem entsteht ja durch die Verengung der Koronarien).

Gängige Medikamente

- Zur Anfallbehandlung: Glycerol(tri-)nitrat (Nitroglyzerin, Sprengöl) als Spray oder Zerbeißkapseln zur sublingualen (unter der Zunge) Anwendung (Blutdruck mindestens 110 mmHg, Messen ist wichtig) wirkt innerhalb 1-2 Minuten für 10-30 Minuten. Die Gabe kann im Abstand von 5-10 Minuten wiederholt werden (Blutdruck messen).
- Zur Prophylaxe: Isosorbidmononitrat oder -dinitrat (kurz ISDN) als Tabletten (Wirkung lässt bei Dauerbehandlung nach, evtl. genügt „nächtliche Nitratpause").

Einsatz bei: Angina pectoris, kardialem Lungenödem, Herzinfarkt.

Wirkung: bei Angina pectoris sofortige Schmerzbefreiung (keine Schmerzlinderung bei irreversibler Schädigung durch Herzinfarkt).

Nebenwirkungen: Kopfschmerzen (deshalb einschleichen), Gesichtsrötung, Blutdruck im Stehen ↓.

Überdosierung: Tachykardie, Herzstillstand.

Kontraindikation: Niereninsuffizienz, Glaukom, Einnahme von blutdrucksenkenden Medikamenten.

5.5.4 Kalziumantagonisten

Kalzium(kanal)blocker. Sie vermindern den Kalziumeinstrom in die Zelle, es kommt somit zur Erschlaffung der Gefäßmuskulatur ⇒ Erweiterung der Gefäße ⇒ RR ↓, Herzkraft ↓ (negativ inotrop) ⇒ Senkung des Sauerstoffbedarfs und Weitstellung der Koronarien.
Einsatz: bei hohem Blutdruck, Angina pectoris.
Nebenwirkungen: Blutdruckabfall, Beinödeme, Kopfschmerz, Flush, Hautreaktionen, gastrointestinale Störungen, Schwindel, Bradykardie.

5.5.5 Diuretika

Sie steigern die Harnausscheidung, schwemmen Ödeme aus, senken durch Volumenminderung den Bluthochdruck.
Nebenwirkungen: Kaliummangel, Bluteindickung ⇒ Thromboseneigung, Verschiebungen im Salz-, Elektrolythaushalt (v.a. Mangel an Kalium, Magnesium, Kalzium, Natrium, evtl. aber auch Überschuss), Erhöhung der Blutfette, Beeinträchtigung des Hörvermögens, Impotenz, Libidoverlust, Menstruationsstörungen, Gynäkomastie.

5.5.6 Antikoagulanzien

Gerinnungshemmer; sie verbessern die Fließeigenschaften des Bluts.
Heparine: in basophilen Granulozyten (Mastzellen) zu finden, auch in Leber, Lunge, Milz und Thymus. Sie **hemmen die Blutgerinnung**, wirken rasch, aber nur für einige Stunden; Aufnahme nicht über Schleimhäute, Gabe intravenös oder subkutan.
Nebenwirkungen: Abnahme der Thrombozyten, Haarausfall, Osteoporose.
Cumarine: pflanzlich, verdrängen Vitamin K, das von der Leber zur Herstellung von Gerinnungsfaktoren (z.B. Prothrombin) benötigt wird; sie wirken erst nach 24-36 Stunden, aber längeranhaltend.
Nebenwirkungen: Magen-Darm-Störungen, Haarausfall, Urtikaria, Hautblutungen, Hautnekrosen, Gefahr verstärkter Blutungsneigung (Quick-Test notwendig).

5.5.7 ACE-Hemmer (ACE = Angiotensin converting enzyme)

Sie verhindern die Bereitstellung von Angiotensin, das die Gefäße verengt, und die Freisetzung von Aldosteron, das Wasser im Körper hält ⇒ **blutdrucksenkend**.
Nebenwirkungen: Blutdruckabfall, Nierenfunktionseinschränkungen, lebensbedrohlicher Kaliumüberschuss, trockener Reizhusten, Geschmacksstörungen, Hautausschläge, Blutbildungsstörungen.
Kontraindikationen: Schwangerschaft, Stillzeit, Nierenarterienstenose, Niereninsuffizienz, gleichzeitige Therapie mit kaliumsparenden Diuretika.

6 Kreislauf

Arterien sind Gefäße, die Blut vom Herzen wegtransportieren.
Venen transportieren Blut zum Herzen zurück.

- **Körperkreislauf (großer Kreislauf)**
Sauerstoffreiches Blut fließt in den Arterien, sauerstoffarmes in den Venen; **Start**: linkes Herz ⇒ Aorta ⇒ Arterien ⇒ Arteriolen ⇒ feinste Haargefäße = Kapillaren (hier findet der Stoffaustausch statt) ⇒ Venolen ⇒ Venen ⇒ obere/untere Hohlvene ⇒ rechtes Herz.
- **Lungenkreislauf (kleiner Kreislauf)**
Sauerstoffarmes Blut fließt in den Arterien, sauerstoffreiches in den Venen. Start: rechtes Herz ⇒ Lungenschlagader (Truncus pulmonalis) ⇒ Verästelung bis in die Kapillaren, die um die Alveolen liegen (hier findet der Gasaustausch statt) ⇒ Lungenvenolen ⇒ Lungenvenen ⇒ linkes Herz.
- **Pfortaderkreislauf**
Er ist in den großen Kreislauf eingeschaltet und bringt venöses Blut der **unpaaren Bauchorgane** (Darm, Magen, Milz, Pankreas) voller Nährstoffe zur Leber.

6.1 Anatomie der Gefäße

- **Intima:** innere Auskleidung aus einschichtigem Plattenepithel (Gefäßendothel), das auf etwas Bindegewebe aufsitzt. Venen besitzen v.a. in unteren Körperteilen Klappen, die das Zurückströmen des Bluts verhindern.
- **Media:** mittlere Schicht bei kleinen Arterien aus glatter Muskulatur, bei mittelgroßen Arterien v.a. aus ringförmigen Muskelfasern, bei großen Arterien v.a. aus elastischen Fasern. Steuerung der Gefäßweite durch vegetatives Nervensystem. Die Media der Venen ist dünner als die der Arterien, da der Blutdruck dort viel niedriger ist.
- **Adventitia:** äußere Schicht aus Bindegewebe und elastischen Fasern. Die Wände kleinerer Gefäße werden über Diffusion ernährt, die Wände größerer Gefäße über die Gefäße innerhalb der Adventitia, die Vasa vasorum (Gefäße der Gefäße).

Arterie

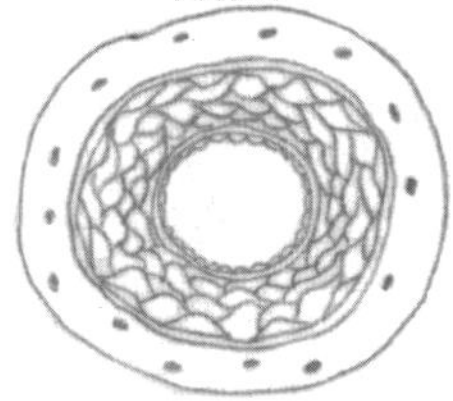

Vene

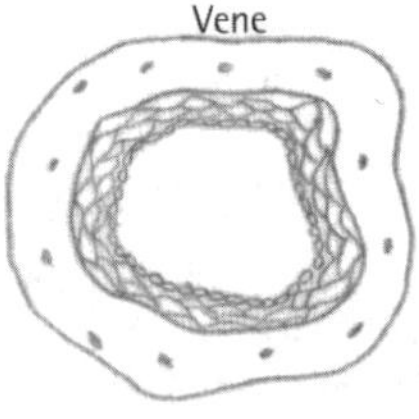

6.1.1 Arterien

Sie können in ihrer Media mehr elastische oder muskuläre Fasern enthalten.

Arterien vom elastischen Typ

Sie finden sich v.a. in Herznähe. Sie dehnen sich durch den ruckartig ausgeworfenen Blutstrom bei der Systole auf und ziehen sich danach wieder zusammen, wobei sie das Blut weiterschieben (das Blut würde sonst nach jeder Herzaktion stillstehen). Diese Funktion nennt sich **Windkesselfunktion** und die daran beteiligten Gefäße heißen **Windkesselgefäße** (in Anlehnung an den Ausgleichbehälter hinter Kolbenpumpen).

Arterien vom muskulären Typ

Sie sind vor allem in der Peripherie zu finden. Wie auch die Arteriolen (s.u.) können sie durch Kontraktion **(Vasokonstriktion)** und Entspannung **(Vasodilatation)** ihr Lumen verändern, somit den Strömungswiderstand und damit die Durchblutung der versorgten Organe. Sie heißen deshalb auch **Widerstandsgefäße**.

6.1.2 Arteriolen

Die Arterien verzweigen und verfeinern sich zu Arteriolen, deren Media v.a. aus glatter Muskulatur besteht (Blutverteilung, s.o.).
Auch über die Arteriolen findet noch kein Stoffaustausch zwischen Blut und Gewebe statt. Dies geschieht erst, nachdem sie sich noch weiter zu Kapillaren (s.u.) verfeinert haben, die nicht einmal mehr eine Muskelschicht besitzen, sondern nur aus Endothel bestehen.

> Stoffaustausch zwischen Blut und Gewebe findet nur auf Kapillarebene statt, nicht im Bereich der mehrschichtigen Gefäße.

6.1.3 Kapillaren

Sie bestehen aus einschichtigem Endothel, wodurch der **Stoffaustausch** ermöglicht wird.

- **Endothel mit Fensterung:** insbesondere in Organen mit starkem Stoffaustausch (z.B. Darmzotten, Pankreas, Hormondrüsen, Nierenkanälchen). Die Endothelzellen kleiden die Kapillaren lückenlos aus, die einzelne Zelle enthält jedoch interzelluläre Poren, die nur durch eine dünne Wand („Diaphragma", Scheidewand) verschlossen sind.
- **Endothel ohne Fensterung** (kommt am häufigsten vor): Es kleidet Kapillarwände lückenlos aus. Der Stofftransport erfolgt durch die Zelle (transzellulär) z.B. in Muskeln, Gehirn und Lungen.
- **Diskontinuierliches Endothel:** Zwischen den einzelnen Zellen klaffen Lücken; außerdem fehlt stellenweise die Basalmembran. Die Kapillarflüssigkeit kann direkt durch diese Öffnungen treten (interzellulär) v.a. in Sinusoiden der Leber, Milz, dem Knochenmark und den Glomeruli der Nieren.

Abbildung wichtiger Arterien

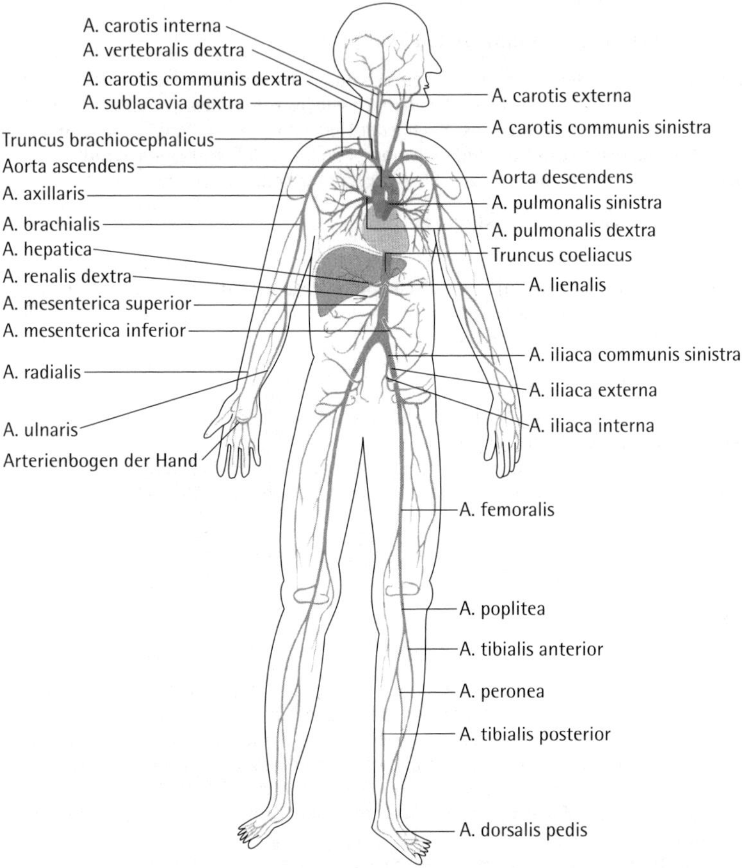

6.1.4 Venolen

Die Kapillaren werden zu kleinen Venen, den Venolen, die sich immer weiter vereinigen und das Blut den größeren Venen zuleiten.

6.1.5 Venen

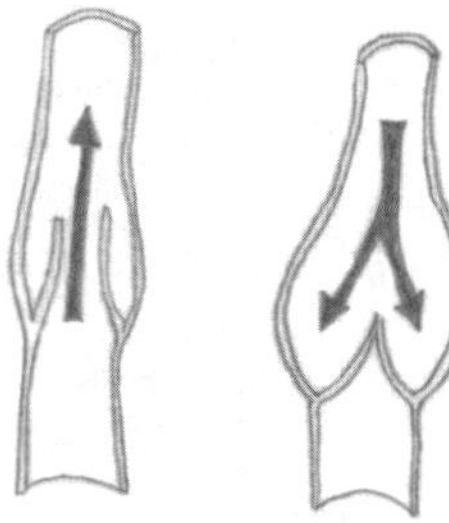

Sie sind durch ihr flexibles Fassungsvermögen (durch niedrigen Druck und Dehnbarkeit der Wände) in der Lage, größere Mengen Blut (bis über 60% des Gesamtblutvolumens) zu speichern und werden deshalb auch **Kapazitätsgefäße** genannt.
Da hier der Druck so niedrig ist, wird das Blut auch auf andere Weise bewegt: In den Venen der Extremitäten und der Rumpfwand bildet das Endothel **Taschenklappen**, die (ähnlich der Taschenklappen am Herzen) den Blutfluss nur in eine Richtung erlauben (s. Abb. rechts).

Venenpumpe: Kontrahiert sich die umliegende Skelettmuskulatur, wird das Blut in Richtung Herz gepresst **(Muskelpumpe)**. Oft sind Arterien und Venen eng beieinander, so dass zudem die arterielle Pulswelle die Venen zusammendrückt. Beim Beugen von Gelenken wird ebenfalls Druck auf die Venen ausgeübt, die als „Einbahnstraße" das Blut immer Richtung Herz befördern.

Anmerkung zu den Beinvenen, weil dies häufig in Prüfungen gefragt wird:
Bitte prägen Sie sich besonders gut die Verläufe der **Vena saphena magna** (magna mit **m** wie **medial**) und der **Vena saphena parva** ein. Es sind die wichtigsten Hautvenen für die Drainage des oberflächlichen Venenbluts, wobei ihre Einzugsgebiete nicht streng voneinander getrennt sind, sondern sich stellenweise überschneiden.

Abbildung wichtiger Venen

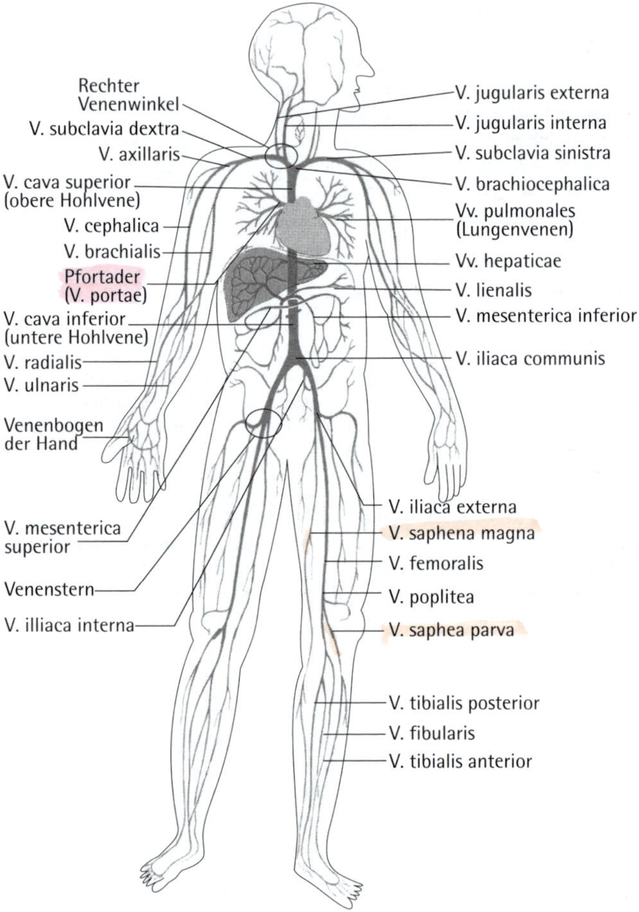

6.2 Physiologie des Kreislaufs

Die Steuerung des Kreislaufs

Die Blutversorgung wird dem wechselnden Sauerstoff- und Nährstoffbedarf angepasst und auch bei wechselnden Schwerkraftverhältnissen (Liegen, Stehen usw.) aufrechterhalten. Entscheidend für die Fließgeschwindigkeit sind der Blutdruck und der Strömungswiderstand.

- **Blutdruck** ist abhängig von
  - Herzzeitvolumen,
  - Blutvolumen und
  - peripherem Widerstand.
- **Strömungswiderstand** ist abhängig von
  - Durchmesser der Blutgefäße und
  - Viskosität (Zähigkeit) des Bluts.

Diese Größen werden über verschiedene Mechanismen reguliert.

- An den Gefäßen: Änderung des Gefäßdurchmessers (besonders bei Widerstandsgefäßen)
- Am Herzen: durch Änderung von Schlagvolumen und Herzfrequenz
- Vor allem durch die Nieren: Änderung des Blutvolumens

Diese Mechanismen werden durch verschiedene Vorgänge gesteuert.

- **Autoregulation:** durch die Gefäßmuskulatur selbst gesteuert (myogene Durchblutungsregulation) ⇒ v.a. lokal wirksam.
- **Stoffwechselreize:** Arteriolen erweitern sich bei Sauerstoffmangel oder bei Überangebot an Stoffwechselprodukten wie Wasserstoffionen oder Milchsäure (⇒ v.a. lokal wirksam).
- **Hormone** ⇒ lokal und übergeordnet wirksam;
  Adrenalin und **Noradrenalin** aus der Nebennierenrinde führen zu einer Kontraktion der Arterien des Bauchs und der Haut, sowie zu einer Dilatation der Arterien des Herzens und der Skelettmuskulatur; außerdem sorgen diese Hormone für einen schnelleren Herzschlag. **Renin** wird bei Minderdurchblutung aus der Niere ausgeschüttet und aktiviert das **Renin-Angiotensin-Aldosteron-System**. **Angiotensin** sorgt u.a. für die Verengung von Hautgefäßen, **Aldosteron** für gesteigerte Retension von Flüssigkeit im Körper.
- **Vegetatives Nervensystem:** Das übergeordnete Kreislaufzentrum in der **Medulla oblongata** (verlängertes Rückenmark) erhält über Äste des **N. vagus** (10. Hirnnerv, „Hauptwerkzeug des Parasympathikus") Informationen von **Pressorezeptoren** (Druckfühlern), die den Blutdruck z.B. an **Aortenbogen** und **Karotissinus** messen. Es regelt zusammen mit Anteilen des Hypothalamus (Teil des Zwischenhirns) die Blutverteilung.

Exkurs zum Thema „vegetatives Nervensystem":

Würden alle Arterien gleichzeitig weitstellen, würden wir über 20 l Blut benötigen. Es ist also eine bedarfsgerechte Verteilung der vorhandenen etwa 6 l erforderlich. Neben o.g. Mechanismen spielt dabei das **vegetative Nervensystem** eine wichtige Rolle mit

- **Sympathikusnerv** („Stressnerven: Kämpfe oder renne" - Aktivität nach außen) und
- **Parasympathikusnerv** (Ruhenerven: Verdauung, Aufbau, Ausscheidung - Aktivität nach innen).

Es leuchtet ein, dass es in einer „Kämpfe-oder-renne-Situation" weitaus wichtiger ist, dass die Skelettmuskulatur ausreichend durchblutet wird, während der Verdauungstrakt pausieren muss. So hat unser Sympathikusnerv an unterschiedlichen Körperstellen gegensätzliche Wirkung. Die Gefäße der Skelettmuskulatur werden weit-, die der Eingeweide enggestellt.

Beispiel Lagewechsel:
Beim Aufstehen aus dem Liegen versackt das Blut nach dem Gesetz der Schwerkraft v.a. in den Beinen. Sofort erfolgt die Gegenregulation der Medulla oblongata, indem reflektorisch die Gefäße verengt werden und das Herz zu schnellerem Schlagen angeregt wird (Schellong-Test, → 163).
Besonders bei Menschen mit niedrigem Blutdruck (Hypotonie, → 162) kann sich dabei deutlich zeigen, dass das Gehirn besonders empfindlich auf Sauerstoffmangel (durch ungenügenden Blutdruck) reagiert: Es kommt zu Schwindel, evtl. sogar zu Ohnmacht.

6.3 Untersuchung des Kreislaufs

6.3.1 Anamnese

Frage nach Risikofaktoren für Arteriosklerose (→ 165); Familienanamnese.

- Unspezifische Symptome
  - Körperliche Ermüdbarkeit, geistige Verlangsamung (deuten eher auf Hypotonie, könnten aber auch Folge von Arteriosklerose in Verbindung mit Hypertonie sein, bei der das Gehirn minderversorgt wird)
  - Schwindelgefühl: bei Hypotonie evtl. mit Neigung zu Ohnmacht, v.a. nach längerem Stehen; bei Hypertonie eher unsystematisch
  - Kopfschmerzen (können sowohl bei Hypo- als auch bei Hypertonie auftreten)
  - Ohrensausen (könnte Hinweis auf Hypertonie sein)
  - Schlafstörung
  - Schweißausbrüche
  - Bewegungsdrang
- Schmerzen
  - Plötzlich auftretend: bei akutem Verschluss eines Gefäßes (→ 166)
  - Langsame Zunahme über Monate, z.B. bei Varikose (→ 173)
  - Nach Belastung (Gehen): periphere arterielle Verschlusskrankheit (pAVK), weitere Hinweise durch Auftreten der Schmerzen bzw. schmerzfreie Gehstrecke (Ratschow-Test, → 167; Gehtest, → 167)
  - Nach längerem Sitzen oder Stehen bei Varikosis (Krampfadern)

6.3.2 Inspektion

Hautfarbe und Temperatur

- Allgemeine Blässe, auch der Nasenspitze und Stirn bei ausreichendem Lippenrot, deutet auf niedrigen Blutdruck hin (sind zudem Lippen, Augenbindehaut, Innenseite Unterlippe, Schleimhaut und Zunge blass, deutet das auf eine Anämie hin). Hautblässe kann auch von einer schlechten Hautdurchblutung, z.B. durch Niereninsuffizienz, herrühren, aber ebenso konstitutionell bedingt und ohne Krankheitswert sein.
- Rote Gesichtsfarbe könnte durch Bluthochdruck bedingt sein, tritt aber auch z.B. bei Polyglobulie oder Polyzythämie auf.
- Extremitäten (v.a. Beine)
  - Kalt und blass bei arteriellem Verschluss
  - Sichtbare Krampfadern (→ 173)
  - Überwärmt und livide bei Thrombose
  - Geröteter tastbarer Strang bei Thrombophlebitis (→ 174)
  - Hyperpigmentierung bzw. Flecken durch narbig-weißliche Hautveränderungen aufgrund schlechter Wundheilung; bräunliche Flecken durch Hämosiderinablagerungen (Abbauprodukt des Hämoglobins)

Ödeme

Beinumfangdifferenz meist > 2 cm bei Venenthrombose (unsicheres Zeichen), prallelastisches Ödem, tiefliegender Schmerz, der bei Palpation und Belastung zunimmt.

Schlecht verheilende Wunden, Pilzinfektionen

Ulzera

- Ulcus cruris venosum bei chronisch venöser Insuffizienz (→ 176) häufigste Ulkusform (80% der Ulzera), meist proximal des medialen Knöchels
- Schmerzhafte Ulzera an Druckstellen (Zehen, Ferse) bei pAVK (periphere arterielle Verschlusskrankheit, → 166)
- Schmerzlose Ulzera, z.B. Plantarulkus im Rahmen von Diabetes mellitus

6.3.3 Palpation

- Abtasten von Krampfadern, Suche nach Verhärtungen, Prüfung von Schmerzzeichen bei Verdacht auf tiefe Beinvenenthrombose
- Verbreiterung von tastbaren Pulsflächen, z.B. bei Aneurysma
- **Pulstastung** zur Feststellung von Herzfrequenz, -stärke, Arteriendurchgängigkeit; Palpationsstellen: **A. radialis** (Speichenschlagader), **A. carotis** (Hals-), **A. femoralis** (Oberschenkel-), **A. dorsalis pedis** (Fußrücken-), **A. tibialis posterior** (hintere Schienbeinschlagader)

Pulsbesonderheiten

- **Klopfende Karotiden**, z.B. bei Aortenklappeninsuffizienz, Aortenisthmusstenose, Hyperthyreose.
- **Seitendifferenz der Karotispulse**, Verdacht auf Karotisstenose.
- **Seitendifferenz der Radialispulse**, z.B. bei Aortenaneurysma (durch Druck auf abzweigende Gefäße) oder bei Arteriosklerose.

- **Fehlen des Pulses** bei arteriellem Verschluss der entsprechenden Extremität, Pulslosigkeit aller Extremitäten im Schock, Puls nicht tastbar durch Ödembildung.
- **Schwache Femoralispulse**, z.B. als Zeichen eingeschränkter Herzleistung oder bei Arteriosklerose.
- (Peripheres) **Pulsdefizit:** Nicht alle Herzschläge, die am Herzen auskultiert werden (oder per EKG erfasst werden), kommen als Pulsschlag an der A. radialis an, z.B. infolge unzureichender Ventrikelfüllung oder „frustraner" Herzaktionen bei (frühzeitig einfallenden) Extrasystolen oder Vorhofflimmern (mit absoluter Arrhythmie). Bei kurzer diastolischer Füllungszeit der Kammern erzeugt die nachfolgende Systole infolge des verminderten Auswurfvolumens keine in der Peripherie tastbare Pulswelle.

6.3.4 Arterienauskultation

Sie sollte bevorzugt an Karotiden und Femoralarterien stattfinden: Strömungsgeräusche weisen auf Wirbelbildungen hin und sind als Frühsymptom arterieller Gefäßerkrankungen (bei 50-70%iger Stenose gut hörbar, bei 90%iger verschwunden).

6.3.5 Blutdruckmessung

(→ 120)

Zur Erinnerung: Der Blutdruck (RR) hängt von **Herzleistung**, **Gefäßelastizität** und **Gefäßwiderstand** ab.

Weitere Untersuchungsmethoden bei den entsprechenden Erkrankungen

- Schellong-Test zur Feststellung hypotoner Kreislaufregulationsstörungen (→ 163).
- Ratschow-Test und Gehtest (→ 167) zur Feststellung arterieller Durchblutungsstörungen der Bein- und Beckenarterien.
- Faustschlussprobe zur Feststellung arterieller Durchblutungsstörungen der Arme (→ 168).
- Trendelenburg-Test zur Prüfung der Vena saphena magna (→ 174).
- Perthes-Test zur Prüfung der Durchgängigkeit der tiefen Beinvenen (→ 174).
- Pratt-Test zur Lokalisierung insuffizienter Vv. perforantes (→ 174).
- Homann-Zeichen: Test auf Phlebothrombose (→ 176).
- Payr-Zeichen: Test auf Phlebothrombose (→ 176).

6.3.6 Ultraschall-Doppler-Versuch

Dauerschallverfahren zum Auffinden und Beurteilen arterieller und venöser Gefäßerkrankungen, v.a. der tiefen Venen. Strömungsgeschwindigkeit und -richtung werden nichtinvasiv erfasst und als Kurve oder Ton dargestellt. Einsatz v.a. zum Nachweis tiefer Arm- oder Beinvenenthrombosen, des postthrombotischen Syndroms oder Venenklappeninsuffizienzen sowie zur Einschätzung arterieller Stenosen der Extremitäten oder der großen hirnversorgenden Gefäße.

6.3.7 Duplex-Sonographie

Sie kombiniert o.g. Dopplerverfahren mit dem Ultraschallbildverfahren zur Darstellung von Stenosen, Ablagerungen und Aneurysmen.

6.3.8 Röntgen

Röntgenaufnahmen weisen Kalkablagerungen nach.

6.3.9 Angiographie

Röntgen mit Kontrastmittel, das über einen Katheter eingebracht wird.

6.3.10 Oszillographie

Der Oszillograph reagiert schon auf geringe Stenosen.

6.4 Kreislauf- und Gefäßerkrankungen

6.4.1 Hypertonie

Bluthochdruck: Folge eines erhöhten **Herzzeitvolumens** und/oder eines erhöhten peripheren **Gefäßwiderstands.** Faustregel: Alter des Patienten plus 100 = Systole; Medizinern sollten jedoch die genauen Werte laut Tabelle geläufig sein.

Blutdruck	Systolisch	Diastolisch
Normbereich	Bis 140 mmHg	Bis 90 mmHg
Grenzbereich	141 - 160 mmHg	91 - 95 mmHg
Hochdruck	Über 160 mmHg	Über 95 mmHg

- Es sind 20% (eher mehr) der Bevölkerung betroffen.
- 20% der Hypertoniker wissen nichts davon.
- 20% der bekannten Hypertoniker werden nicht behandelt.
- 20% der bekannten Hypertoniker werden unzureichend behandelt.

Primäre (essenzielle) Hypertonie

- 80-90% der Fälle, die genaue Ursache ist unbekannt.
- In der Regel Manifestation jenseits des 30. Lj.
- Multifaktorell
  - 60% der Fälle haben eine positive Familienanamnese.
  - Konstitution (Pykniker).
  - Ernährung (Salz, Kaffee, Alkohol, Übergewicht, Teil des metabolischen Syndroms - („Wohlstandssyndrom", [Gicht]).
  - Stress, Rauchen.
  - Die Mehrzahl der Patienten leidet zudem an einer peripheren Insulinresistenz und einer Hyperinsulinämie.

Sekundäre Hypertonie

- Etwa 10% der Fälle
- **Renale Hypertonie, ca. 8% der Fälle, meist diastolisch auffällig hoch**
  - Renoparenchymatös 5%: Glomerulonephritis, chronische Pyelonephritis
  - Renovaskulär 1%: Nierenarterienstenose

  - Bei Nierentumoren
- **Endokrine Hypertonie:** durch Störungen im Hormonhaushalt, z.B. durch „Pille"; Phäochromozytom (Erkrankungen des Nebennierenmarks), Cushing-Syndrom (Erkrankungen der Hypophyse, der Nebennierenrinde oder durch Cortisoneinnahme), Conn-Syndrom (Erkrankungen der Nebennierenrinde), Akromegalie (Erkrankungen der Hypophyse), gelegentlich Hyperthyreoidismus (Schilddrüsenüberfunktion)
- **Kardiovaskuläre Form:** beispielsweise durch Arteriosklerose, auch Aortenisthmusstenose, hyperkinetisches Herzsyndrom

Nur systolische Blutdruckerhöhungen (wie bei Aortenklappeninsuffizienz), vorübergehende Blutdrucksteigerungen während Schwangerschaft (EPH-Gestose), durch Intoxikation oder Medikamente ausgelöste Blutdruckanstiege zählen nicht zur arteriellen Hypertonie.

Symptome

- **Zunächst meist keine**, lange Zeit Beschwerdefreiheit (Hypertoniker fühlen sich oft gesund: sie „stehen unter Druck", „treiben die Welt um").
- Später unspezifische Symptome wie
  - Hitzegefühl, Schweißausbrüche,
  - Wetterfühligkeit, Schlafstörungen, Unruhe, psychische Reizbarkeit,
  - Hautblässe, Kältegefühl an Händen und Füßen,
  - Herzklopfen.
- Zerebrale Symptome bei manifestem Hypertonus
  - Kopfschmerzen (oft morgendlich, besonders im Hinterkopf)
  - Klopfen in Kopf und Hals, Ohrensausen, Augenflimmern
  - Schwindel, Unkonzentriertheit
  - Roter Kopf, Nasenbluten (durch vermehrten Blutandrang)
- Weitere Symptome bzw. Komplikationen ergeben sich aus den Folgeerkrankungen.
  - Arteriosklerose in 50-60% der Fälle (→ 165) und koronare Herzkrankheit (→ 123)
  - Linksherzhypertrophie und -insuffizienz (→ 130): Ruhe-, Belastungsdyspnoe, nächtliche Atemnot
  - Nierenschädigung (z.B. Schrumpfniere), damit Renalisierung bzw. Fixierung des Hypertonus (→ 159)
  - Aneurysmenbildung (→ 168); Bauchaortenaneurysma mit Rupturgefahr bei 10% der Hypertoniker > 65 Jahre
  - Gehirn: Infarkt, hypertone Massenblutung, akute Hochdruckenzephalopathie (durch Versagen der Autoregulation der Hirngefäße erfolgt druckpassive Erweiterung der Hirnarteriolen ⇒ Hirnödem)
  - Auge: Ablatio retinae (Netzhautablösung)

Hypertensiver Notfall

Plötzlich auftretende schwere Hypertonie mit Blutdruckwerten über 230/120 mmHg, lebensgefährlich durch:

- Hochdruckenzephalopathie mit der Gefahr eines Schlaganfalls; Durchbrechen der Autoregulation der Hirngefäße ⇒ Hyperperfusion ⇒ Hirn- und Papillenödem ⇒ Kopfschmerzen, Übelkeit, Erbrechen, Sehstörungen, evtl. Verwirrtheit, neurologische Ausfälle und Krämpfe

- Linksherzüberlastung mit Gefahr eines Lungenödems
- Angina-pectoris-Anfall

Wenn RR systolisch > 200 und diastolisch > 120 mmHg ⇒ Arzt benachrichtigen. Patienten beruhigen, körperliche Ruhe einhalten lassen, Vitalzeichen engmaschig kontrollieren. Eventuell Verabreichung von Antihypertonika nach ärztlicher Anordnung, sofern vorhanden. **Bei Angina pectoris: Notarzt** (→ 124).

Einteilung von Hypertonien nach Schweregrad laut WHO

- **Stadium I:** Hypertonie ohne Organschäden
- **Stadium II:** Hypertonie und mindestens eins der folgenden Zeichen:
  - Linksherzhypertrophie
  - Augenhintergrundveränderungen
  - Proteinurie und/oder leichte Erhöhung des Blutkreatininspiegels
  - Nachweis arteriosklerotischer Plaques in Gefäßen
- **Stadium III:** Hypertonie mit Schäden an mehreren Organen (Herz, Niere, Gehirn, Augenhintergrund, Gefäße)

Einteilung nach Verlauf

- **Maligner Verlauf** (ca. 1%): hohe RR-Werte, v.a. diastolisch (120-140 mmHg), **spricht auf Medikamente nicht (kaum) an**. Es folgt eine rasch fortschreitende Niereninsuffizienz
- **Benigner Verlauf** erfolgt langsamer: umschriebene Schwellungen an Gefäßen ⇒ Anlagerung atheromatöser Plaques ⇒ durch Kalkeinlagerung kommt es zur Arteriosklerose, die die Hypertonie verschlimmert. **Spricht auf Medikamente gut an.**

Diagnosestellung der Hypertonie nur nach wiederholten Messungen, da der Blutdruck u.a. von Tageszeit sowie psychischen und körperlichen Belastungen abhängt. Normalerweise fällt der Blutdruck nachts um über 10 mmHg. Ist das nicht der Fall, spricht man von „Non-Dippern", bei denen stets sekundäre Hypertonieformen, besonders renovaskuläre ausgeschlossen werden müssen.

Therapie

Möglichst Ursache herausfinden und behandeln. Bei stark erhöhten Werten erfolgt eine Verabreichung von Medikamenten durch den Arzt (z.B. ACE-Hemmer, Kalziumantagonisten, kurzfristig Diuretika, → 147)

- **Ersatzmedikation** für blutdrucksteigernde Medikamente, soweit möglich (NSAR, Kortikosteroide, Pille u.a.)
- **Änderung der Lebensweise:** Nikotin und Kaffee vermeiden, Übergewicht abbauen, Salzverbrauch reduzieren, Stress reduzieren
- **Flüssigkeitsaufnahme:** nicht über den physiologischen Tagesbedarf hinaus, da zusätzliches Volumen den Hypertonus verstärkt
- **Phytotherapie:** Mistel (Viscum album), Ölbaum (Olia europaea), Knoblauch (Allium sativum), Weißdorn (Crataegus laevigata), Alpenrose (Rhododendron ferrugineum). Die stärkste blutdrucksenkende Pflanze ist die Rauwolfia, die verschreibungspflichtig ist, daher:

- ◦ **Homöopathie:** Rauwolfia ab D4 bzw. das konstitutionelle Mittel, das sich bei ausführlicher Repertorisation herauskristallisiert
- **Akupunktur** (z.B. Di11, Ma36)

Alte Weisheit: „Hypotoniker leben lang und schlecht, Hypertoniker kurz und gut"

6.4.2 Hypotonie

Chronisch arterielle und orthostatische Hypotonie. Das Blut gelangt nicht rasch genug und in nicht ausreichender Menge dorthin, wo es benötigt wird. Organe und Gehirn erhalten zu wenig Sauerstoff und können deshalb nicht optimal arbeiten.

6.4.2.1 Arterielle Hypotonie

Chronisch zu niedriger Blutdruck; beim Mann liegt er < 110/60 mmHg, bei der Frau liegt er < 100/60 mmHg.

- **Primäre (essenzielle) Hypotonie (häufigste Form)**
  - Ursache unbekannt, Auftreten vorwiegend bei jungen, schlanken Frauen. **Meist ohne Krankheitswert**, es sei denn, es treten Symptome der zerebralen Minderdurchblutung auf (s.u.).
- **Sekundär**
  - **Kardial:** Herzinsuffizienz, Aortenstenose, Herzinfarkt, Lungenembolie, Rhythmusstörungen
  - **Hypovolämie:** Flüssigkeits- und Blutverluste
  - **Varikosis** und postthrombotisches Syndrom
  - **Endokrin:** Mangel an Hormonen des Hypophysenvorderlappens (Simmonds-Syndrom), der Nebenniere (M. Addison) oder der Schilddrüse
  - **Immobilisation**
  - **Infektionskrankheiten**
  - **Medikamentös:** Psychopharmaka (Sedativa, Neuroleptika), Antihypertensiva, Antiarrhythmika u.a.

Symptome

- Leistungs- und Konzentrationsminderung, rasche Ermüdbarkeit, lange morgendliche Anlaufzeit
- Schwindel, Synkopen (= plötzlicher, vorübergehender Bewusstseins- und Tonusverlust durch zerebrale Minderdurchblutung) „Schwarzwerden vor den Augen"
- Depressive Verstimmung, innere Unruhe, Schlafstörung
- Kalte Hände und Füße (Differenzialdiagnose: Somatisierungsstörung)

6.4.2.2 Orthostatische Hypotonie

Zu mindestens 25% bei älteren Menschen > 65 Jahre. Systolischer Abfall nach dem Aufstehen um mindestens 20 mmHg systolisch oder 10 mmHg diastolisch durch Versacken den venösen Bluts, z.B. bei

- **Varikosis und postthrombotischem Syndrom:** Bei intaktem autonomen Nervensystem reaktive Sympathikusaktivierung mit Tachykardie, Blässe, Schweiß, kalten Extremitäten, evtl. Übelkeit oder

- **Störungen des autonomen Nervensystems** (fehlende reaktive Symathikusaktivierung), z.B. bei **Diabetes mellitus** oder **Polyneuropathien** wie M. Parkinson.

Symptome wie oben, aber zusätzlich
- Neigung zur Ohnmacht, besonders nach längerem Stehen
- Sehstörungen
- Herzklopfen, Schweißausbrüche

Diagnose der Hypotonie
Anamnese, Klinik, Schellong-Test (s.u.), Langzeitblutdruckmessung.

Therapie: nur bei Beschwerden
- **Langsam aufbauendes körperliches Training**, z.B. Gymnastik, Radfahren, Ballsport, Schwimmen, (Tisch-)Tennis u.a.
- **Physikalische Therapie**: Kneipp-Güsse, Wechselduschen, Bürstenmassagen
- Eventuell **Weglassen von Medikamenten**, die eine Hypotonie oder Orthostasereaktion verursachen (z.B. Diuretika, Psychopharmaka)
- **Überprüfung des Salzhaushalts** (evtl. Salzzufuhr steigern; bei Peter Ferreira wird der Unterschied zwischen Salz [84 Elemente] und "Tafelsalz" oder auch NaCl [2 Elemente] erklärt
- **Phytotherapie**: Rosmarin (Rosmarinus officinalis), Ginseng (Panax Ginseng), Weißdorn (Crataegus laevigata)
- **TCM:** Stärkung von Nieren, Milz und Magen (z.B. mit Moxa)
- **Homöopathie:** Konstitutionsmittel laut Repertorisation/Komplexmittel
- **Stein:** Granat
- **Verschreibungspflichtige Medikamente**
  - Dihydroergotamin: Erhöhung des Venentonus gegen Orthostasereaktion
  - Sympathikomimetika, z.B. Etilefrin (Effortil®)
  - Mineralokortikosteroide: zur Natriumretention mit Vermehrung des zirkulierenden Blutvolumens, z.B. Fludrocortison (Astonin H®)

Kreislauffunktionsprüfung nach Schellong

Zur Erfassung hypotoner Kreislaufregulationsstörungen.

Vorbereitung: Patient legt sich 10 Minuten hin, Messung von Puls und Blutdruck als Ausgangswert.

Schellong 1: Stehbelastung
Patient bleibt nun 10 Minuten entspannt stehen; mehrfache Messungen (alle 2 Minuten).
- **Physiologisch:** Kaum Änderung des systolischen Blutdrucks (+/- 8mmHg), leichter Anstieg des diastolischen Blutdrucks (5 mmHg), Puls nimmt nur leicht zu (0-22).
- **Pathologisch**
  - Sympathikusbetonte Reaktion (zwei Drittel der Fälle): Abfall des systolischen Werts, wobei Diastole relativ unverändert bleibt oder leicht steigt ⇒ Blutdruckamplitude sinkt. Außerdem übermäßiger Pulsanstieg.
  - Hyposympathikoton: Abfall des systolischen, leichter Anstieg des diastolischen Werts, aber kein oder kaum Pulsanstieg.

  - Vasovagale (oder asympathikotone) Reaktion: Abfall von systolischem und diastolischem Blutdruck und der Pulsfrequenz.
  - Hypertone Reaktion: übermäßiger Anstieg von Blutdruck und Puls.

Schellong 2: Belastung (wird kaum durchgeführt)
Beispielsweise Kniebeugen oder Treppensteigen (Patient steigt 25 Stufen zweimal auf und ab).

- Physiologisch: sofort systolischer Anstieg um 30-80 mmHg bei relativ konstantem diastolischem Wert; Pulsfrequenz +20-30, aber kaum über 100. Nach ca. 2 Minuten haben sich die Werte normalisiert.
- Pathologisch: Pulsfrequenz steigt auf über 100 und/oder die Ausgangswerte sind nach 2 Minuten noch nicht wieder erreicht.

6.4.3 Funktionelle Durchblutungsstörungen

Keine organischen Veränderungen nachweisbar; nicht durch Hindernisse, sondern eher durch Gefäßspasmus oder Regulationsstörungen.

6.4.3.1 Morbus Raynaud

Unterbrechung des arteriellen Blutstroms durch funktionellen Verschluss der Finger-arterien (Vasokonstriktion, „Gefäßkrämpfe"). 80% der Fälle sind Frauen, gelegentlich sind auch jüngere Männer betroffen. M. Raynaud wird begünstigt durch Vibrationen.

Auslöser: beispielsweise Kälte, Aufregung.

Symptome: betroffene Finger (meist 2. bis 5. Finger, selten Daumen) werden blass, dann blaurot, schmerzen, kribbeln und schwitzen, evtl. Pulse während Anfall deutlich abgeschwächt (sonst normal); wenn nur an einzelnen Fingern, „Digitus mortuus" („Toter Finger", allerdings nur, weil die Finger so aussehen, es kommt nicht wirklich zum Absterben: keine Nekrose, keine Gangrän, sofern nicht zusätzliche Erkrankungen des Gefäßsystems vorliegen). Nach Beendigung des Anfalls werden die Finger meist erst einmal rot.

Merkhilfe: französische Fahne, Trikolore: **Rot, Weiß, Blau**

Therapie: Hydrotherapie, Bürstungen, Trockenabreibungen, Güsse, Bäder, Wechselanwendungen, Badezusatz: Kampfer und Rosmarin.
Homöopathie: Secale Cornutum (Mutterkorn) D4.

Anmerkung: Nur das o.g. Krankheitsbild ist der Morbus Raynaud. Wenn die Finger die gleiche Symptomatik aufgrund anderer Ursachen zeigen (z.B. Sklerodermie, Gefäßerkrankungen) spricht man vom **Raynaud-Syndrom**.

6.4.3.2 Kälteagglutininkrankheit

Verklumpung der Erythrozyten durch Kälteantikörper (v.a. bei Männern ab dem 40. Lj.).

Symptome: Blässe, Zyanose an Körperstellen, die Kälte ausgesetzt sind; verschwinden bei Erwärmung; wenn nicht schnell genug reagiert wird ⇒ Erfrierungen.

Therapie: Auslöser (Kälte) vermeiden

6.4.3.3 Migräne

Anfallsweise starke Kopfschmerzen, meist einseitig, die Stunden bis Tage dauern können. Die Ursache ist unklar. Erbliche Veranlagung spielt eine Rolle. Verschiedene Auslöser wurden beobachtet: bestimmte Nahrungsmittel, Alkohol, Medikamente, Unterzuckerung, psychische Faktoren, physikalische Einflüsse (Flackerlicht, Lärm), Menstruation. Bezüglich der Durchblutung werden drei Phasen unterschieden.

- **Vorphase:** Ischämie bestimmter Hirnteile, oft ⇒ Sehrstörungen, auch Hörstörungen, Schwindel, Erbrechen.
- **Schmerzphase:** Reaktion auf Ischämie, Erweiterung der Arterien ⇒ pulssynchrone Erweiterung löst pochenden Kopfschmerz aus.
- **Ödemphase:** durch erhöhte Kapillardurchlässigkeit Ödem der Arterienwand und des umliegenden Gewebes ⇒ Schmerz wird dumpf, konstant.

Migräne ohne Aura (einfache Migräne): vegetative Begleitsymptome wie Übelkeit, Erbrechen sowie Licht- und Geräuschüberempfindlichkeit.
Migräne mit Aura (klassische Migräne): Vor dem Kopfschmerz kommt es zu kurzzeitigen neurologischen Funktionsstörungen, z.B. Seh- und Sensibilitätsstörungen.

Therapie: Magnesium-Mangel austesten. Die TCM führt uns zum Funktionskreis Leber/ Gallenblase, deren Störung einen großen Anteil der Migräneursachen ausmacht. Daher tun wir der Leber Gutes. Akupunkturpunkte bei Migräne sind u.a. Le 3, Gb 21, Gb 43, im beginnenden Anfall Gb 39, Di 4.

6.4.3.4 Vagovasale Synkope

Vago = von Nervus vagus, vegetatives Nervensystem; vasal = Vas (Gefäß). Vorübergehende oder prolongierte, evtl. auch anfallartig auftretende Funktionsstörung des Herzkreislaufsystems ohne nachweisbare organische Erkrankungen. Bei der vagovasalen Synkope kommt es infolge vegetativ oder reflektorisch ausgelöster peripherer Vasodilatation zu einem plötzlichen **Blutdruck- und Pulsfrequenzabfall mit Bewusstseinsverlust**.

6.4.4 Erkrankungen der Arterien

6.4.4.1 Arteriosklerose

Degenerative Arterienveränderungen mit Verdickung, Verhärtung, Elastizitätsverlust und Lumeneinengung.
Bei Verletzungen der Intima des Gefäßes, z.B. durch Bluthochdruck, kommt es an dieser Stelle zu einem Ödem, an dem sich (bei Hyperlipidämie) Lipide anlagern (**Artheromatose**, noch reversibel). In der ödematösen Zone kommt es auf Dauer zum Gewebeumbau, bei dem sich unter Auflösung der elastischen Fasern eine Narbe bildet, also eine unelastische, sklerosierte Gewebeschicht, die zusammen mit der Nekrose (fibröse) Plaque genannt wird. Hier lagern sich bevorzugt Kalksalze an **(Arteriosklerose)**. Außerdem: An der (spätestens durch Einrisse der Plaque) rauen Gefäßwand bilden sich oft **Thromben**, die das Gefäß zusätzlich verengen, verlegen oder Ausgangspunkt für **Embolien** sein können.

Ursachen/Risikofaktoren
- Bluthochdruck
- Zigarettenrauchen
- Bewegungsmangel
- Übergewicht
- Fettstoffwechselstörungen
- Diabetes mellitus
- Gicht
- Hyperthyreose
- Morbus Cushing
- Hyperparathyreoidismus

Symptome (lange Zeit keine Beschwerden)
- Schmerzen, Parästhesien, Kältegefühl
- Rasche Ermüdbarkeit der minderdurchbluteten Extremitäten, Blässe
- Schlecht heilende Wunden, Pilzerkrankungen zwischen Fingern und Zehen

Weitere Folgen/Komplikationen
- Oft in Kombination
- Koronare Herzkrankheit (→ 123)
- Durchblutungsstörungen des Gehirns bis hin zum Apoplex (Schlaganfall)
- Periphere arterielle Verschlusskrankheit (→ 166)
- Nekrosen, Gangrän
- Akute arterielle Verschlüsse (z.B. Niereninfarkt, Mesenterialembolie, s.u.)
- Aneurysmen (Aussackungen) mit Gefahr der Ruptur

Diagnose
- Verhärteter Radialispuls
- Strömungsgeräusche
- Seitendifferenzen
- Augenhintergrundarterie (mit Augenspiegel erkennbar)

Therapie: Beseitigung der Risikofaktoren, Bewegung, Hydrotherapie, Kohlensäuregasbäder.
Phytotherapie: Ginkgo biloba, Knoblauch (Allium sativum), Weißdorn (Crataegus oxycantha), Ginseng (Panax Ginseng), Bergwohlverleih (Arnica montana).

6.4.4.2 Arterielle Verschlusskrankheiten

Auf der Grundlage einer Arteriosklerose (in > 95% der Fälle) kommt es zur Einengung oder gar Verlegung einer Arterie durch:
- Embolien (70% der Fälle); Quelle des Embolus ist meist das linke Herz, seltener arteriosklerotische Plaques der Aorta oder ihrer Äste.
- Thrombosen (fast 30% der Fälle).

Selten kommt es zu arteriellen Verschlüssen durch Gefäßkompression von außen oder Traumata. Dadurch mögliche Folgen (wenn keine Kollateralkreisläufe vorhanden sind):
- Herzinfarkt (→ 125)
- Hirninfarkt (Apoplex)
- Claudicatio intermittens (Schaufensterkrankheit, s.u.)
- arterielle Embolie (s.u.)

Risikofaktoren: Nikotin, Diabetes mellitus u.a. (→ 165).
90% der chronischen Arterienverschlüsse (cAVK) finden sich in den unteren Gliedmaßen, der Aorta und den Beckengefäßen.

Claudicatio intermittens

Chronisch arterielle Verschlusskrankheit der Beine. Wird auch als Schaufensterkrankheit bezeichnet. In Ruhe genügt Durchblutung der Muskeln, beim Laufen jedoch Minderversorgung ⇒ heftige Wadenschmerzen zwingen Patienten zum Stehenbleiben (zur „Tarnung" tut er dies vor einem Schaufenster oder um die Aussicht zu genießen). Durch die Pause wird der Muskel entlastet und die Durchblutung ist wieder ausreichend. Der Schmerz verschwindet und der Patient kann die nächste Etappe bis zum nächsten Schaufenster laufen.

Therapie

- Risikofaktoren ausschalten: Rauchen, Diabetes mellitus optimal behandeln
- Aktives Gefäßtraining zur Entwicklung von Kollateralkreisläufen
- Arteriosklerose behandeln (→ 165)

Keine Schüttelmassagen: Emboliegefahr!

Test zur Erfassung arterieller Durchblutungsstörungen

Kreislauffunktionsprüfung nach Ratschow (s. Abb. unten)
Zur Erkennung arterieller Durchblutungsstörungen der Bein- und Beckenarterien.

Durchführung	Gesunder	Durchblutungsstörung
Patient in Rückenlage, hebt Beine senkrecht an und rollt Füße 2-5 Min. (1 Drehung/Sek.).	Kann dies 10 Min. ohne Beschwerden (evtl. Muskelschwäche).	Abblassen der Hautfarbe und Schmerzen; Zeitpunkt des Einsetzens wird festgestellt.
Prüfung der reaktiven Mehrdurchblutung: dann setzt sich Patient mit hängenden Beinen auf.	Zeigt deutliche Rötung der Beine. Nach 5-10 Sek. sind auch die Venen wieder gefüllt.	Rötung verzögert und unsymmetrisch; Venenfüllung erst nach 15 Sek.

Rötung umso später, je peripherer der Verschluss.
Sektflötenphänomen: Das dünne Ende füllt sich sehr schnell mit einer geringen Menge Flüssigkeit.

- Bei Beckenarterienverschluss innerhalb von 15-20 Sekunden
- Bei Femoralarterienverschluss innerhalb von 20-30 Sekunden
- Bei Unterschenkelarterienverschluss innerhalb von 30-60 Sekunden

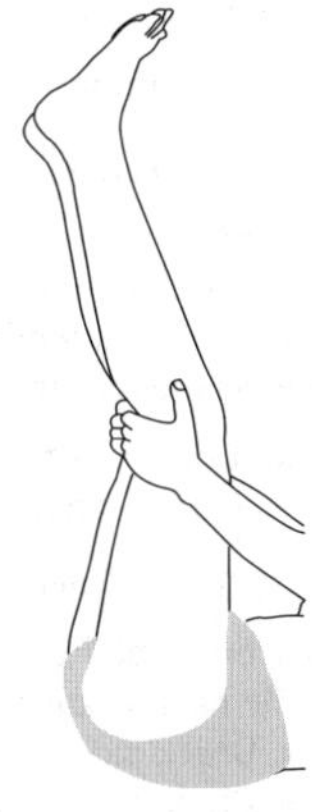

Bei dunkelroter Verfärbung haben sich Venen vor der reaktiven Rötung durch die Arterien gefüllt, z.B. bei arteriovenösem Shunt oder venöser Klappeninsuffizienz.

Gehtest
Zur Feststellung arterieller Durchblutungsstörungen der Beine. Patient soll eine Strecke mit rascher Schrittfolge (2 Schritte/Sek.) gehen, wobei gemessen wird, wie lange er das beschwerdefrei tun kann und ab wann ihn Schmerzen am Weitergehen hindern.

Zur Feststellung des Schweregrads von Claudicatio intermittens und Überwachung des weiteren Verlaufs.

Faustschlussprobe
Zur Feststellung arterieller Durchblutungsstörungen der Arme und Hände.
Patient hebt Arme senkrecht über den Kopf und macht in 2 Minuten 60-mal eine Faust.
Pathologisch: allgemeine oder fleckenförmige Abblassung der Haut in der Handinnenfläche und der Finger. Danach wird am hängenden Arm die Zeit bis Eintritt der reaktiven Rötung und Venenauffüllung ermittelt.

Arterielle Embolie

Plötzlicher Verschluss einer Arterie.

Ursache: ein Embolus (Gefäßpfropf), meist ein losgerissener Thrombus, wird im Blutstrom mitgespült, bis er aufgrund seiner Größe in einer Arterie stecken bleibt. **90% stammen aus dem linken Herzen** (Thrombenbildung nach Myokardinfarkt, Mitralfehler, bakterieller Endokarditis).

Symptome je nach Lokalisation

- **Hirninfarkt:** Absterben von Hirnzellen ⇒ meist plötzlich einsetzende Halbseitenlähmung; Vorboten: zeitweise neurologische Ausfallerscheinungen
- **Mesenterialembolie:** kolikartige Bauchschmerzen; Darmbluten, evtl. paralytischer Ileus, Peritonitis, Schock
- **Extremitäten:** plötzlicher, peitschenhiebähnlicher Schmerz, gefolgt von bohrendem Schmerz; Extremität wachsbleich, kalt, gefühllos, nicht funktionstüchtig, kein Puls; Nekrosebildung; 45% Femoralisgabelung, 20% Unterschenkel-/Fußarterien, 15% A. poplitea, je 10% Aortenbifurkation, Armarterien

- Paleness = Blässe
- Pulselessness = kein Puls
- Paresthesia = Parästhesien
- Paralysis = Muskellähmung
- Pain = Schmerz
- Prostration= Schock

Erstmaßnahmen

- Notarzt verständigen
- Strengste körperliche Ruhe
- Extremität von beengenden Kleidern befreien, tief lagern und warmhalten (Watteverband: Schutz vor Wärmeverlust und Drucknekrosen)
- Großlumigen intravenösen Zugang legen
- Schmerzmittelgabe; ggf. Therapie des Kreislaufschocks

Patient darf nichts mehr essen und trinken; in der Klinik erfolgt Fibrinolyse oder Embolektomie (operative Entfernung).

6.4.4.3 Aortenaneurysma

Umschriebene Aussackung der Aorta. Ein Aortenaneurysma macht sich nur indirekt bemerkbar. Je nach Lokalisation Verdrängungserscheinungen:

- Druck auf Ösophagus ⇒ Schlingstörungen
- Druck auf Abzweigungen der Arterien, v.a. A. subclavia ⇒ seitendifferenter Puls

- Druck auf obere Hohlvene: Stauungszeichen
- Druck auf Bronchialbaum: Dyspnoe

Ursachen

- Arteriosklerose
- Arteriitis
- Traumata
- Lues Stadium III
- Kollagenosen
- Rheumatisches Fieber
- Selten angeboren

Ein **Aneurysma spurium** ist durch eine Katheteruntersuchung entstanden.

Komplikation: Ruptur (hohe Letalität!).

Therapie: klinisch Kompression, sonst Operation.

Aneurysma: Umschriebene Ausweitung eines arteriellen Blutgefäßes infolge angeborener oder erworbener Wandveränderungen.

Formen: 1. **A. verum** (echtes A.) mit Ausdehnung aller Wandschichten bei erhaltener Gefäßwandkontinuität; 2. **A. spurium** (falsches A.), bei dem ein perivasales, z.T. endothelialisiertes und organisiertes Hämatom mit der Gefäßlichtung in Verbindung steht;
3. **A. dissecans** infolge eines Einrisses der Intima mit Wühlblutung und Kanalisierung innerhalb der Gefäßwand (Media), evtl. distaler Wiedereinmündung in das Gefäßlumen;
4. **A. arteriovenosum** infolge aneurysmatischer Verbindung zwischen einer Arterie und Vene (Sonderform der arteriovenösen Fistel).

Ätiologie: angeborene Fehlbildung v.a. im Bereich der Hirnbasisarterien, Arteriosklerose (v.a. Aorta abdominalis und Beckenarterien), Medianekrose, Arteriitiden (z.B. Periarteriitis nodosa), Syphilis (Mesaortitis luica), rheumatisches Fieber, Marfan-Syndrom, infolge von Arrosion von außen (z.B. der Aorta bei perforierendem Ulcus ventriculi), nach gefäßchirurgischen Eingriffen oder idiopathisch.

Klinik: häufig asymptomatisch (Zufallsbefund), in Abhängigkeit von der Lokalisation evtl. Pulsationen und Kompressionserscheinungen (bei großem Aneurysma), Schmerzen infolge von Durchblutungsstörungen (zunehmende Thrombosierung, akuter Aortenverschluss, als absteigendes Ischämiesyndrom infolge einer Verlegung von Seitenästen der Aorta bei dissezierendem Aortenaneurysma).

Diagnose: Palpation (pulsierender Tumor), Auskultation (Gefäßgeräusch), Ultraschalldiagnostik, Röntgenuntersuchung, Computertomographie.

Therapie: eventuell chirurgische Entfernung und Überbrückung des aneurysmatischen Gefäßabschnitts.

Komplikationen: periphere arterielle Embolie (→ 168), Ruptur (z.B. Aortenruptur: Notfall! Innere Blutungen führen zu hämorrhagischem Schock).

6.4.5 Gefäßentzündungen (Vaskulitiden, Angitiden)

Systemische Entzündungen, die von der Wand der Blutgefäße ausgehen. Meist liegen Autoimmungeschehen zugrunde oder die genaue Ursache ist unklar.

6.4.5.1 Endangiitis obliterans, Winiwarter-Buerger-Krankheit

- Entzündung der Arterien
- Ursache unbekannt, jedoch fast nie bei Nichtrauchern
- Bevorzugt Männer zwischen 30. und 40. Lj. (auch bei Frauen, die die „Pille" nehmen)
- Meist Beine, selten Arme

Wucherung der Intima führt zu Einengung der Gefäße; Rauchen und Kälte verschlechtern den Krankheitsverlauf. Abgrenzung zu Arteriosklerose schwer, v.a. weil sich diese meist auflagert.

Symptomatik: wie Arteriosklerose, Kälte- und Schweregefühl, Parästhesien etc.

Therapie: Rauchen und Pilleneinnahme einstellen, schlecht versorgte Extremitäten vor Druck, Kälte und Verletzungen schützen.

6.4.5.2 Riesenzellarteriitis

Häufigste Vaskulitis: 30/100.000 jährlich; fast nur im Alter > 50 auftretend, meist bei älteren Frauen. Abakterielle, autoimmune Riesenzellarteriitis, meist im Versorgungsbereich der A. carotis, äußert sich als Arteriitis temporalis und/oder Polymyalgia rheumatica. 50% der Fälle mit Arteriitis temporalis leiden auch an Polymyalgia rheumatica.

- **Arteriitis temporalis Horton**
  - Leitsymptome: starke, oft anfallsartige Kopfschmerzen im Bereich der druckschmerzhaften, hart verdickten Schläfenarterie, zunächst ein-, später beidseitig
  - Schmerzen beim Kauen, allgemeines Krankheitsgefühl
  - Übergreifen auf andere intrakranielle Gefäße (in 50% der unbehandelten Fälle) ist die A. ophthalmica betroffen (führt zu Erblindung)
- **Polymyalgia rheumatica**
  - Symmetrische heftige Schmerzen im Schulter- und/oder Beckengürtel, besonders nachts; Druckschmerzhaftigkeit der Oberarme; Morgensteifigkeit
- Bei beiden Formen
  - Allgemeinsymptome: Abgeschlagenheit, evtl. Fieber, Schwitzen, Appetit-, Gewichtsverlust und Depressionen
  - Hohe BSG (oft über 100 mm in der ersten Stunde)

Diagnose: über Biopsie der A. temporalis (und promptes Ansprechen auf Therapie).

Therapie: Langzeit-Glukokortikoidtherapie (keine Experimente: Cortison schützt vor beidseitiger Erblindung); Erkrankung heilt nach ca. zweijähriger Kortikoidtherapie in der Regel aus.

6.4.5.3 Purpura Schönlein-Henoch, Hypersensitivitätsvaskulitis

Allergische (Typ III, Arthus-Reaktion) Vaskulitis der kleinen Blutgefäße und Kapillaren; ausgelöst durch Infektionen (meist der oberen Atemwege, 50% der Fälle Influenza A) oder

Medikamente. Betroffen sind meist Kinder im Vorschulalter.

Symptome

- Fieber und schweres Krankheitsgefühl
- Haut (100% der Fälle): Petechien und Exantheme v.a. an Streckseiten der Beine und am Gesäß
- Gelenke (65% der Fälle): schmerzhafte Schwellung der Sprunggelenke u.a. Gelenke
- Gastrointestinaltrakt (50% der Fälle): kolikartige Bauchschmerzen, Erbrechen, Blutstuhl (Melaena)
- Nieren (klinisch 30%, bioptisch 80%): Mikro-/Makrohämaturie
- ZNS: Kopfschmerzen, Verhaltensstörungen, pathologisches EEG

Diagnose: Anamnese, Klinik; Purpura (Blutflecken bei normalen Gerinnungsparametern), Immunkomplexe (IgA).

Therapie: symptomatisch, evtl. temporär Gabe von Glukokortikosteroiden.

Prognose: im Gegensatz zu den anderen Vaskulitiden meist gute Prognose.

6.4.5.4 Wegener-Granulomatose (Morbus Wegener)

Grobknotige (granulomatöse) Vaskulitis kleiner bis mittelgroßer Gefäße v.a. in den Atemwegen (Nase mit Nebenhöhlen, Luftröhre, Lunge, Mittelohr) mit Fieber und Gelenkschmerzen, später (Generalisationsstadium) auch Augen- und Nierenbeteiligung (80% der Fälle)

Ursache: unbekannt.

Vorkommen: insbesondere bei Männern zwischen 30. und 50. Lj.

Diagnose: BSG ↑, spezielle Autoantikörper (cANCA), Biopsie.

Therapie: starke immunsuppressive Medikamte fast immer notwendig.

Prognose: ohne Therapie schlecht, mit Therapie beträgt die Überlebensrate bei 85% der Fälle 5 Jahre (Nierenschäden verschlechtern Prognose).

6.4.5.5 Takayasu-Arteriitis

Weitere (seltene) Riesenzellarteriitis, die zum Verschluss der vom Aortenbogen ausgehenden großen Arterien führt, am häufigsten ist die A. subclavia betroffen (links > rechts), Durchblutungsstörungen der Arme (Blutdruckdifferenz), Beine (Claudicatio); zerebrale Durchblutungsstörungen bis hin zum Schlaganfall.

Symptome: sie passen nicht zum Alter, da die Erkrankung v.a. Frauen unter 40 betrifft. BSG stark erhöht (> 50 mm in 1. Stunde), leichte Anämie, Leukozytose.

Therapie: Langzeit-Kortikoidtherapie, Prognose schlecht.

6.4.5.6 Panarteriitis nodosa, Periarteriitis nodosa

Seltene generalisierte knötchenförmige Entzündung kleiner und mittlerer Arterien mit Zerstörung der Gefäßwand. Führt zu Gefäßverschlüssen und Aneurysmen. Betrifft v.a. Männer im mittleren Lebensalter.

Vermutete Ursache: Einlagerung von Immunkomplexen in die Gefäßwand.

Symptome: wie bei Arterienstenose, -verschluss.

Therapie: akut; Klinik.

Prognose: kann nach kurzem Verlauf zum Tod führen. Unter Glukokortikoidtherapie, NSAR und Immunsuppressiva steigt die 5-Jahres-Überlebensrate auf ca. 50%.

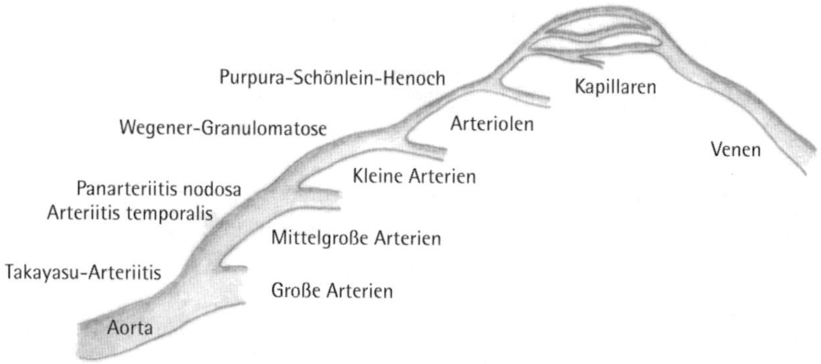

6.4.6 Arteriovenöse Fistel

Kurzschluss zwischen Arterie und Vene ⇒ Minderdurchblutung des ausgesparten Bereichs.

Ursache: angeboren oder durch Stich-, Schussverletzungen; Arterien und Venen im fistelnahen Gebiet erweitern und schlängeln sich.

Therapie: Operation.

6.4.7 Morbus Osler, Osler-Rendu-Weber-Krankheit

Hereditäre (= angeborene) Teleangiektasie (Erweiterung der oberflächlichen Hautgefäße)

- Autosomal dominant
- Häufigkeit 1-2 pro 100.000
- Tritt meist im 3. Dezennium (Lebensjahrzehnt) bei anscheinend guter Gesundheit auf
- Bildung von kleinen, flachen, rotbraunen Knötchen (angiomatöse Tumoren), bevorzugt im Gesicht, an Nasen- und Mundschleimhaut, aber auch inneren Organen, was sich z.B. durch **Nasenbluten (Leitsymptom)** zeigt
- Tendenz zur Verschlimmerung
- Seltener Blutungsperioden mit Bluthusten (Lungenbeteiligung) oder lebensbedrohlichen Blutungen aus einem Gebiet (z.B. Magen-Darm-Kanal)

Therapie: symptomatisch (lokale Blutstillung, Eisenzufuhr, evtl. Bluttransfusion).

6.4.8 Erkrankungen der Venen

6.4.8.1 Krampfadern (Varizen, Varikosis)

Örtliche Venenerweiterungen der oberflächlichen (epifaszialen) Venen, v.a. der Unterschenkel (90% die der Beine); knotig aufgeweitet und serpentinenähnlich geschlängelt. 33% der Bevölkerung sind betroffen (zunehmend mit Alter), w : m = 3 : 1.

Ursachen

- 5% sekundär oder erworben, meist als Folge einer Phlebothrombose (s.u.)
- 95% primär oder idiopathisch (ohne erkennbare Ursache)

Begünstigende Faktoren: Venenklappeninsuffizienz und/oder angeborene Bindegewebsschwäche (genetisch: in bis zu 50% der Fälle positive Familienanamnese), verstärkt durch Arbeiten im Stehen, Übergewicht, Schwangerschaft, Alter, weibliches Geschlecht (Hormone).

Schlussunfähigkeit der Venenklappen oberflächlicher Venen (V. saphena magna beginnt am Innenknöchel, V. saphena parva im Wadenbereich), dadurch Strömungsumkehr. 90% des Bluts wird letztlich doch noch über die tiefen Beinvenen abtransportiert, ist aber trotzdem zu lange im betroffenen Gebiet. **Chronische Stauung des Blutrückflusses**.

Symptome

- In leichten Fällen ohne Beschwerden
- Müdigkeits-, Schwere- und Spannungsgefühl in den Beinen (Besserung im Liegen und bei Bewegung)
- Neigung zu abendlichen Knöchelödemen (auch nach langem Stehen und bei heißem Wetter
- Eventuell Juckreiz und Druckgefühl über insuffizienten Perforansvenen
- Nächtliche Fuß- und Wadenkrämpfe
- Eventuell Missempfindungen (krampf- und stichartige Schmerzen)

Stadieneinteilung der Varikosis nach Marshall

Stadium I: Keine Beschwerden, allenfalls kosmetisch störend
Stadium II: Stauungsgefühl, nächtliche Krämpfe, Parästhesien
Stadium III: Ödem, Hautinduration, Pigmentierung, abgeheiltes Ulcus cruris
Stadium IV: Ulcus cruris venosum

Komplikationen: schon bei geringen Verletzungen können die Venen platzen. Durch verminderte Hautdurchblutung: ekzematöse Hautveränderungen, Thrombophlebitis, Phlebothrombose (Gefahr der Lungenembolie), chronisch venöse Insuffizienz, Ulcus cruris venosum.

Therapie: Verbesserung der venösen Strömungsverhältnisse durch Gehen, Schwimmen, Hochlagern der Beine, Hydrotherapie, das Tragen nichtabschnürender Kleidung und niedriger Absätze; Kompressionsverband oder -strümpfe, Gewichtsreduktion, Nikotinverzicht; Wärme (z.B. Sauna, Sonnenbad) führt zu unerwünschter Venendilatation, Kälte (z.B. Abduschen) führt zu erwünschter Venentonisation.

SSS-LLL = **S**itzen und **S**tehen **s**chlecht, **l**ieber **l**aufen und **l**iegen

Phytotherapie: Rosskastanie (Aesculus hippocastanum), auch Ginkgo biloba, Hamamelis virginiana (virginischer Zauberstrauch), Steinklee, Raute.
Sklerotherapie: ambulante Entfernung durch Sklerosierung oder Lasertherapie kosmetisch störender Besenreiservarizen, retikulärer Varizen und kleiner Seitenastvarizen.
Operativ: Venenstripping mit der Babcock-Sonde; Ligatur (Unterbindung) aller insuffizienten Perforansvenen; **Krossektomie**: Unterbindung aller Venenäste am Venenstern (Krosse) in der Leiste, um Rezidive zu verhindern.

Venenfunktionstests sind durch die hohe diagnostische Aussagekraft der Duplexsonographie verdrängt worden. Folgende einfache Tests zeigen, ob die Vv. perforantes intakt sind.
Perthes-Test: Stauschlauch oberhalb von Varizen, Umhergehen: bei intakten Vv. perforantes und durchgängigen tiefen Venen, entleeren sich die vorher prall gefüllten Krampfadern (Muskelpumpe).

Trendelenburg-Test: Bein hoch; Blut aus Varizen streichen, Stauschlauch unterhalb der Leistenbeuge, Bein senken: bei langsamer Füllung (nach ca. 30 Sek.) Vv. perforantes okay, bei Füllung in kürzester Zeit: **Klappeninsuffizienz** (Test positiv).

Mit dem **Pratt-Test** lassen sich die Stellen lokalisieren, wo die Vv. perforantes insuffizient sind: mit dem Stauschlauch und zwei elastischen Binden werden jeweils ca. 5 cm breite Venengebiete vom Oberschenkel bis zum Fuß gestaut; bei Füllung der Venen zwischen den Binden sind die entsprechenden Vv. perforantes insuffizient.

6.4.8.2 Entzündungen der Venen

Phlebitis: Entzündung der Venen, fast immer mit venöser Thrombose.
Thrombose: geronnene Blutmasse, die sich an Gefäßen oder Herzwand abgesetzt hat.

Begünstigend für Thromben: Virchow-Trias
- Gefäßwandschäden (Atherosklerose, Entzündung, Trauma)
- Veränderung der Blutzusammensetzung (Thrombozytose, Polyglobulie, Polyzythämie, Mangel an Inhibitoren der Blutgerinnung)
- Strömungsverlangsamung

Thrombophlebitis, Phlebitis varicosa

Entzündung oberflächlicher (epifaszialer) Venen mit thrombotischer Verlegung der betroffenen Venen.

Ursachen
- Über 90% der Fälle an den Beinen, meist bei vorbestehenden Varizen der V. saphena magna und parva sowie deren Seitenästen, ausgelöst durch (Mikro-)Traumen
- Infizierte Venenkatheter, paravenöse Injektionen, lang andauernde Infusionsbehandlung (hier sind eher die Arme betroffen)
- Selten andere: idiopathisch (M. Mondor); M. Winiwarter-Buerger

Symptome
- Örtliche **Entzündungszeichen:** Rötung, Schmerz, Überwärmung
- Thrombotische Vene tastbar

- **Kein Ödem**, da venöser Blutabfluss zu 90% über große tiefliegende Venen erfolgt (im Gegensatz zur tiefen Beinvenenthrombose)
- Bei bakterieller Thrombophlebitis evtl. Allgemeinsymptome wie Fieber und Schüttelfrost

Therapie
- Mobilisation: Patienten laufen lassen
- Kompressionsverband
- Beine nachts hochlagern
- Feuchtkühle Umschläge, z.B. mit Kamillen-, Arnika- und Echinacealösung

Keine Unterwasserdruckstrahlmassagen, mechanische Vibrationen, manuelle Schüttelung der Beine ⇒ **Emboliegefahr**!

Komplikationen: Phlebothrombose (s.u.), selten bakterielle Infizierung bis Sepsis.

Tiefe Thrombophlebitis, tiefe Venenthrombose (TVT) (Phlebothrombose)

- Meist in tiefen Bein- und Beckenvenen; in 60% der Fälle am linken Bein, in 10% der Fälle an beiden Beinen
- Kann aus oberflächlicher Thrombophlebitis entstehen
- Nach Bettlägerigkeit, v.a. nach schweren Operationen, auch nach Verletzungen, Schwangerschaft (nach Entbindung)
- Tumoren oder Herzinsuffizienz
- Abknicken der Vena poplitea durch langes Sitzen im Flugzeug („Economy-class-syndrome"), Bus, Auto
- **Gefahr der Lungenembolie**
- Meist später **postthrombotisches Syndrom**

Symptome
- Oft ohne (Diagnosestellung nach Lungenembolie)
- Spannungsgefühl im Bein, anhaltende Wadenkrämpfe
- Schmerzen, meist entlang der Venenverläufe ziehende Schmerzen („Muskelkater"), in Horizontallage abnehmend
- Druckempfindlichkeit im Verlauf der tiefen Venen; Wadenkompressionsschmerz manuell (Meyer-Zeichen) oder mittels Blutdruckmanschette (Lowenberg-May-Zeichen), aber Vorsicht bei Kompression
- **Leitsymptome** (nur in 10% der Fälle): Schwellung, zyanotische Verfärbung, Überwärmung
- Fieber oder subfebrile Temperaturen, Pulsanstieg
- „Pratt-Warnvenen", Kollateralvenen an der Schienbeinkante

Komplikationen
- Lungenembolie: Etwa 50% der Patienten haben szintigraphisch nachweisbare (meist asymptomatische) Lungenembolien. Höchstes Embolierisiko bei Beckenvenenthrombosen

- Postthrombotisches Syndrom (Symptomatik wie chronisch venöse Insuffizienz, → 176)
- Thromboserezidiv

Diagnose

- **Payr-Zeichen:** Fußsohlendruckschmerz bei Druck auf die Innenseite der Fußsohle
- **Homans-Zeichen:** Wadenschmerz bei Dorsalflexion des Fußes; positiver Befund: Hinweis auf Thrombose des Unterschenkels
- **Klinisch:** Sonographie u.a.

Therapie

- Durch einen Arzt
- Verhinderung der Lungenembolie: Antikoagulanzientherapie mit Heparin senkt Embolierisiko um 60%; Fibrinolyse
- Kompression: anfangs elastische Binde, später Kompressionsstrumpf
- Mobilisation (nach Farbdopplerabklärung): bei TVT der Unterschenkel keine Bettruhe erforderlich, bei Oberschenkel- oder Beckenvenenthrombosen evtl. bis 1 Woche Bettruhe

Achtung!
Es handelt sich bei Thrombophlebitis und Phlebothrombose um ziemlich unterschiedliche Erkrankungen, die nur die Thrombenbildung in den Venen gemeinsam haben.

Thrombophlebitis	Phlebothrombose
Oberflächliche Entzündung mit Entzündungszeichen: Rötung, Schwellung, Schmerz	Thrombenbildung an den tiefen Beinvenen, oft symptomlos
Von außen gut sichtbares und meist scharf abgegrenztes Entzündungsgebiet	Wenn überhaupt festgestellt, dann über die Ödembildung mit Umfangdifferenz der Beine, evtl. Schmerz ähnlich wie Muskelkater oder -krampf
Entstehung meist aufgrund von Varizen evtl. mit Trauma etc.	Entstehung v.a. durch Virchow-Trias, mit Bewegungsmangel (nach Operationen, Bettlägrigkeit, Fernflügen etc.)
Therapie: Bewegung	Therapie: Ruhigstellung
Komplikationen: kaum	Komplikationen: Lungenembolie

Chronisch venöse Insuffizienz (CVI)

Venöse Hypertonie im Stehen mit typischen Venen- und Hautveränderungen.

Ursachen

- Postthrombotisches Syndrom
- Primäre und sekundäre Klappeninsuffizienz der tiefen Beinvenen
- Venöse Angiodysplasien (angeborene Defekte/Fehlen der Klappen)
  ⇒ das Blut staut sich ⇒ erhöhter Druck ⇒ Ödeme u.a.

Symptome

- **Ödcme** im Unterschenkel- und Knöchelbereich, anfangs weich, verschwinden über nacht, später Gewebe- und Hautveränderungen und -verhärtungen (Indurationen)
- Varizen und sekundäre Varizen (Folge der tiefen Klappeninsuffizienz)
- Haut- und Unterhautveränderungen, „Flecken aller Art" z.B.: braune Pigmentation (durch verbliebenes Hämosiderin, ein Abbauprodukt des Häms), mit insuffizienter Durchblutung auch herabgesetzte Abwehr, damit Neigung zu Ekzemen und Entzündungen, z.B. durch Pilzbefall, Bakterien und daraus resultierenden Narben

Komplikationen

Ulcus cruris: Geschwürbildung am Unterschenkel, bevorzugt an Innenseite, vorwiegend in Knöchelregion (s. Abb.); Neigung zu Erysipel

Therapie: wie bei Varizen; wenn ein Ulkus entstanden ist, i.d.R. keine Sklerosierung oder Operation mehr möglich. Ulkuspflege, Kompressionsverband

7 Atmungssystem

Äußere Atmung: Gasaustausch zwischen Luft und Blut in den Alveolen und vom Blut bis zur Zelle.
Innere Atmung: „Zellatmung" innerhalb der Zelle: Sauerstoff (O_2) zur Verbrennung von Nährstoffen und zum Aufbau von ATP; dabei fällt Kohlendioxid (CO_2) an, das den umgekehrten Weg nimmt.

7.1 Aufgaben des Atmungssystems

- **Aufnahme von Sauerstoff** (zur Energiegewinnung in den Körperzellen, wo letztlich ATP synthetisiert wird)
- **Abgabe von Kohlendioxid** (dem „Abgas" aus den Verbrennungsvorgängen)
- Mitwirken am **Säure-Basen-Gleichgewicht** (neben der Niere und durch andere Mechanismen)
- **Kontrolle** (Geruch), **Reinigen**, **Erwärmen** und **befeuchten** der Atemluft

Da der Kehlkopf auch zum Respirationstrakt gehört, kann man ebenfalls die Stimmbildung zu den Aufgaben des Atmungssystems zählen.

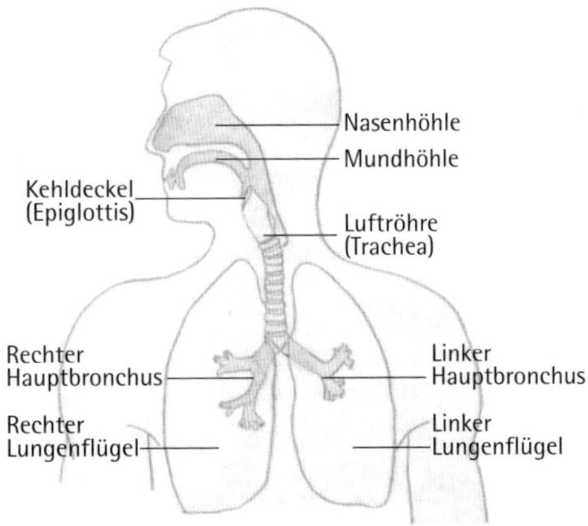

- Oberer Respirationstrakt: Nase, Nasennebenhöhlen, Rachenraum
- Unterer Respirationstrakt: Kehlkopf, Luftröhre, Bronchien und Lunge

7.2 Nase

Neben dem äußeren, sichtbaren Teil der Nase mit den Nasenlöchern, der knorpligen Nasenscheidewand und den Nasenflügeln gibt es einen weitaus größeren inneren Anteil, die **Nasenhöhle**, die als horizontaler Kanal über dem harten Gaumen liegt.
Die teils knöcherne (Pflugscharbein, Siebbein), teils knorpelige **Nasenscheidewand** trennt die linke und die rechte Nasenhöhle voneinander. Sie ist meist nach einer Seite gekrümmt. Im vorderen Teil der Nasenscheidewand geht die äußere Haut in die Nasenschleimhaut über (Kiesselbach-Ort). Da an dieser Stelle besonders viele Gefäße liegen, kommt es meist hier zum Nasenbluten, z.B. durch kleine Verletzungen (Nasenbohren) oder durch Platzen der Gefäße bei Entzündungen.

Die teilweise vom Oberkieferknochen gebildeten Seitenwände vereinigen sich unter der Schädelbasis mit der Siebbeinplatte. Die Seitenwände werden durch **Nasenmuscheln (Conchae nasalis)**, die die Oberfläche vergrößern, in einen unteren, mittleren und oberen Nasengang unterteilt. Die Concha nasalis inferior (untere Nasenmuschel) ist ein selbständiger Knochen, die Conchae nasales media (mittlere Nasenmuschel) und superior (obere Nasenmuschel) gehören dem Siebbein an.
Die hinteren, paarigen Ausgänge der Nasenhöhle **(Choanen)** leiten die Luft in den Rachen. Am vorderen Naseneingang verhindern Haare das Eindringen größerer Fremdkörper.
Im Dach der Nasenhöhle (Siebbeinplatten) liegt die Riechschleimhaut, in der die Riechfäden des N. olfactorius liegen (Prüfung der Atemluft).
Die **Nasenschleimhaut erwärmt, befeuchtet und reinigt** die Atemluft.

Die Nasenhöhlen stehen in Verbindung mit

- **Nasennebenhöhlen** (Sinus paranasales)
  - **Stirn(bein)höhlen** (Sinus frontales)
  - **Kieferhöhlen** (Sinus maxillares)
  - **Keilbeinhöhlen** (Sinus sphenoidales)
  - **Siebbeinzellen** (Cellulae ethmoidales)
- **Tränennasengängen** (Ductus nasolacrimalis)
- **Rachen** (Pharynx)
  - **Ohrtrompeten** (Tubae auditivae)

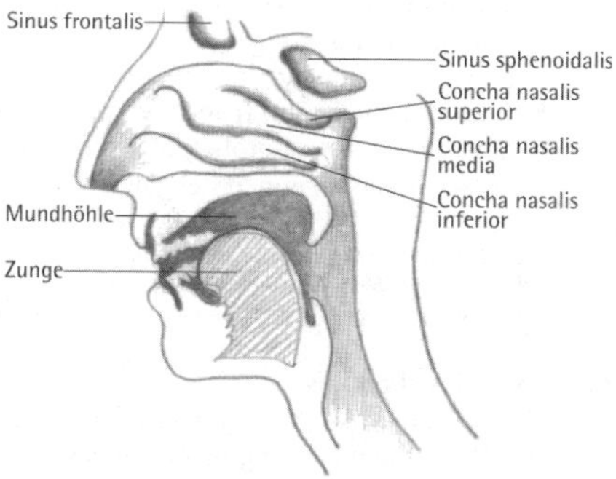

Die Nasennebenhöhlen sind Erweiterungen der Nasenhöhlen mit gleicher Schleimhaut.
Sie dienen außerdem der Gewichtsreduktion des Schädels und als Resonanzraum.
Größe und Form der Nasennebenhöhlen sind selten seitengleich und außerdem individuell unterschiedlich.

Die Ausführungsgänge der geräumigsten Höhlen, der Kieferhöhlen, liegen nahe ihrem Dach und ziehen zum mittleren Nasengang, was für den Sekretabfluss bei aufrecht gehaltenem Kopf ungünstig ist. Kieferhöhlenentzündungen sind bei Erwachsenen relativ häufig (Sinusitis, → 195). Die Seitenneigung des Kopfs erleichtert den Abfluss.

7.3 Rachen (Pharynx)

Nicht verwechseln mit **Larynx = Kehlkopf**.

Er verläuft von der Schädelbasis bis zur Speiseröhre (Höhe Ringknorpel des Kehlkopfs), vor der HWS, hinter Nasen- und Mundhöhle und Kehlkopf.

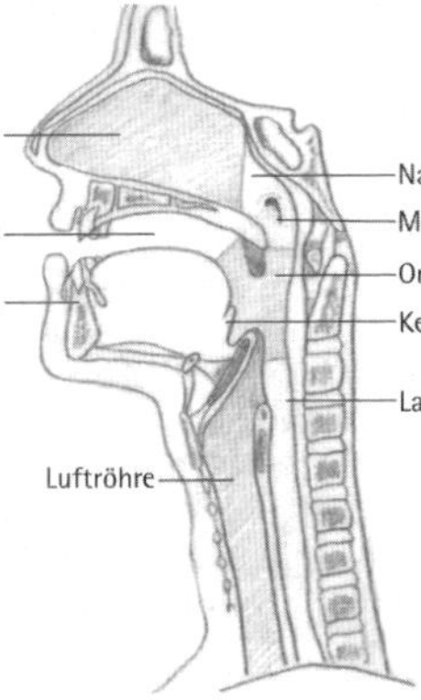

- Der **Nasenrachenraum** (Pars nasalis, Epipharynx) zählt zu den Atemwegen: Hier liegen die Rachenmandel[2] und münden die zwei Choanen und die zwei Ohrtrompeten (Eustachische Röhren), die dem Druckausgleich mit dem Mittelohr dienen.
- Der **Mundrachenraum** (Pars oralis, Mesopharynx) verläuft vom weichen Gaumen bis zum Kehldeckel; Kreuzung von Atem- und Speisewegen, enthält Gaumenmandeln.
- **Kehlkopfrachenraum** (Pars laryngea, Hypopharynx): das kleine Stück hinter dem Kehlkopf bis zur Speiseröhre (ab Höhe des Ringknorpels) ⇒ Speiseweg; die Luft strömt vom Mesopharynx in den Kehlkopf.

[2] Bei Kindern kann die Rachenmandel stark wuchern (adenoide Vegetation, „Polypen") ⇒ Behinderung der Nasenatmung ⇒ chronischer Schnupfen, Pharyngitis, Tracheitis, Bronchitis, Verlegung der Tubenöffnungen mit chronischem Tubenkatarrh; Otitis media ⇒ (Adenotomie-)Operation.

Aufgaben des Rachens

- Hilft bei der Vokalbildung durch Formveränderung
- Verschließt den Luftweg beim Schlucken, damit es nicht zum Verschlucken kommt, mithilfe des Gaumensegels und des Kehldeckels.

Zur Erinnerung: **Schlucken**

Die Zunge drückt einen schluckfähigen Bissen (Bolus) in den Mundrachenraum. Durch die Berührung der Rachenschleimhaut wird der unwillkürliche Schluckreflex ausgelöst:
Der weiche Gaumen mit dem Zäpfchen schließt den Mund- vom Nasenrachenraum ab (Atemstillstand).

Der **Kehldeckel (Epiglottis)** verschließt den Kehlkopf und somit den Luftweg, wobei nicht nur der Kehldeckel nach unten wandert, sondern ihm der Kehlkopf entgegenkommt (zu beobachten am Adamsapfel beim Schlucken).

7.4 Kehlkopf (Larynx)

- Reicht vom Zungengrund bis zur Luftröhre
- Vor dem Hypopharynx gelegen
- Besteht aus neun Knorpeln, die durch Gelenke, Bänder und Membranen beweglich miteinander verbunden sind

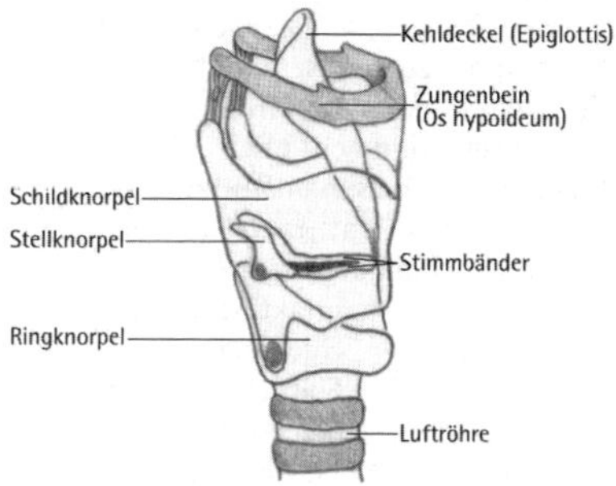

Die wichtigsten Knorpel sind:

- **Schildknorpel (Cartilago thyroidea):** Er bildet vordere und seitliche Wand und ist nach hinten offen. Seine Vorwölbung ist v.a. beim Mann als **Adamsapfel** zu sehen. In seinem Inneren liegen die **Stimmbänder** (s.u.).
- **Kehldeckel (Epiglottis):** Er sieht aus wie ein umgedrehter Schuhlöffel und ist am Schildknorpel wie ein Scharniergelenk befestigt. Er legt sich beim Schluckakt über den Kehlkopfeingang.
- **Ringknorpel (Cartilago cricoidea)**: Ringform, vorne schmal, hinten breit, Ansatz der:
- **Stellknorpel (Aryknorpel):** Sie sind für Stellung und Spannung der Stimmbänder verantwortlich.

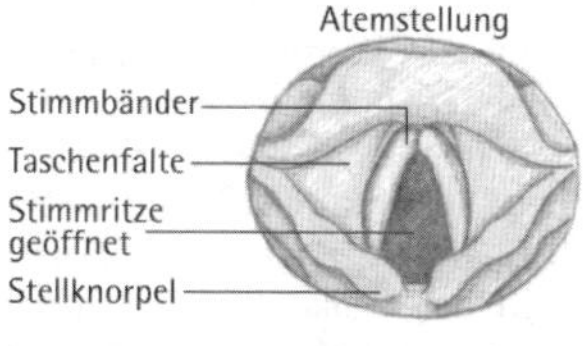

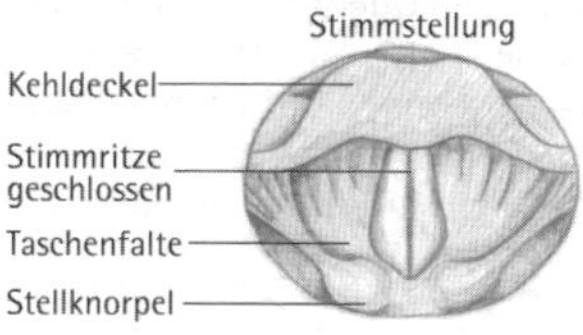

Im Larynx liegen die **Stimmbänder (Ligamenta vocalia)**. Sie sind mit Schleimhaut überzogen und bilden die **Stimmlippen (Plica vocalis)**. Der Spalt dazwischen heißt Stimmritze. Ähnlich wie bei einem Blasinstrument werden die Stimmlippen durch den Luftstrom in Schwingung versetzt und erzeugen Töne, abhängig von Länge und Spannung. Innerviert werden die Stimmbänder vom Kehlkopfnerv, **N. recurrens**, einem Seitenast des 10. Hirnnervs. Wird dieser verletzt, z.B. durch Operationen an der Schilddrüse, kommt es zur sog. Rekurrensparese mit Heiserkeit, bei beidseitiger Verletzung auch zu inspiratorischem Stridor (Genaueres dazu später) und Atemnot.

7.5 Luftröhre (Trachea)

Sie ist ein ca. 11 cm langer muskulöser Schlauch, verstärkt durch 16 bis 20 C-förmige Knorpelspangen, die nach hinten offen sind, so dass die Trachea dort Kontakt zur Speiseröhre hat.
Die Trachea beginnt unterhalb des Ringknorpels und geht etwa in Höhe des 4. Brustwirbels in die Aufzweigung (Bifurcatio tracheae) der beiden Stammbronchien über.
Wie der übrige Atemtrakt ist die Trachea von einer Schleimhaut überzogen. In diese Epithelschicht mit Flimmerhärchen sind viele schleimproduzierende Becherzellen eingelagert. Die Flimmerhärchen befördern kleine Teilchen, z.B. Staub, nach oben in Rachen oder Mundhöhle.
Die Knorpelspangen halten die Luftröhre bei Unterdruck offen (wie dies bei der Einatmung der Fall ist). Zwischen ihnen liegt elastisches Bindegewebe, das der Trachea neben ihrer Querelastizität auch eine Längselastizität verleiht, wodurch sie sich beim Schluckakt, bei dem der Kehlkopf nach oben wandert, dehnt. Die Querelastizität ist nicht nur bei Drehung des Kopfs wichtig, sondern v.a. beim Hustenstoß. Hier kommt es zu einer starken Längs- und Querverschiebung, so dass ein Fremdkörper oder Schleimpropf mit dem beschleunigten Luftstoß fortgerissen werden kann.

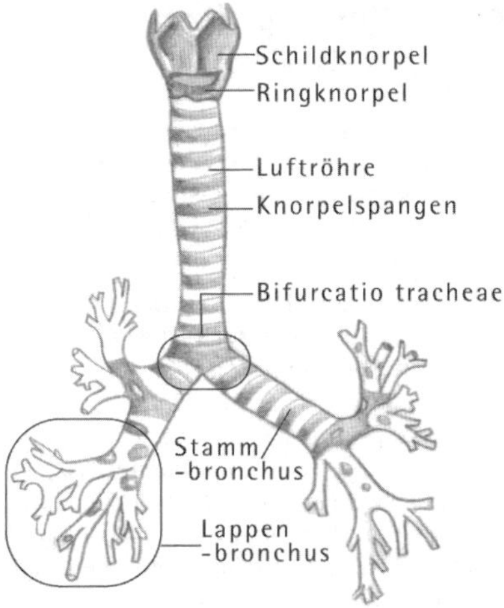

Ausgelöst wird der **Hustenreflex** z.B. durch einen größeren Fremdkörper im Kehlkopf oder in den tieferen Luftwegen. Dabei legen sich die Stimmbänder sofort fest aneinander, um durch den Hustenstoß, der den Fremdkörper mitreißen soll „aufgesprengt" zu werden.

7.6 Bronchien

Die Luftröhre teilt sich auf Höhe des 4. Brustwirbels in den rechten und linken Stammbronchus auf und verästelt sich immer weiter (s. Kasten), entsprechend der Lungenlappenlage. Im Wandaufbau entsprechen sie der Luftröhre. Während die Lappenbronchien große Knorpelspangen besitzen, sind den Segmentbronchien nur noch unregelmäßige Knorpelplättchen aufgelagert. Die Bronchiolen mit einem Durchmesser von etwa 1 mm bestehen aus glatter Muskulatur.

Rechter Stammbronchus	Linker Stammbronchus
▼	▼
3 Lappenbronchien	2 Lappenbronchien
▼	▼
10 Segmentbronchien	8-10 Segmentbronchien

▼

Größere Bronchien
▼
Kleine Bronchien
▼
Endbronchiolen
▼
Alveolargänge
▼
Alveolen

> Fremdkörper gelangen meist in den rechten Stammbronchus, da dieser steiler ist und ein größeres Lumen hat.

Blutversorgung

Da im Lungenkreislauf vom Herzen nur sauerstoffarmes Blut kommt und der Druck nach der Oxigenierung nicht mehr für die Versorgung der Bronchien ausreicht, entspringen die Arterien der Bronchien **(Rami bronchialis)** aus der Brustaorta. Im Ruhezustand arbeitet zudem nur etwa ein Drittel der Lunge, die ihr Blut dann ausschließlich vom Truncus pulmonalis erhält. Die Äste des Truncus pulmonalis, deren Blut die Lunge „bearbeitet", werden als **Vasa publica** (dem gesamten Körper dienende Gefäße) bezeichnet, während die Gefäße, die die Versorgung des Organs mit Sauerstoff und Nährstoffen sicherstellen **Vasa privata** (dem einzelnen Organ dienende Gefäße) genannt werden.

7.7 Lungen (Pulmones)

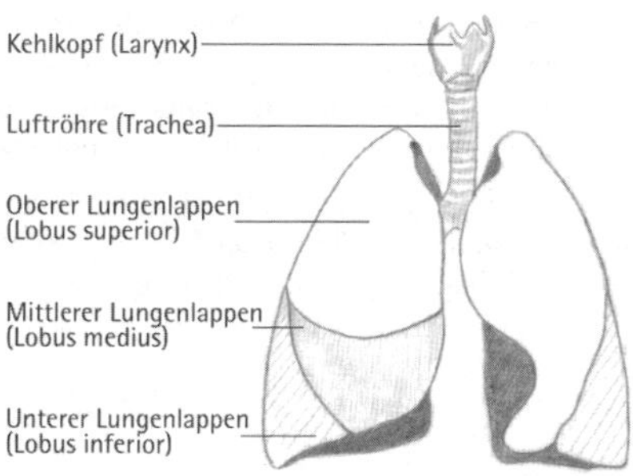

Sie liegen in der Brusthöhle. Die **Lungenspitzen (Apex pulmonis)** überragen die Schlüsselbeine ein wenig. Nach außen liegen die Lungenflügel den Rippen an. Die Lungenbasis an der Unterseite, wo die Lungenflügel dem Zwerchfell aufliegen, konkav gewölbt. Zwischen den Lungenflügeln im Mediastinum verlaufen die großen Gefäße und liegt das Herz. Durch seine Lage ist der **linke Lungenflügel kleiner als der rechte**.

Durch tief einschneidende **Spalten (Fissuren)** wird die **rechte Lunge in drei, die linke Lunge in zwei Lappen unterteilt**.

Rechts:	Links:
• Oberlappen mit 3 Segmenten	• Oberlappen mit 4-5 Segmenten
• Mittellappen mit 2 Segmenten	• Unterlappen mit 4-5 Segmenten
• Unterlappen mit 5 Segmenten	

Rechte Lunge: 3 Lappen mit 10 Segmenten; **linke Lunge:** 2 Lappen mit 8-10 Segmenten.

Am **Lungenhilum** an der medialen Seite des Lungenflügels treten Bronchien, Arterien, Venen, Lymphgefäße und Nerven ein bzw. aus. Die Lungenschlagadern des kleinen Kreislaufs mit sauerstoffarmem Blut teilen sich entsprechend der Bronchien auf, wodurch lauter selbständig arbeitende Einheiten entstehen, die durch Bindegewebe voneinander abgegrenzt sind. So können bei einer Operation einzelne Segmente entfernt werden.

Lungenläppchen (s. Abb.)
Die Funktionseinheit der Lunge ist das Lungenläppchen, das aus den Alveolen (→ 186) einer Bronchiole besteht und einen Durchmesser von etwa 1 cm hat.
Blut- und Lymphabfluss erfolgen auf der Außenseite der Läppchen, die durch bindegewebige Septen voneinander getrennt sind.

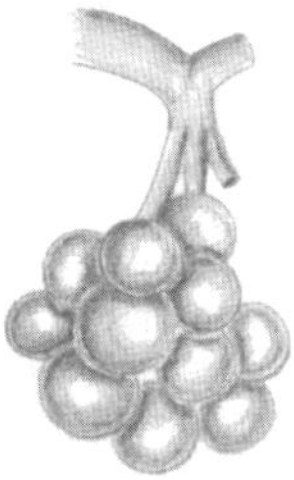

7.8 Brustfell (Pleura)

Auch die Lunge wird von einem zweischichtigen „Epithelbeutel" mit Gleitspalt umgeben.

- **Rippenfell, Pleura parietalis:** kleidet die Brusthöhle von innen her aus und ist mit Rippen, Zwerchfell und Mediastinalwand verwachsen. Es wird über sensible, schmerzleitende Nerven versorgt.
- **Lungenfell, Pleura visceralis, Pleura pulmonalis:** Es liegt direkt den Lungen auf und ist mit ihnen verwachsen. Es ist schmerzunempfindlich.

Am Lungenhilum gehen beide Schichten ineinander über und bilden so den geschlossenen, flüssigkeitsgefüllten **Pleuraspalt**, in dem Unterdruck herrscht. Ohne diesen Unterdruck wäre ein Lungenflügel nur etwa faustgroß.

7.9 Alveolen

Am Ende des Alveolarbaums münden die Alveolargänge in die Alveolen (Lungenbläschen), dem Ort des Gasaustauschs. Die traubenförmig angeordneten Alveolen bestehen nur aus (Alveolar-)Epithel.
Außen liegen ihnen die Kapillaren des Gefäßsystems an, die aus Endothel bestehen; stellenweise sind beide Schichten sogar miteinander verschmolzen. Die Gase müssen also eine **Luft-Blut-Schranke** von ca. 1/1.000 mm durchtreten.
Die Gesamtoberfläche der Alveolen beträgt beim Erwachsenen ca. 100 m^2. Die Alveolen sind außerdem von vielen Fasern (retikuläre, elastische und kollagene) umgeben.

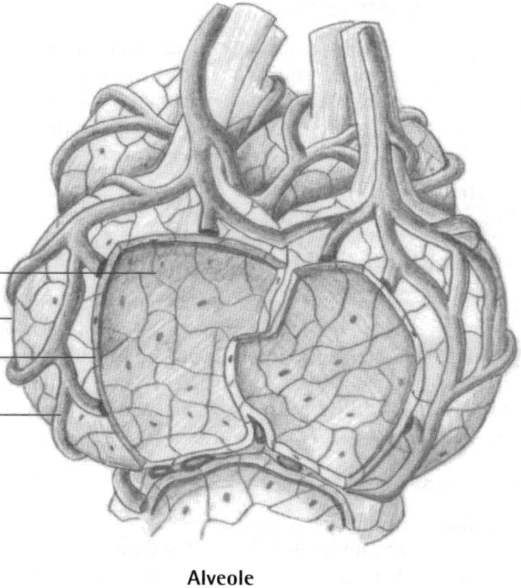

Alveole

7.10 Physiologie der Atmung

7.10.1 Gasaustausch in den Alveolen

Die Atemluft enthält neben (78%) Stickstoff auch Sauerstoff. Dieser gelangt mit der Atemluft bis in die Alveolen und diffundiert durch die Alveolarwand in die Blutkapillaren; dabei muss er durch das Alveolarepithel, die Basalmembran und das Kapillarendothel = **Luft-Blut-Schranke** hindurch. Das abzuatmende CO_2 nimmt den umgekehrten Weg. Bei beiden erfolgt der Übertritt passiv aufgrund des (Gas-)Konzentrationsgefälles. Die Ausatemluft hat ca. 5% weniger Sauerstoff und 4% mehr Kohlendioxid als die Einatemluft. Die Gesamtoberfläche aller Lungenbläschen von ca. 100 m^2 wird täglich von ca. 7.000 l Blut umspült.

7.10.2 Gastransport

- O_2 wird in den Lungen zu 98% an das Hämoglobin der Erythrozyten gebunden und mit dem Blut abtransportiert. Die restlichen 2% kommen als O_2 im Plasma gelöst vor.
- Co_2 wird zu 80% als Hydrogencarbonat (Bicarbonat, HCO_3) im Plasma transportiert (wenig HCO_3 an Erythrozyten gebunden). Der Rest wird als CO_2 an Erythrozyten gebunden oder kommt frei im Plasma vor.

Der **Gasaustausch** erfolgt sowohl in der Lunge als auch im Gewebe passiv **durch Diffusion**, aufgrund des (Gas-)**Konzentrationsgefälles**.

Surfactant (Antiatelektasefaktor) = oberflächenaktive Substanz

Die Lungenbläschen haben bei der Ausatmung einen Durchmesser von ca. 0,2 mm und dehnen sich bei der Einatmung auf etwa 0,4 mm aus. Da sie nur aus einer dünnen Schicht Plattenepithel bestehen, könnten sie durch die starken Druckschwankungen wie eine Seifenblase zusammenfallen oder platzen. Dies wird durch **Surfactant** verhindert, einer filmartigen Substanz (v.a. aus Phospholipiden) auf der **Alveolaroberfläche** und auf den **Endbronchiolen**.

Compliance

Neben **Surfactant** ist die Anzahl der elastischen Fasern um die Alveolen herum die wichtigste Größe für die **Lungendehnbarkeit = Compliance**. Sie ist ein wichtiger Faktor bei der Beurteilung der Lungenfunktion. Eine erniedrigte Compliance liegt bei restriktiven Ventilationsstörungen wie Lungenfibrose oder Pleuraschwarte vor, eine erhöhte v.a. beim Lungenemphysem.

7.10.3 Atembewegung

- **Einatmung, Inspiration:** Kontraktion der Zwischenrippenmuskulatur, dadurch werden die Rippen angehoben und das Volumen der Brusthöhle vergrößert **(Brustatmung)**. Gleichzeitig kontrahiert sich das Zwerchfell, das sich dadurch nach unten zieht und somit auch das Volumen des Brustkorbs vergrößert **(Bauchatmung)**. Durch die Volumenzunahme der Brusthöhle strömt Luft in die Lunge.

- **Ausatmung, Exspiration:** durch Erschlaffen der o.g. Muskeln, d.h. im Gegensatz zur Einatmung eher passiv.

Ein gesunder Erwachsener atmet pro Minute ca. 12- bis 16-mal.

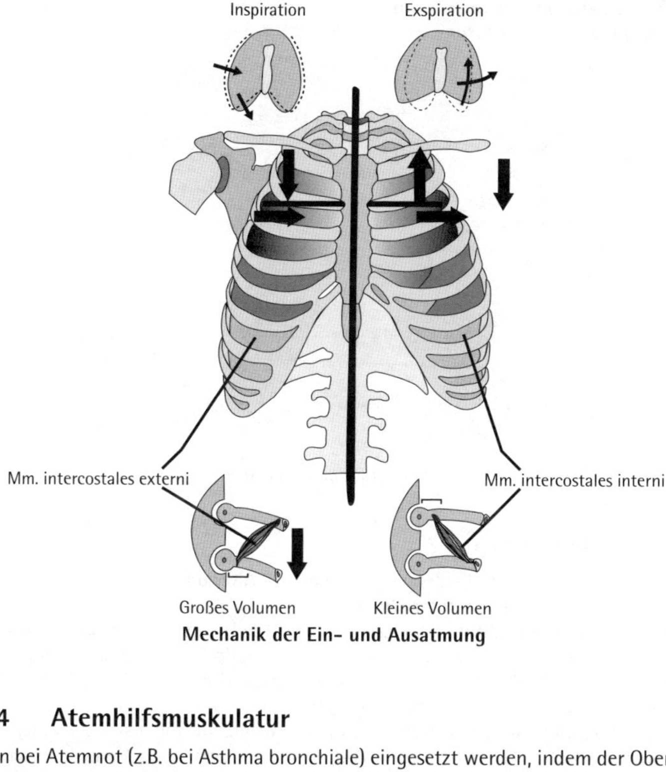

Mechanik der Ein- und Ausatmung

7.10.4 Atemhilfsmuskulatur

Sie kann bei Atemnot (z.B. bei Asthma bronchiale) eingesetzt werden, indem der Oberkörper etwas nach vorne gebeugt und die Arme aufgestützt werden („Kutschbocksitz").

- **Zur Einatmung**
  - **Mm. pectorales major et minor** (großer und kleiner Brustmuskel) können den Brustkorb (bei aufgestützten Armen, z.B. auf den Tisch) anheben.
  - **M. sternocleidomastoideus** hebt Brust- und Schlüsselbein in Richtung Kopf.
  - **Mm. scaleni anterior, medius et posterior:** Rippenhebermuskeln.
  - **M. serratus anterior** (superior et inferior) fixiert die unteren 4 Rippen für die Zwerchfellkontraktion.

- **Zur Ausatmung**
  - **Bauchmuskulatur** (M. rectus abdominis, M. transversus abdominis, M. obliquus internus et externus)
  - **M. errector spinae** (Wirbelsäulenaufrichter)
  - **M. serratus posterior inferior**
  - **M. quadratus lumborum**

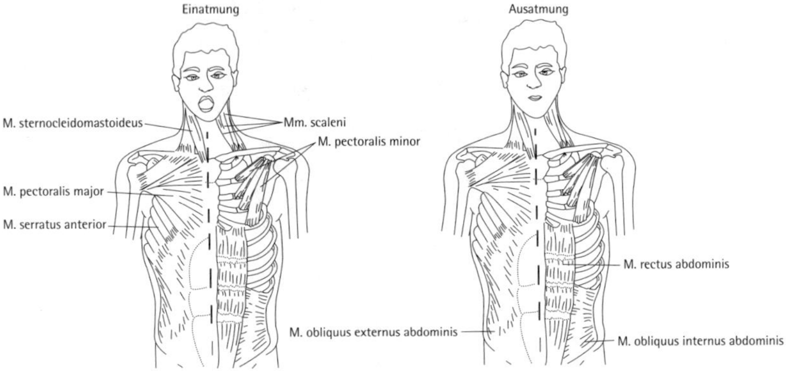

Atemhilfsmuskulatur

7.10.5 Atemgrößen

Folgende Werte hängen entscheidend von Geschlecht, Alter und Lebensweise ab, sind also beträchtlichen Schwankungen unterworfen:

- **Atemzugvolumen 500 ml** beim Erwachsenen. Die Luftmenge, die pro Atemzug in Ruhe eingeatmet wird (auch Atemvolumen, Respirationsluft). Davon gelangen nur zwei Drittel in die Alveolen und nehmen am Gasaustausch teil, das restliche Drittel verbleibt in den Atemwegen, dem sog. Totraum.
- **Inspiratorisches Reservevolumen 2,5 l**. Die Luftmenge, die man nach einer normalen Einatmung maximal zusätzlich einatmen kann (auch Komplementärluft).
- **Exspiratorisches Reservevolumen 1,5 l**. Die Luftmenge, die man nach einer normalen Ausatmung maximal ausatmen kann (auch Reserveluft).
- **Residualluft 1,2 l**. Auch nach der tiefsten Ausatmung verbleibt noch Luft in der Lunge und den Atemwegen. Sie kann nur indirekt gemessen werden (auch Restluft).
- **Vitalkapazität 4,5 l (2,5 bis 7 l)**. Die Luftmenge die nach tiefster Einatmung vollständig ausgeatmet werden kann (besonders hoch bei Sportlern und Sängern, auch maximales Atemzugsvolumen).
- **Totalkapazität 6 l** = Vitalkapazität + Residualluft.
- **Atemminutenvolumen:** Volumen eines normalen Atemzugs x Atemzüge/Min. (z.B. 500 ml x 15 Atemzüge/Min. = 7,5 l).

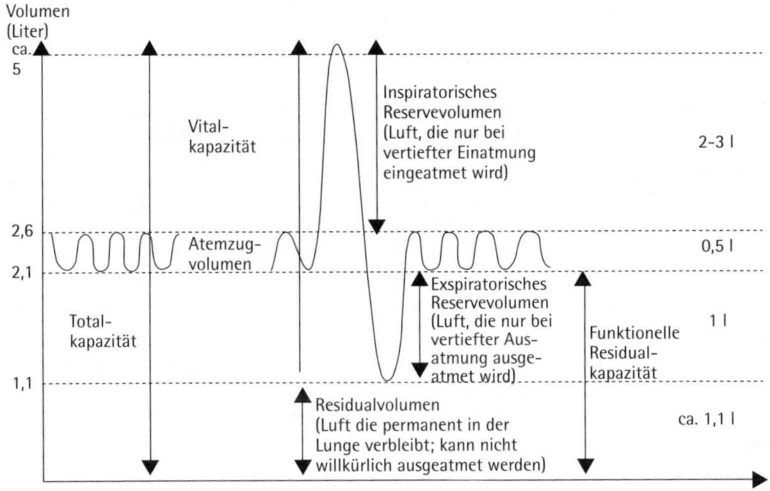

7.10.6 Steuerung der Atmung

Nervale (mechanisch-reflektorische) Steuerung

- Äste des N. vagus an den Lungenalveolen melden den jeweiligen Dehnungszustand an das Atemzentrum. Die zunehmende Dehnung der Lungen bewirkt eine Hemmung der Einatmung (Hering-Breuer-Reflex).
- Eine Verkleinerung der Lunge führt zu einer reflektorischen Verstärkung der Einatmung.
- Außerdem wirken Dehnungsrezeptoren der Zwischenrippenmuskeln bei der Feineinstellung der Atembewegung mit.

Chemische Steuerung über die Blutgase. Durch Sauerstoffverbrauch sinkt der **Sauerstoffpartialdruck** im Blut, gleichzeitig steigt der **CO_2-Gehalt**, wodurch auch Bicarbonat (HCO_3^-) und die Wasserstoffionenmenge (H^+) im Blut erhöhen, was wiederum zu einem Absinken des **pH-Werts** führt (**Azidose**, das Blut wird „sauer"). Zur Messung dieser Werte dienen:

- **Periphere Chemorezeptoren**
  - Am Aortenbogen, von dem aus Depressornerven zum Atemzentrum führen.
  - An der Teilungsstelle der A. carotis, von der Sinusnerven zum Atemzentrum führen.
- **Zentrale Chemorezeptoren:** Sie sitzen im verlängerten Mark, in der Nähe des Atemzentrums und registrieren Veränderungen in der Zusammensetzung des Liquors, wodurch sie reflektorisch die Atmung beeinflussen.

Drei chemische Mechanismen steigern die Atmungstätigkeit:
- **Erhöhter CO_2-Partialdruck** (CO_2-Antwort)
- Niedriger pH-Wert (pH-Antwort)
- Niedriger O_2-Partialdruck (O_2-Antwort)

Atemantrieb: Ein gesunder Organismus regelt seine Atemtätigkeit v.a. über den CO_2-Anstieg im Blut, d.h., weil man CO_2 abatmen will (nicht weil man O_2 aufnehmen möchte).

Atemstillstand bei O_2-Gabe
Bei ständig erhöhtem CO_2-Gehalt im Blut (z.B. durch chronische Atemwegserkrankungen) gewöhnen sich die Rezeptoren an diesen Zustand und reagieren nicht mehr. Die Steuerung der Atmung wird dann durch das absinkende O_2 geregelt. Gibt man einem davon betroffenen Patienten konzentrierten Sauerstoff, fällt sein Atemantrieb aus, es kommt zum Atemstillstand (Asphyxie).

Hyperventilation
Eine im Verhältnis zum erforderlichen Gasaustausch des Körpers gesteigerte Atmung ⇒ damit Abatmung von CO_2 (**Hypokapnie** = verminderter CO_2-Partialdruck) ⇒ damit **Alkalose** (Anstieg des arteriellen pH-Werts über 7,44) bei normalem bis erhöhtem arteriellen Sauerstoffpartialdruck.

Ursachen: psychogen; metabolisch, z.B. bei Fieber, Hyperthyreose; bei Erkrankungen des ZNS (Läsion des Atemzentrums, Apoplexie, Meningitis, Enzephalitis, Schädelhirntrauma u.a.); kompensatorisch als Folge einer Hypoxie, bei metabolischer Azidose; hormonell oder medikamentös bedingt, z.B. durch Progesteron, Adrenalin, Salicylsäure.

Atemmuster	Bezeichnung	Vorkommen
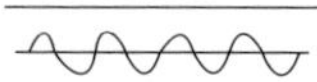	Normale Ruheatmung	...bei Gesunden
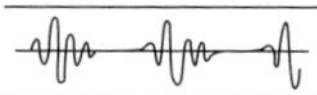	Cheyne-Stokes-Atmung	...bei Enzephalitis, Schlaganfall, gelegentlich im Schlaf
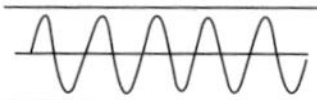	Kussmaul-Atmung	...bei metabolischer Azidose (z.B. Diabetisches Koma)
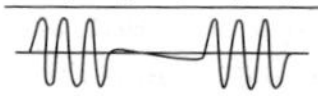	Biot-Atmung	...bei Hirnverletzung, Hirndruckssteigerung
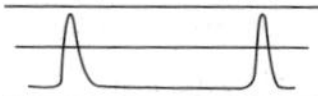	Schnappatmung	...bei Frühgeborenen, kurz vor Todeseintritt

7.11 Untersuchung

Für noch Unerfahrene ist es empfehlenswert, anfangs die normalen Atembewegungen zu erfassen (Palpation), dann Stimmfremitus, Perkussionsschall und die Auskultationsgeräusche über den Arealen der Lungen und Bronchien.
Viele der Untersuchungsmethoden werden erst verständlich, wenn man sich etwas in die Pathologie eingearbeitet hat.

7.11.1 Anamnese

Erfragen von Symptomen wie z.B.:
- Husten (trocken oder freucht)
- Auswurf (Farbe, Konsistenz, Menge, Blutbeimengung)
- Atemnot (belastungsabhängig, plötzlich auftretend)
- Schmerzen (atmungsabhängig, in- oder exspiratorisch)
- Heiserkeit
- Raucher (seit wann, wie viel, **wie viel ehrlich**)
- Berufliche Belastung oder Hobby (Gase, Lacke, Stäube etc.)
- Beginn der Beschwerden, bekannte Auslöser, Häufigkeit

7.11.2 Inspektion

- **Allgemein:** Zyanose, Abgeschlagenheit, evtl. sogar Trommelschlegelfinger und Uhrglasnägel durch peripheren Sauerstoffmangel (→ 116).
- **Thoraxform:** Häufigste Veränderung ist der Fassthorax, der beim Lungenemphysem auftritt. Auch andere Ursachen können zu Verformungen führen:
  - Vergrößerter Pektoralismuskel auf der Seite der Händigkeit.
  - Rippenbrüche.
  - Hühner- oder Trichterbrust sind meist familiär gehäuft, können aber auch rachitisch bedingt (Rosenkranz) sein.
  - Vorwölbung der Thoraxwand über dem Herzen kann bei angeborenen und früh erworbenen Herzfehlern auftreten.
  - BWS-Skoliose und -Kyphose können zu Atembehinderung führen.
- **Beobachtung der Atmung:** Möglichst ohne Wissen des Patienten achtet man auf **Frequenz, Tiefe und Regelmäßigkeit**. Wird eine Thoraxseite bei der Atmung nachgeschleppt (einseitig verzögerte oder verminderte Atembewegung), muss man vor allem an Pneumonie, Pneumothorax, Pleuraerguss, Pleuritis und Pleuraschwarte denken. Bei paradoxer Atmung wird die Thoraxhälfte beim Einatmen kleiner, etwa bei Pneumothorax oder Rippenserienbrüchen.

7.11.3 Palpation

- Ertasten von Veränderungen der Atembewegung: Untersucher legt Daumen an Unterrand des Rippenbogens, die Finger umgreifen die Rippen von der Seite.
  Verminderte (< 4 cm) Atembewegung:
  - Beidseitig z.B. bei Asthma bronchiale oder M. Bechterew
  - Einseitig: bei z.B. Pleuritis (Nachschleppen unter Beobachtung, → 220)
- **Stimmfremitus**: Untersucher legt Hände von vorne so auf den Brustkorb, dass sich die Daumen in der Mitte des Sternums befinden. Patient sagt mit tiefer Stimme „99". Die Schwingungen können, je nach Leitfähigkeit des Lungengewebes, gefühlt werden:
  - Verstärkt, wenn Gewebe zwischen Thoraxwand und Bronchien dichter ist, z.B. bei Lungenentzündung oder Linksherzinsuffizienz.
  - Vermindert oder aufgehoben bei Lungenemphysem, Pneumothorax, Pleuraerguss, Atelektasen.

- Schmerzen beim Auflegen der Hände oder bei Thoraxkompression deuten auf Traumata (Rippenprellung, -brüche), evtl. auch auf M. Bechterew hin.

7.11.4 Perkussion

Beginn am Rücken über den oberen Lungenanteilen, seitenvergleichend nach unten und seitlich fortfahren. Die Lungengrenzen liegen am Rücken etwa in Höhe des 11. BWK und verschieben sich bei der Atmung normalerweise um 4-6 cm (ca. 3 Querfinger). Eingeschränkt z.B. bei Emphysem oder Erguss.

Perkussionsschall	Klangqualität	Zu hören
Sonorer Klopfschall	Laut, anhaltend, tief	Über der gesunden Lunge
Hypersonorer Klopfschall	Ungewöhnlich laut, sehr lang anhaltend	Beim Emphysematiker
Tympanitischer Klopfschall (selten)	Lauter „Trommelschall"	Über der Magenkuppel, gasgeblähten Darmteilen und Lungenkavernen
Schenkelschall	Leise, hoch	Über luftleerem Gewebe (Pneumonie, Pleuraschwarte)

Die Perkussion reicht nur wenige Zentimeter tief, eine hilusnahe Schädigung, z.B. durch Pneumonie, wird nicht erkannt. Bei sehr adipösen Patienten ist die Perkussion nicht aussagekräftig.

7.11.5 Auskultation

Patient sollte vom Behandler wegatmen (Ansteckungsgefahr) und vor der Auskultation ggf. erst abhusten. Mit dem Stethoskop wird seitenvergleichend die Vorder- und Rückseite des Brustkorbs von oben nach unten auskultiert, während der Patient tief atmet (nicht mehr als 8- bis 10-mal hintereinander).

Normale Atemgeräusche

- **Bläschenatmen (Vesikuläratmen):** leises, tiefes, hauchartiges Geräusch, **das während der gesamten Einatmung, aber nur im ersten Abschnitt der Ausatmungsphase** zu hören ist. Früher wurde es mit dem Auffalten der Alveolarwände in Zusammenhang gebracht.
- **Röhrenatmen (Bonchial- oder Trachealatmen)** ist über den großen Bronchien und der Trachea zu hören, v.a. im Bereich des oberen Brustbeins und zwischen den Schulterblättern. Es ist **während der gesamten Ein- und Ausatmung** zu hören und ist außerdem lauter und enthält höhere Frequenzen als das Bläschenatmen, da die Dämpfung durch das Lungengewebe fehlt.

Bronchophonie: Patient soll mit hoher Stimme „66" flüstern. Bei einer Pneumonie z.B. ist das Flüstern durch die verstärkte Schallleitung zu hören.

Pathologische Befunde

- **Röhrenatmen über Lungengewebe** deutet auf eine Lungenerkrankung hin, z.B. auf eine Pneumonie.

- **Abgeschwächtes Atemgeräusch** ist zu hören, wenn Lungengewebe vermindert belüftet wird oder wenn es von der Thoraxwand abgedrängt wurde.
  - Eher beidseitig: beim Emphysem oder Asthma bronchiale.
  - Eher einseitig: über kollabierten Lungenpartien, Pneumothorax, Ergüssen.
- **Kein Atemgeräusch:** bei Pneumothorax oder Atelektasen.
- **Verschärftes Atemgeräusch** (laut, fauchend): Es entsteht z.B. bei beginnender Infiltration im Anfangsstadium einer Pneumonie.
- **Pleurareiben (Lederknarren)** ist bei trockener Pleuritis meist in den unteren Lungenabschnitten entsprechend dem Atemrhythmus laut zu hören und bereitet Schmerzen.
- **Knistern (Krepitationen)** tritt im Anfangs- und Endstadium einer Pneumonie auf (auch wenn das Stethoskop verrutscht oder der Patient viele Brusthaare hat).
- **Krankhafte Nebengeräusche**.

Krankhafte Nebengeräusche

Kontinuierliche Nebengeräusche

- **Pfeifen (hoch) und Brummen (tief)**. Ältere, aber noch oft benutzte Bezeichnungen: **trockene Rasselgeräusche**, Giemen, Pfeifen, Brummen; diese Geräusche entstehen durch schwingende Schleimfäden in den Luftwegen, typischerweise während der Ein- und Ausatmungsphase und deuten auf Verengung der Atemwege (Schleimhautschwellung, Stenose, Tumor) sowie vermehrte Sekretion hin. Dabei kollabieren die Bronchialwände durch den Sog des Luftstroms kurzzeitig, z.B. bei spastischer oder Raucherbronchitis und Asthma bronchiale und stenosierenden Bronchialwandtumoren.
- **Stridor:** einklängig pfeifendes Atemgeräusch am Mund, zu hören durch Verengung oder Verlegung der Luftwege.
  - **Inspiratorischer Stridor** deutet auf Erkrankungen außerhalb des Brustkorbs, wie Schilddrüsenvergrößerung, Kehlkopferkrankungen wie Pseudo-Krupp, Laryngospasmus oder Stimmbandlähmung.
  - **Exspiratorischer Stridor** deutet auf Erkrankungen innerhalb des Brustkorbs, z.B. Asthma bronchiale, Fremdkörper, Bronchialkarzinom.

Diskontinuierliche Nebengeräusche

- Grobes und feines Rasseln; ältere, aber noch oft benutzte Bezeichnung: **feuchte Rasselgeräusche nur während der Einatmung**. Flüssigkeitsansammlungen in den Luftwegen oder den Alveolen bilden durch die strömende Atemluft Blasen. Dies kann sich wie das Perlen von Sprudel anhören oder das Reiben von Haaren in Ohrnähe (feines Rasseln), aber auch brodelnd oder blubbernd (grobes Rasseln) wie beim Lungenödem. Dazwischen liegt das mittelblasige Rasseln.
  Weitere Unterscheidungen sind „ohrnah" wie bei Pneumonie und „ohrfern" wie beim Lungenödem. In der **frühen** Einatemphase z.B. bei chronischer Bronchitis oder Bronchiektasen; in der **späten** Einatemphase z.B. bei Pneumonie, Lungenödem, LHI, Lungenfibrose.

Ergänzende Untersuchung

- Spirometrie: Atemmessung mittels Spirometer zur Bestimmung verschiedener Atemgrößen

- Blutgasanalyse im arteriellen Blut, z.B. zur Kontrolle bei Beatmungspatienten
- Bronchoskopie: Bronchoskop mit Optik, Lichtquelle, evtl. Kanäle zum Einführen von Instrumenten wie eine Biopsiezange
- Röntgen
- CT
- Bronchographie: Röntgen nach Einbringen von Kontrastmittel
- Szintigramm: radioaktive Substanz in Kapillaren

7.12 Erkrankungen des Atmungssystems

7.12.1 Schnupfen (Rhinitis)

Katarrhalische Entzündung der Nasenschleimhaut, die anschwillt und vermehrt Schleim bildet. Hinzu kommt entzündungsbedingtes seröses Exsudat ⇒ Nase läuft, Behinderung der Nasenatmung, Niesen, evtl. Husten und Kratzen im Hals.

> Könnte auch das erste Stadium einer Krankheit mit Behandlungsverbot für HP wie Polio, Masern oder Pertussis sein.

Rhinitis

- **Acuta**, akuter Schnupfen: Erreger meist Rhinoviren (Schnupfenviren, bisher über 110 verschiedene bekannt, daher keine Immunität). Übertragung durch Tröpfchen und direkten Kontakt. Symptome wie oben beschrieben und allgemeines Krankheitsgefühl. Oft pfropft sich eine sekundäre bakterielle Infektion auf und es kommt zu eitrigem Schnupfen.
- **Chronica**, eher bei Abwehrschwächen, evtl. auch durch schädigende chemische oder physikalische Reize und Nasenfremdkörper.
- **Sicca**, trockene Rhinitis, Form der chronischen Rhinitis mit Ekzem- und Borkenbildung an der Nasenschleimhaut; Ursachen wie bei chronischer Rhinitis.
- **Allergica**, IgE-vermittelte Entzündung, saisonal meist durch Blütenpollen, sonst Hausstaub, Mehlstäube, Tierhaare u.v.a., oft begleitet von Konjunktivitis.
- **Vasomotorica**, medikamentöser Schnupfen, durch häufige Anwendung von abschwellenden Nasentropfen und Rauwolfia-Präparaten.

Komplikationen: sekundäre bakterielle Besiedlung (v.a. bei Kindern und Abwehrgeschwächten). Erregerhaltiges Sekret kann die Rachenwand herablaufen und z.B. zu Rachen- und Kehlkopfentzündungen führen.

Therapie

Akupunktur (Du 14, Di 4 u.a.), Ohrakupunktur (Gb41re und 3E5li, OP55, OP14, OP101 u.a.), Schüssler-Salze: „heiße 7", „Nr. 3" Ferrum phosphoricum bei Entzündung/Hitze; Natrium chloratum, wenn die Nase läuft.

Homöopathie: beispielsweise Allium cepa (Küchenzwiebel) bei wundmachendem Fließschnupfen.
Außerdem: ansteigende Fußbäder, Wechselfußbäder, Rotlicht; Nasenspülungen mit Salzwasser, pflanzlich z.B. Echinacea u.v.a.

Milchprodukte verschleimen und sollten daher vermieden werden.
Abschwellende Nasentropfen (vasokonstriktorisch) sollten bei starker Behinderung der Nasenatmung nur vorsichtig und kurzfristig eingesetzt werden.

7.12.2 Nasennebenhöhlenentzündung (Sinusitis)

Ursache
Viren, Bakterien, z.B. Strepto-, Staphylo-, Pneumokokken; seltener auch Pilze, häufig in Folge einer Rhinitis (ca. ein Viertel aller Sinusitiden sind durch Zahnerkrankungen bedingt, Abklärung durch Zahnarzt).

Pathogenese
Verlegung der Ausführungsgänge durch Anschwellen der Nasenschleimhaut. Die Luft aus den Nebenhöhlen wird resorbiert, wodurch ein schmerzhafter Unterdruck entsteht. Der Unterdruck reizt die Schleimhaut, die mit Anschwellung, Ödembildung und Sekretion reagiert, wodurch dann ein Überdruck entsteht, der zu pochenden Kopfschmerzen führt. Außerdem bildet das Sekret den besten Nährboden für Bakterien.

Symptome
- Besonders Kopfschmerz, je nach Lokalisation bei Entzündung der
  - **Kieferhöhlen**; außerdem ist über diesen der Austrittspunkt des N. infraorbitalis druckdolent (eher bei Erwachsenen); Schmerzverstärkung beim Bücken;
  - **Siebbeinzellen**, v.a. hinter den Augen, kann in die Stirn ausstrahlen (eher bei Kindern);
  - **Stirnhöhlen:** vor allem Stirnkopfschmerz (auch druck- und klopfempfindlich);
  - **Keilbeinhöhle:** vor allem in Kopfmitte, kann in Hinterkopf ausstrahlen.

Diagnose: mithilfe des Rhinoskops (Nasenspiegel) kann die geschwollene und gerötete Nasenschleimhaut dargestellt werden. Im mittleren Nasengang befindet sich typischerweise dickliches, gelbliches Sekret.

Weitere Diagnostik: Diaphanoskopie, Ultraschall, Sinuskopie, Probepunktion.

Differenzialdiagnose: Migräne, Hirntumoren, Augenerkrankungen, Meningitis u.a.

Kontraindikation: Übergreifen auf Meningen, Knochen (Osteomyelitis) und Augenhöhlen (Lidödem). Bei Übergreifen auf venöse Hirnsinus evtl. Sinusthrombose.

Therapie
SM: abschwellende Nasentropfen, Antibiotika, schleimlösende Maßnahmen (z.B. Inhalationen); bei Verkrümmungen oder Wucherungen ist möglicherweise eine Operation notwendig.
NHK: Akupunktur, Einlauf, Ernährungsumstellung, Fasten, Rohkost, Milchprodukte verschleimen, sollten daher vermieden werden.
Phytotherapie: Kegelblume, Kamille, Senfmehlpackung (Augen schützen!).
Hydrotherapie: ansteigende Fußbäder, Kamillendampfbäder.

7.12.3 Rachenentzündung (Pharyngitis)

7.12.3.1 Akute Pharyngitis

Ursache: meist Viren, selten Bakterien.

Pathogenese

- Primär: direkter Befall des Rachens
- Sekundär: absteigend aus Nase und -nebenhöhlen („Schleimstraßen")

Symptome

- Halsschmerzen
- Schluckbeschwerden
- Kratzen und Trockenheitsgefühl im Hals
- Eventuell Fieber und Lymphknotenschwellung

Diagnose: Rötung, evtl. Eiteransammlung an der Rachenhinterwand.

Differenzialdiagnose: Rhinitis, Sinusitis, Angina, Tonsillitis.

Therapie: Trinken warmer Flüssigkeiten (z.B. Tee, Zitronensaft mit viel heißem Wasser und Honig).
SM: bei Bakterien Antibiotikagabe oral; bei Viren: symptomatische Therapie, evtl. Schmerzlinderung z.B. durch Acetylsalicylsäure (z.B. Aspirin®).
NHK: Phytotherapie (Kamille, Salbei, Sonnenhut; Einnahme immunstimulierender Bakterien, z.B. in Form von Symbioflor1); Akupunktur; homöopathische Komplexpräparate; ansteigende Fußbäder; wärmeentziehende Halswickel (kaltes Wasser, besser Salzwasser oder Quark) nur anlegen, wenn die Füße warm sind. Milchprodukte verschleimen, sollten daher vermieden werden.

7.12.3.2 Chronische Pharyngitis

Ursache: meist Folge langfristiger Einwirkung von Noxen wie Staub, Nikotin, Chemikalien, Alkohol oder Reizgasen. Eventuell auch durch chronisch behinderte Nasenatmung.

Symptome: trockener Hals, zäher Schleim, Räusperzwang, zunehmend nach längerem Sprechen.

Therapie
Möglichst Ausschalten der Noxen. Zusätzlich: Befeuchtung der Atemwege z.B. durch Inhalationen, Lutschen von Emser Salzpastillen oder Salbeibonbons, Anwendung öliger Nasentropfen.

7.12.4 Kehlkopfentzündung (Laryngitis)

Ursachen

- Auf- oder absteigende Entzündung
- Stimmliche Überbeanspruchung
- Nikotinmissbrauch
- Staub oder trockene Luft
- Viren und Bakterien (β-hämolysierende Strepto-, Staphylo-, Pneumokokken, Haemophilus influenzae)

Symptome

- Schmerzen eher selten
- Heiserkeit bis Stimmlosigkeit (Aphonie)
- Kitzel- bzw. Reizhusten
- Trockenheitsgefühl

Bei chronischer Heiserkeit auch an Kehlkopfkrebs denken!

Diagnose: Kehlkopfspiegelung (Laryngoskopie).

Differenzialdiagnose: Stimmbandkrebs, Rekurrensparese (z.B. durch Bronchialkarzinom).

Therapie: schädliche Reize (Rauchen, trockene Luft) ausschalten, Sprechen vermeiden, Inhalationen, Halswickel.

Pseudo-Krupp: trockener, bellender Husten (ähnlich Krupp-Husten bei Kehlkopfdiphterie), v.a. bei Kindern von 1-5 Jahren, meist durch Viren, seltener durch Bakterien (Bordetella pertussis ⇒ Keuchhusten § 34 IfSG), Allergien oder Kehlkopfkrampf verursacht; **bei Atemnot, Erstickungsangst, Stridor ⇒ Notarzt** (und feuchte, kalte Luft atmen lassen, beruhigen).

7.12.5 Epiglottitis, Laryngitis supraglottica

Akute, lebensbedrohliche Kehldeckelentzündung, v.a. bei Klein- und Schulkindern von 2-6 Jahren.
Erreger: meist Haemophilus influenzae Typ b (Impfung: STIKO-Empfehlung ab 3. Lebensmonat); selten andere (Streptococcus pneumoniae, β-hämolisierende Streptokokken, Staphylococcus aureus)
Symptome

- Plötzlich beginnendes hohes Fieber (38-40 °C)
- Schluckschmerzen (dadurch Nahrungsverweigerung)
- Speichelfluss
- „Schnorchelnde" Atmung, in weiterem Verlauf schwerste Atemnot (durch ballonartiges Anschwellen der Epiglottis)
- Inspiratorischer Stridor
- Kloßige Sprache
- Mund geöffnet, Einsatz der Atemhilfsmuskulatur
- Eventuell periorale Blässe oder Zyanose
- Im Extremfall Erstickungsanfälle, die zum Tod führen können

Achtung: Harmlose Maßnahmen wie eine Racheninspektion können eine komplette Verlegung der Atemwege provozieren.

Achtung: Sofortige Krankenhauseinweisung mit dem Notarzt! Sitzender Transport in die Intensivstation Kinderklinik, meist Intubation oder Luftröhrenschnitt erforderlich!

7.12.6 Bronchitis

Entzündung der Schleimhaut der Bronchien.

7.12.6.1 Akute Bronchitis

Ursachen

- **90% Viren**, bei Kindern am häufigsten RS-Virus (Respiratory Syncytial Virus), Adeno-, Coxsackie- oder ECHO-Viren (Enteric Cytopathic Human Orphan Virus)
- Bei Erwachsenen Rhino-, Corona-, Influenza-, Parainfluenzaviren
- Seltener Bakterien: Mykoplasmen, Chlamydien oder andere, meist bei vorbestehender Lungenerkrankung: β-hämolysierende Strepto-, Staphylo-, Pneumokokken, Haemophilus influenzae oder Pilze
- Allergene, Zigarettenrauchen
- Schädliche Gase, Chlor, Schwefeldioxid, Ozon, Staub und Fremdkörper

Auch sekundär

- Aus absteigender Laryngitis oder Pharyngitis
- Herzerkrankung (Stauungsbronchitis bei Linksherzinsuffizienz, → 130)

Immer wiederkehrende Bronchitiden auch durch chronische Sinusitis, Bronchiektasen, Allergien, chronisch vereiterte Mandeln.

> Akute Bronchitiden kommen auch bei zum Teil meldepflichtigen Erkrankungen mit Behandlungsverbot für HP vor, z.B. bei Masern, Keuchhusten, Brucellose oder Typhus abdominalis.

Symptome

- **Fieber**, meist 3-5 Tage mit 38-40 °C (falls länger, evtl. Komplikation durch Bronchopneumonie)
- Abgeschlagenheit, Krankheitsgefühl
- Kopf-, Muskel- und Gliederschmerzen (Myalgie und Arthralgie typisch für Virusinfektionen)
- Oft Schnupfen, Niesen, Halsbrennen, Schluckbeschwerden
- **Schmerzen hinter dem Brustbein**
- **Husten mit eher spärlichem, zähem Auswurf**, typischerweise zunächst weißlich-schleimig; später gelblich durch Granulozyten und Eosinophile; bei sekundärer Bakterienbesiedlung später grünlich; bei hämorrhagischer Bronchitis durch Blutbeimengung auch bräunlich
- Oft zusätzliche Beschwerden einer Rhinitis, Sinusitis und/oder Laryngitis

Diagnose

Auskultation:

- Meist kontinuierliche Nebengeräusche (trockene Rasselgeräusche) wie Pfeifen und Brummen
- Je nach Beschaffenheit und Menge des Schleims auch diskontinuierliche Nebengeräusche (Rasseln)
- Besonders bei Kindern verstärktes Röhrenatmen durch Spastik der Bronchiolen

Labor: Blut (evtl. Leukopenie, CRP meist normal).

Therapie: Bettruhe, viel trinken (Sekretolyse), Abhusten (gefördert z.B. durch Thymian, aber auch durch Abklopfen des Thorax), Hustenreiz nur bei quälendem Husten zur Nachtzeit dämpfen (Exspektorantien nicht mit Antitussiva kombinieren!), Schwitzkuren, Kneipp-Brustwickel, Einreiben des Thorax mit ätherischen Ölen (z.B. Kampfer-, Pfefferminz-, Menthol-, Eukalyptus-, Thymian- oder Anisöl), Befeuchten der Atemluft, Milchprodukte verschleimen und sollten daher vermieden werden.

Zum Arzt für Antibiotikagabe: bei Verdacht auf Bronchopneumonie, bei abwehrgeschwächten Patienten oder plötzlicher Verschlechterung des Allgemeinzustands

7.12.6.2 Chronische Bronchitis

Eine der häufigsten Krankheiten überhaupt (bis zu 10% der Bevölkerung in Industrieländern) m : w = 3 : 1.

Definition laut WHO
Wenn Bronchitis mit Husten und Auswurf (= produktiver Husten) mindestens drei aufeinander folgende Monate in zwei aufeinander folgenden Jahren besteht.

Ursachen
- Rauchen (jeder zweite Raucher über 40 ist betroffen); 90% aller Bronchitiker sind Raucher oder Ex-Raucher
- Chronische Nebenhöhlenentzündungen, rezidivierende bronchopulmonale Infekte
- Berufsbedingte schädigende Dämpfe, Gase, Stäube
- Umweltverschmutzung

Pathogenese
Die Zilien der Bronchialschleimhaut schlagen normalerweise 2.000-mal pro Minute und befördern so Schleim, Bakterien und Fremdkörper hinaus. Durch Zigarettenrauch ist die **Reinigungsfunktion herabgesetzt** und es kommt zu einer **Hyperplasie der Schleimdrüsen**, die einen veränderten, zähen Schleim produzieren, der **schwerer abtransportiert** werden kann. Später atrophiert die Bronchialschleimhaut und kollabiert bei der Ausatmung. Außerdem fördern diese Vorgänge spätere Bronchiektasen.

Symptome
Es lassen sich drei Stadien unterscheiden:
- **Chronisch nichtobstruktive Bronchitis (CB):** Sie ist eher unkompliziert und kann ausheilen. Es bestehen **Husten und schleimiger Auswurf**. Meist morgendliches Abhusten von Sputum. Atemnot und Krankheitsgefühl fehlen.
- **Chronisch obstruktive Bronchitis (COB; asthmatoide Bronchitis):** Neben Husten und Auswurf besteht auch Atemnot. Entwicklung von Belastungs- bis Ruhedyspnoe. Drei Faktoren führen zu einer Obstruktion:
  - Entzündliche Schwellung der Bronchialschleimhaut,
  - Spasmus der glatten Bronchiolenmuskulatur,
  - Bildung eines glasigen, evtl. eitrigen Schleims.

  Die **COB** kann sich aus der **CB** entwickeln, aus einer Erkältung heraus entstehen oder von Anfang an obstruktiv verlaufen.
- **Spätkomplikationen:** obstruktives Emphysem, respiratorische Insuffizienz, Cor pulmonale (⇒ Rechtsherzinsuffizienz).

Komplikationen: Lungenemphysem mit respiratorischer Insuffizienz; Bronchopneumonien, eitrige Bronchitis, Lungenabszess, sekundäre Bronchiektasen, Cor pulmonale.

Diagnose

- Anamnese: Husten, Auswurf (evtl. Sputumdiagnostik), körperliche Belastbarkeit, Rauchgewohnheiten, Luftbelastung am Arbeitsplatz und zuhause
- Inspektion: im fortgeschrittenen Stadium Lippenzyanose, Trommelschlegelfinger, Uhrglasnägel
- Eventuell Lungenfunktionstest
- Auskultation:
  - Ausatmung verlängert
  - Je nach Sekretmenge und -beschaffenheit kontinuierliche (Pfeifen und Brummen) und diskontinuierliche (Rasseln) Nebengeräusche (frühere Bezeichnung: trockene und/oder feuchte Rasselgeräusche)

Bronchialkarzinom ausschließen lassen (Röntgen, Bronchoskopie oder -graphie), da **gleiche Ursache und gleiche Symptomatik!**

Differenzialdiagnose: Bronchialkarzinom (CB häufigste Fehldiagnose), Asthma bronchiale, Lungenemphysem, Bronchiektasen, Tbc, Mukoviszidose (bei Kindern und Jugendlichen), Fremdkörper, Linksherzinsuffizienz.

Therapie:

- Konsequent und langfristig
- Noxen ausschalten (Zigaretten, Staubexposition)
- Sanierung vorhandener Infektquellen (chronische Sinusitis)
- Phytotherapie: Thymian, Spitzwegerich, Königskerze, Schlüsselblume, Efeu, Islandmoos
- Inhalationen z.B. mit Solen
- Brust- und Rumpfwickel
- Fuß- oder Teilbäder
- Atemgymnastik, Freiluftbewegung, Klimakur z.B. im Mittelgebirge

Ventilationsstörungen = Störungen der Lungenbelüftung
- **Restriktive:** Ausdehnungsfähigkeit von Lunge und Thorax sind eingeschränkt, z.B. bei Lungenfibrose oder Pleuraschwarte (Verwachsung der Pleurablätter).
- **Obstruktive:** „Verstopfung", z.B. durch erhöhte Schleimproduktion, entzündliche Schleimhautschwellung oder Bronchialspasmus ⇒ Strömungswiderstand innerhalb der Atemwege erhöht, z.B. bei chronischer Bronchitis oder Asthma bronchiale. Bei längerem Bestehen kann sich ein Lungenemphysem entwickeln.

7.12.6.3 COPD

Chronic obstructive pulmonary disease (seltener COLD [L=lung]);
chronisch obstruktive Lungenerkrankung (umgangssprachlich: Raucherlunge; Hauptsymptom: Raucherhusten);
Sammelbegriff für Lungenkrankheiten, die durch Husten, vermehrten Auswurf und Atemnot gekennzeichnet sind, v.a. bei **chronisch obstruktiver Bronchitis** und **Lungenemphysem** (s.o.). Beide sind v.a. durch eine **Behinderung der Ausatmung** gekennzeichnet.

Symptome

- **Husten** besteht chronisch seit Monaten oder Jahren, meist morgens am stärksten.
- **Auswurf:** Sputum meist etwas bräunlich, evtl. mit Blutbeimengungen (Hämoptyse) (DD: Tbc, Karzinom, Herzinsuffizienz).
- **Atemnot:** zunehmende Belastungsdyspnoe.

> **Merke die Hauptsymptome AHA:** **A**uswurf, **H**usten, **A**temnot

Von den zehn häufigsten zum Tod führenden Erkrankungen ist die COPD die einzige, deren Häufigkeit zunimmt. Fast alle COPD-Patienten sind Raucher, Ex-Raucher oder Passivraucher.

7.12.7 Asthma bronchiale

Anfallsweise Atemnot infolge von Atemwegsverengung (Bronchialobstruktion). Diese ist spontan und durch Behandlung reversibel. Trotzdem potenziell lebensbedrohlich, da jeder Anfall zum Tod führen kann.
Wichtige Abgrenzung zur chronischen Bronchitis: Zwischen den Anfällen liegen (solange sich noch keine Komplikationen entwickelt haben) Zeitspannen völliger Beschwerdefreiheit.

Vorkommen: ca. 5% der Erwachsenen und 10% der Kinder sind betroffen, weltweite Zunahme, m : w = 2 : 1.

Pathogenese

1. **Bronchiale Entzündung** durch Allergene oder Infekte (s.u.)
2. **Bronchiale Hyperaktivität** (s.u.)
3. **Endobronchiale Obstruktion** (s. Kasten)

Auch beim Gesunden kommt es auf einen schädigenden Reiz hin zum Zusammenziehen der Bronchiolen, um die Belastung durch Schadstoffe zu vermindern. Beim Asthmatiker ist diese Funktion verstärkt, außerdem kommen ein zäher glasiger Schleim und eine entzündliche Anschwellung der Bronchialschleimhaut hinzu.
Meist spielen auch psychische Faktoren eine Rolle.

> **Einengung der Atemwege durch:**
> - Bronchialspasmus
> - Zäh-glasigen Schleim
> - Anschwellen der Bronchialschleimhaut

> „3 S": **S**chleim, **S**chwellung, **S**pasmus.

Unterscheidung nach auslösenden Ursachen

- **Extrinsic Asthma (allergisches Asthma):** Asthmaanfall wird durch Einatmen von Allergenen ausgelöst, z.B. Blütenpollen, Hausstaub oder Pilzsporen, oder auch durch bestimmte Nahrungsmittel oder Medikamente. Tritt typischerweise schon im Kindesalter auf, häufig vergesellschaftet mit Milchschorf, Neurodermitis und Heuschnupfen (auch in der Familienanamnese).
- **Intrinsic Asthma (endogenes Asthma, nichtallergisches Asthma)** durch Infekte der Atemwege. Eher jenseits des 40. Lj., ferner durch Analgetikaintoleranz als pseudoallergische Reaktion (PAR), durch gastrointestinalen Reflux u.a.

  - **Berufsbedingtes Asthma** durch chemisch irritative Substanzen wie Mehlstaub, Rauch, Gase oder Kaltluft.
  - **Anstrengungsasthma:** Asthmaanfall nach körperlicher Anstrengung wie Rennen (v.a. bei Kindern).
  - **Psychogenes Asthma:** Asthmaanfall durch psychische Belastungen (zusätzlich zu krankhafter Disposition).
- **Extrinsic-mixed-Asthma, in 80% der Fälle:** Mischform durch Zusammentreffen von Allergenen und Infektionen.

Symptome

- Asthmaanfälle: anfallartige Atemnot (Minuten bis Stunden), v.a. nachts und früh morgens
- Ausatmung deutlich verlängert und erschwert
- Exspiratorischer Stridor (Atemgeräusche bei Ausatmung)
- Orthopnoe (typischerweise sitzt oder steht der Patient bzw. nimmt den „Kutschbocksitz" zum Einsatz der Atemhilfsmuskulatur ein)
- Eventuell quälende Hustenanfälle, wobei nur wenig zäher, glasiger Schleim ausgebracht wird
- Eventuell Zyanose, prall gefüllte Hals- und Zungenvenen
- Eventuell Sympathikustonus erhöht, zum Teil mit feuchter, kaltschweißiger Haut
- Tachykardie (schnelle Herzfrequenz)
- Anfall wird meist durch Expektoration eines dicken, zähen Schleims beendet, worauf ein Gefühl der Erleichterung und Befreiung von der Atemnot folgt
- Bei Erschöpfung des Patienten evtl. respiratorischer Alternans = Wechsel zwischen Brust- und Bauchatmung

Diagnose

- Ausatmung deutlich verlängert.
- **Auskultation:** kontinuierliche Nebengeräusche (Pfeifen und Brummen), allerdings kann beim schweren Asthmaanfall durch eine völlige Lungenüberblähung auch ein extrem leises Atemgeräusch („silent lung") vorliegen.
- **Perkussion:** hypersonorer Klopfschall, Zwerchfelltiefstand durch Überblähung der Lunge (Luft kann nicht abgeatmet werden).
- Tachykardie.
- Sputumzytologie: Charcot-Leyden-Kristalle (Zerfallsprodukte der Eosinophilen), Curschmann-Spiralen (spiralige Schleimpfröpfe aus Bronchiolen).

Differenzialdiagnose: chronisch-obstruktive Bronchitis, akutes Linksherzversagen, Lungenembolie, Obstruktion durch Fremdkörper, Tumoren, Kehlkopfanomalie.

Komplikationen: respiratorische Insuffizienz, Lungenemphysem mit Cor pulmonale und Rechtsherzinsuffizienz.

Ein lebensbedrohlicher Zustand ist der **Status asthmaticus**: sehr schwerer und/oder lang anhaltender Anfall.

Therapie

In anfallsfreier Zeit Anfälle vermeiden: Allergenkarenz, Neuraltherapie, Akupunktur (Herabsetzung der Allergieneigung, z.B. mit UB40, MP10), Homöopathie.
Phytotherapie: Haselwurz reduziert Anzahl und Intensität der Anfälle.
Entspannungs- und Lockerungsübungen.
Die Schulmedizin gibt Kindern mit Erfolg Cromoglicinsäure, die die Mastzellen stabilisiert. Glukokortikoide hemmen die Entzündungsreaktion. Außerdem gibt es Schulungsprogramme für Asthmatiker, um zu lernen, mit der Erkrankung umzugehen. Dazu gehören: bewusster atmen, beginnende Anfälle erkennen und evtl. abwenden, z.B. mithilfe der „dosierten Lippenbremse" (s.u.).

Achtung: Manche Medikamente sorgen für eine Verengung der Bronchiolen und würden einen Anfall verschlimmern bzw. auslösen (z.B. Betablocker, Acetylsalicylsäure u.a. NSAR).

Bei leichteren Anfällen (HP verweist an Hausarzt): Beta-Sympathomimetika (ahmen die Wirkungen des Sympathikusnervs nach) sorgen für eine Erweiterung der Bronchien (durch Erschlaffung der Bronchialmuskulatur). Diese oder auch cortisonhaltige Präparate kann der Patient als Dosieraerosol bei sich haben.

Schwerer Asthmaanfall - Notarzt: Dieser wird β_2-Sympathomimetika, Theophyllin (sorgt für Erschlaffung der glatten Muskulatur) und evtl. Glukokortikoide injizieren. Im Extremfall kann eine Beatmung erforderlich werden.

Dosierte Lippenbremse

Die Bronchiolen kollabieren durch die vorbeiströmende Luft bei der Ausatmung. Um dem entgegenzuwirken, hilft es, dem Luftstrom einen leichten Widerstand entgegenzusetzen und so den Druck in der Lunge bei der Ausatmung zu erhöhen. Dies geschieht, wenn der Patient durch den Mund ausatmet und dabei die Lippen locker aufeinanderliegen lässt (Betonung auf locker: geräuschlos, nicht blasen oder drücken). So wird ein langsames, gleichmäßiges Ausatmen ermöglicht und einer Tachypnoe entgegengewirkt.

7.12.8 Lungenemphysem

Überblähung der Lunge durch irreversible Erweiterung und Verschmelzung von Alveolarräumen ⇒ Verlust von Oberfläche zum Gasaustausch, Verminderung der Ein- und Ausatmungsfähigkeit.

Ursachen

- Chronische Bronchitis (jahrzehntelanges inhalatives Rauchen)
- Asthma bronchiale
- Altersemphysem (ab 55. Lj.)
- Angeborener Mangel an Proteaseninhibitoren (PI). Proteasen, besonders Elastase, aus neutrophilen Granulozyten werden in der Lunge freigesetzt und normalerweise durch Proteaseninhibitoren neutralisiert, da sie sonst die Lunge andauen.

Pathogenese

Durch Abbau elastischer Strukturen im interstitiellen Gewebe fehlt die Rückstellkraft auch der Bronchiolen, die dadurch beim Ausatmen kollabieren. Während ruhige Ausatmung noch funktioniert, macht v.a. schnelle Ausatmung Schwierigkeiten.

- **Ein Emphysematiker kann ein Streichholz aus ca. 15 cm Entfernung nicht ausblasen.**
- **Zunahme des Brustkorbumfangs nach mehrmaliger schneller Ein- und Ausatmung**, weil die eingeatmete Luft nicht mehr vollständig ausgeatmet werden kann.

Diagnose

- **Fassthorax** = weitgehend starrer Brustkorb; Rippenverlauf waagerecht anstatt schräg nach unten
- Eingeschränkte Atemexkursion: Brustumfang ändert sich bei maximaler Ein- und Ausatmung nur um 1-2 cm (normalerweise 10-12 cm)
- Schlüsselbeingruben verstrichen oder gar vorgewölbt
- Perkussion:
  - Hypersonorer Klopfschall durch vermehrte Luftansammlung (Resonanz)
  - Lungengrenzen wenig verschieblich
  - Zwerchfelltiefstand
- Auskultation:
  - Durch vermehrte Luft werden Geräusche gedämpft ⇒ abgeschwächtes Bläschenatmen und leise Herztöne

Symptome

Meist Entwicklung aus chronischer Bronchitis, bestehen daher schon länger.

- Husten und Auswurf
- Je nach Schweregrad auch Atemnot und Zyanose
- **Pink Puffer oder Blue Bloater** (s. Kasten)

Komplikationen: Cor pulmonale ⇒ Rechtsherzinsuffizienz; Bildung von Emphysemblasen, die platzen und zu Spontanpneumothorax (manchmal sogar Spannungspneumothorax) führen können oder auch funktionstüchtiges Lungengewebe verdrängen ⇒ Verminderung der Sauerstoffaufnahme ⇒ Kachexie (Kräfteverfall).

Therapie: Arzt (Überwachung)
Erweiterte Alveolen bilden sich nicht mehr zurück; weitere Verschlechterung vermeiden: Rauchverbot, feuchte Raumluft, Erkältungen fernhalten, Therapie ähnlich wie bei Asthma bronchiale. Bei Rechtsherzinsuffizienz Diuretikagabe, bei Polyglobulie Aderlässe.

Bei chronisch-obstruktiven Bronchial- und Lungenerkrankungen können zwei Typen der Ausprägung unterschieden werden (nach Dornhorst, Burrows und Fletcher). Der Übergang ist fließend, die Typen stecken jedoch das gesamte Spektrum der Symptomatik ab.

Blue Bloater (blauer Aufgedunsener)	Pink Puffer (rosafarbener Schnaufer)
Übergewichtig	Schlank
Sauerstoffmangel im Gewebe, dadurch zentrale Zyanose und Polyglobulie	Geringer Sauerstoffmangel im Gewebe
Kohlendioxidwert im Blut erhöht	Kohlendioxidwert im Blut normal
Geringgradige Atemnot („Patient hat aufgehört, gegen die Krankheit zu kämpfen")	Ausgeprägte Atemnot bei erschwerter Atmung
Oft Merkmale einer chronisch-obstruktiven Bronchitis mit produktivem Husten	Nur selten produktiver Husten

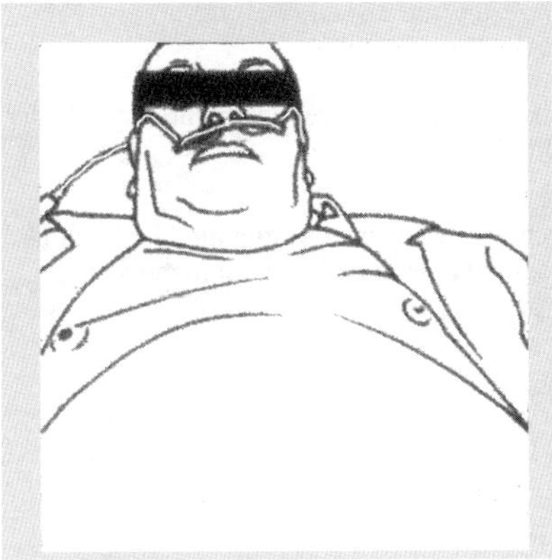
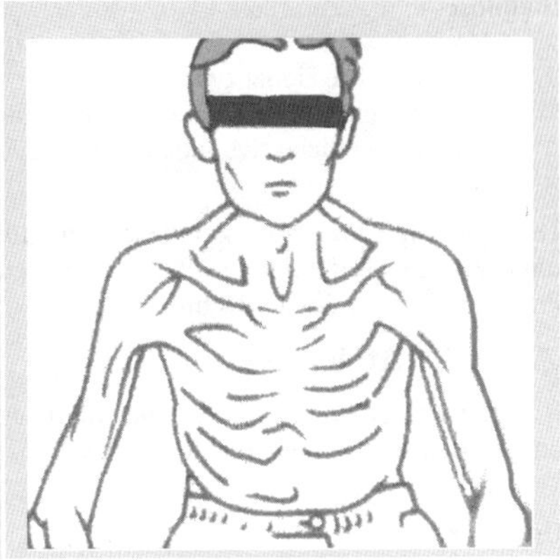

7.12.9 Bronchiektasen

Sackförmige oder zylindrische Erweiterungen mittlerer oder kleinerer Bronchien; nicht mehr rückbildungsfähig. Starke Neigung zu sekundären bakteriellen Infektionen, Lokalisation in 50% der Fälle bilateral, meist basal in den Unterlappen.

Ursachen

- Vor allem chronische Bronchitis
- Auch Pneumonien und Kinderkrankheiten wie Masern, Keuchhusten
- Verengungen der Bronchien durch Fremdkörper, gutartige Tumoren, Lymphknotenschwellungen, Narbenzüge
- Lungentuberkulose
- Selten angeboren

Vorkommen: 10/100.000 Einwohnern/Jahr

Symptome

- Im Wesentlichen wie chronische Bronchitis
- **Morgendliche maulvolle Expektorationen**, eitrig und übelriechend, **drei Schichten im Spitzglas: oben Schaum, Mitte Schleim, unten Eiter**
- Eventuell chronischer Husten mit mehr oder weniger Auswurf
- Eventuell Hämoptyse oder gar Hämoptoe durch die Entzündungen
- Eventuell leichte Trommelschlegelfinger und Uhrglasnägel
- Tachypnoe

Komplikationen: obstruktive Ventilationsstörung, Lungenblutung, rezidivierende bronchopulmonale Infekte, Lungenabszess, Pilzansiedlung (v.a. nach Antibiotikaeinnahme), respiratorische Insuffizienz, Cor pulmonale, Wachstumsretardierung bei Kindern.

Diagnose
- Auswurf
- Blässe, leichte Lippenzyanose
- Meist gleichzeitig bestehende Bronchitis: kontinuierliche (Pfeifen und Brummen) oder diskontinuierliche Nebengeräusche (feuchte Rasselgeräusche)
- Eventuell beschleunigte BSG

Therapie: unbedingt abhusten lassen, ggf. durch Hängelage oder bestimmte Klopftechnik, um bakteriellen Infektionen vorzubeugen. Behandlung der chronischen Bronchitis mit Phyto-, Hydro- und/oder Atemtherapie u.a.

7.12.10 Atelektase

Nicht belüfteter Lungenbereich. Die Wände der zusammengefallenen Alveolen liegen aneinander. Es sind Teilbereiche oder die ganze Lunge betroffen; akuter oder chronischer Verlauf.

Ursachen
Verlegung eines Bronchus, z.B. durch
- zähen Sekretpfropf (z.B. bei Mukoviszidose),
- Fremdkörper (Verschlucken),
- Bronchialtumor,
- andere Tumoren (selten), vergrößerte Lymphknoten oder Aneurysmen.

Die Luft aus den nachfolgenden Alveolen wird vom Blut absorbiert ⇒ Unterdruck ⇒ Zusammenfallen der betroffenen Lungenbereiche.

Symptome
Abhängig von der Schnelligkeit der Entwicklung, der Größe des betroffenen Bereichs und davon, ob sich zusätzlich eine Infektion aufpfropft. Bei kleineren Verschlüssen Verlauf evtl. asymptomatisch. Bei schnellem Verschluss eines großen Lungenbereichs:
- Schmerzen auf betroffener Seite
- Atemnot
- Zyanose
- Blutdruckabfall
- Tachykardie
- Erhöhte Temperatur
- Schock

Komplikationen: Infektion des betroffenen Bereichs, später auch Fibrosierung.

Diagnose
- Inspektion: eingeschränkte oder fehlende Atemexkursion des betroffenen Bereichs
- Perkussion: Dämpfung über geschädigtem Areal
- Auskultation: abgeschwächtes oder fehlendes Atemgeräusch
- Sicherung über Röntgen

Differenzialdiagnose: Spontanpneumothorax (dabei aber hypersonorer Klopfschall).

Therapie: je nach Ursache (Not-)Arzt; Fremdkörper oder Schleimpfropf werden endoskopisch entfernt, so kann sich der befallene Lungenanteil wieder ausdehnen.

7.12.11 Lungenentzündung (Pneumonie)

Häufigste zum Tod führende Infektionskrankheit in den Industrieländern (weltweit Platz 3).

Leitsymptome
- Husten
- Auswurf
- Fieber
- Schmerz bei der Atmung

Einteilung der Pneumonie

Nach Vorerkrankung	
Primär	Sekundär
Infektion, Allergie, chemische oder physikalische Ursachen	Vorgeschädigte Lunge: Stauungslunge, Lungenödem, Fremdkörperaspiration, Bronchiektasen, Bronchialkarzinom, auch durch Linksherzinsuffizienz oder Keuchhusten
Nach Verlauf	
Akut	Chronisch, wenn länger als 8-10 Wochen, v.a. bei Patienten mit verminderter Immunabwehr
Nach Entstehungsort	
Nosokomial, im Krankenhaus	Nichtnosokomial
Nach Erreger	
Bakteriell	Atypisch
Pneumo-, Strepto-, Staphylokokken	Viren, Pilze, Parasiten, besondere Bakteriengruppen (s.u.)
Nach Lokalisation	
Alveolär	Interstitiell
Lungenparenchym v.a. als bakterielle Lobärpneumonie	Interstitium (Bindegewebe), meist durch Viren
Nach Ausdehnung	
Lobärpneumonie	Bronchopneumonie (Herdpneumonie)
Befall eines oder mehrerer Lungenlappen	Herdförmig ohne „Rücksicht" auf Lappengrenzen

Klassischer Verlauf einer Lobärpneumonie (Symptome siehe Tabelle):

- **Anschoppungsphase:** Luft wird aus den Alveolen verdrängt, es bildet sich ein Exsudat mit Fibrinausschwitzung.
- **Rote Hepatisation:** Erythrozyten sind in den Alveolarraum übergetreten und zerfallen. Es kommt zu typischem rostbraunen Sputum. Im Schnittpräparat ähnelt die Lunge jetzt der Leber.

- **Graue Hepatisation:** Einwanderung der Leukozyten.
- **Lysis:** Verflüssigung und Abhusten.

Bakterielle Lobärpneumonie	Atypische Bronchopneumonie
Nur 10% aller Pneumonien, meist akut im Winter	
Erreger v.a. Pneumo-, Strepto- und Staphylokokken (bakterielle Pneumonien spielen sich typischerweise als Lobärpneumonie ab)	• Viren: Influenza-, Parainfluenza-, Adeno-, Respiratory-Syncytial-, Coxsackie-Virus • Pilze: Candida, Cryptococcus, Aspergillus • Parasiten: Protozoen, Würmer • Atypische Bakterien (Chlamydien, Rickettsien, Mykoplasmen)
Plötzlicher Krankheitsbeginn	Langsamer Beginn
Mit Schüttelfrost (für 30-60 Minuten)	Ohne Schüttelfrost
Fieber 39-40 °C, ohne Therapie als Kontinua für ca. eine Woche	Mäßiges Fieber
Tachykardie	Meist ohne
Tachypnoe (Nasenflügelatmung)	Manchmal
Schmerzen in der Brust	Fehlen meist
Hustenreiz mit reichlich Auswurf (ab 2. Tag rostbraun, evtl. auch blutig, eitrig)	Husten mit wenig Auswurf (meist schleimig, evtl. auch schleimig-eitrig)
Schweres Krankheitsgefühl	Ist möglich
Starkes Schwitzen	
Meist atemabhängiger, stechender Schmerz aufgrund Pleurabeteiligung	Pleurabeteiligung selten
Oft mit Herpes labialis	
Inspektion: • Nachschleppen der betroffenen Thoraxseite • Eventuell Nasenflügelatmung • Haut gerötet, manchmal zyanotisch Perkussion: Dämpfung Auskultation: Bronchialatmen (Bronchophonie verstärkt), ohrnah klingende Rasselgeräusche bei der Einatmung, Stimmfremitus verstärkt	Perkussion meist unauffällig, evtl. Dämpfung; Auskultation meist unauffällig, evtl. diskontinuierliche Nebengeräusche (Rasselgeräusche) **Röntgen: erhebliche Lungenveränderungen** im Gegensatz zu geringen Befunden
Oft Leukozytose	Keine oder geringe Leukozytose, manchmal Leukopenie

Anmerkung: In der Praxis lassen sich die unterschiedlichen Pneumonien oft nicht so scharf gegeneinander abgrenzen. Beispielsweise werden sowohl die Ornithose als auch die Legionellose von atypischen Erregern verursacht, präsentieren sich aber wie eine typische Pneumonie mit hohem Fieber und starkem Krankheitsgefühl.

Komplikationen der Pneumonie (gefürchtet): tödlicher Kreislaufkollaps bei kritischer Entfieberung bei Lobärpneumonie nach einer Woche; Herzversagen durch toxische Myokardschädigung; Lungenabszess durch eitrige Einschmelzungen der Lungenlappen; Pleuraerguss, Pleuraempyem, Bronchiektasen, Lungenfibrose; Übergreifen der Erreger auf andere Organe: Meningitis, Hirnabszess, Endo-, Perikarditis, Arthritis, Osteomyelitis.

7.12.12 Lungenabszess

Umschriebener nekrotischer Bereich der Lunge, der Eiter enthält. Meist einzelne, selten multiple Abszesse.

Ursachen
- Meist Komplikation bei einer Pneumonie
- Aspiration (Einatmen von flüssigen oder festen Stoffen), z.B. bei Bewusstlosigkeit (Alkohol, Anästhesie) und bei Schluckstörungen
- Seltener Bronchialkarzinom, Lungeninfarkt oder Verletzungen

Symptome
Anfangs ähnlich Pneumonie.
- Schweres Krankheitsgefühl, Fieber ≧ 39 °C, Schweißausbrüche
- Husten mit eitrigem Auswurf, häufig auch blutig, später bräunlich oder grünlich
- Abszess bricht gewöhnlich in einen Bronchus ein und wird abgehustet

Diagnose
Erscheinungsbild ähnlich der Pneumonie, daher Abklärung mittels Röntgen und/oder Bronchographie, mikrobiologischer Untersuchung des Sputums, evtl. CT.

Differenzialdiagnose: Pneumonie, Tbc, Bronchialkarzinom, Lungeninfarkt.

Komplikationen: Pleuraempyem (eitriger Erguss in die Pleurahöhle), Fistelbildung zwischen Bronchien und Brustfell, selten massiver Bluthusten.

Therapie: durch den **Arzt** (Antibiotika, Lagerungsdrainage, evtl. Operation [Drainage oder Resektion]).

Prognose: Letalität 5-6%. Verlauf abhängig von Größe und Ursache des Abszesses und der Abwehrlage des Betroffenen.

7.12.13 Lungenfibrose

Bindegewebig-narbiger Umbau des Lungengerüsts, wobei zusätzliches Bindegewebe herdförmig oder diffus in das Lungenparenchym einwächst und die Alveolarstruktur zerstört ⇒ restriktive Ventilationsstörung mit reduzierter Diffusionskapazität.

Ursachen
Meist chronische Alveolitis, z.B. durch:
- Sarkoidose (M. Boeck, → 211)
- Exogen-allergische Alveolitis (→ 211)
- Staublungenerkrankungen: Silikose, Asbestose (s.u.)
- Strahlen (Strahlenfibrose, z.B. nach Bestrahlung bei Mammakarzinom)
- Endzustand eines chronisch-entzündlichen und destruktiven Lungengeschehens

- Rheumatisch: Lupus erythematodes, Sklerodermie, PCP, M. Bechterew
- Idiopathisch (ohne erkennbare Ursache)

7.12.13.1 Asbeststaublunge (Asbestose, Silikatose)

Berufserkrankung. Asbest isoliert gut vor Wärme und ist fast unbrennbar. Daher wurde es als idealer Werkstoff für Isolierungen, Feuerschutzbekleidung, Bremsbeläge und Eternit angesehen. Seine gesundheitsschädliche Wirkung wurde erst später bekannt.

Vorkommen: Vor allem asbestherstellende und -verarbeitende Industrie, z.B. Asbestzement, Asbesttextil, Asbestisolierindustrie.

Pathogenese:
Eingeatmete Asbestfasern von über 15 µm (entspricht dem Durchmesser eines Alveolarmakrophagen) können nicht abgebaut werden ⇒ **Fibrose von Lunge und Pleura; evtl. Bronchial- oder Pleurakarzinom**.

> Raucher, die Asbest ausgesetzt sind, haben ein 100-fach höheres Risiko, an einem Bronchialkarzinom zu erkranken.

Symptome

- Atemnot (Leitsymptom)
- Meist trockener Husten mit spärlichem Auswurf
- Neigung zu wiederkehrenden Bronchitiden

> **Trias:** • Dyspnoe • Knistern über der Lunge • Fibrose im Röntgenbild

Diagnose: Frage nach beruflicher Exposition; Auskultation: feinblasige, basale Rasselgeräusche; Röntgenaufnahmen zur Bestätigung der Diagnose.

Komplikationen: Bronchial- und Pleurakrebs, Hypoxie, Cor pulmonale mit Rechtsherzinsuffizienz

7.12.13.2 Steinstaublunge (Silikose)

Sie entsteht durch das langjährige Einatmen von quarzhaltigem Staub (Berufskrankheit von Standstrahlbläsern, Bergleuten, Gießern und Tunnelarbeitern).

Pathogenese
Die Quarzpartikel können die Alveolarmembran durchdringen und lagern sich frei oder von Makrophagen umgeben in den Alveolarwänden ab, wodurch sich diese verdicken.
Die Fresszellen sind überlastet und geben Stoffe ab, die Fibroblasten aktivieren. Diese lösen eine Granulombildung (silikotische Knötchen) und Fibrosierung aus, wodurch die Alveolen starr werden und sich nicht mehr ausdehnen können.

Symptome
Anfangsstadium symptomlos, später:

- Reizhusten mit Auswurf,
- nachfolgend zunehmende Atemnot und Brustschmerzen.

Komplikationen

- Lungenemphysem

- Pulmonale Hypertonie, Cor pulmonale
- Lunge zunehmend infektanfällig
- Wiederkehrende Bronchitiden
- Erhöhte Neigung zu Tuberkulose

Prognose
Auch nach Beendigung der Schadstoffexposition kann die Krankheit fortschreiten. Durch eine verbesserte Therapie der Begleiterkrankungen hat sich die Lebenserwartung jedoch verlängert. Meist kommt es aufgrund einer Pleurabeteiligung zu Pleurareiben mit Schmerzen.

Ausnahme ist die akute Silikose: Sie schreitet schon nach kurzer Expositionszeit rasch fort und ist evtl. innerhalb weniger Jahre tödlich.

7.12.13.3 Exogen-allergische Alveolitis

Allergische (Typ III oder IV) Reaktion durch Inhalation organischer Stäube; dies führt zu einer chronischen Lungenentzündung, aus der ohne Behandlung eine irreversible Lungenfibrose resultiert.

Oft Berufskrankheit, z.B. bei Farmerlunge durch Antigenbelastung über Heu oder Komposterde; bei Dachdeckerlunge (über Stroh, Schilf); bei Mälzerlunge (über verschimmelte Gerste und Malz); bei Hühnerzüchterlunge (über Vogelexkremente); bei Byssinose (über Baumwolle) u.a.

Leitsymptome
- Rezidivierende Fieberschübe mit Schüttelfrost
- Husten und Atemnot

Diagnose: Röntgen, bronchoalveoläre Lavage und Blutuntersuchung.

Therapie: Antigenkarenz, Immunsuppressiva.

7.12.13.4 Sarkoidose, Morbus Boeck

(Morbus Boeck, gesprochen: buhk)
Lymphgranulomatosis benigna, Besnier-Boeck-Schaumann-Krankheit.
Granulomatöse Systemerkrankung die sich in > 90% der Fälle in der Lunge manifestiert. Männer sind etwas häufiger als Frauen betroffen, wobei sich die Zahlen mit zunehmendem Alter umkehren; die Erkrankung tritt zwischen dem 20. und 40. Lj. auf.

Ursachen: unbekannt, genetische Disposition (familiäre Häufung).

Vorkommen: etwa 50 : 100.000, Frauen sind mit zunehmendem Alter etwas häufiger betroffen als Männer.

Pathogenese
Verstärkte zelluläre Immunaktivität in den betroffenen Organen; Manifestation immer in intrathorakalen Lymphknoten, zu > 90% auch in der Lunge. Dort kommt es zur Bildung von Granulomen mit Langerhans-Riesenzellen und einem Randwall aus Lympho-, Monozyten und Fibroblasten (ähnlich wie bei Tuberkulose, aber ohne verkäsendes Zentrum). Anfangs gute Tendenz zur Spontanheilung.

Extrathorakal v.a. in Leber, Milz, peripheren Lymphknoten, Augen (Iridozyklitis, Konjunktivitis, Retinitis), Herz (Myokarditis), Haut (knotige, braunrote Infiltrate), Nervensystem (z.B. Enzephalitis), Knochen, Speichel- und Tränendrüsen, Tonsillen, Darm und Nieren.

Symptome
Chronisch (bei 95% der Fälle)
- Anfangs keine (Zufallsbefund beim Röntgen)
- Später Reizhusten und Belastungsdyspnoe
- Im Fibrosestadium schwere Lungenfunktionsstörungen und Cor pulmonale

Akut (Löfgren-Syndrom)
- Trias: (Sprunggelenks-)Arthritis, Erythema nodosum, bihiläre Adenopathie
- Fieber
- Husten

Diagnose: beschleunigte BKS (Blutkörperchensenkungsgeschwindigkeit), Bronchoskopie mit Gewebeentnahme, Röntgen, Lungenfunktionsprüfung u.a.

Differenzialdiagnose: Tuberkulose, Karzinom, M. Hodgkin, Leukosen, Ornithose u.a.

Therapie: Kortikoide nur bei Lungenfunktionsstörungen sowie Augen-, Herz-, Nieren- oder ZNS-Beteiligung; Allopurinol bei Hautsarkoidose.

Prognose
Die Spontanheilung bei akuter Sarkoidose liegt bei 95%. Die Spontanheilung bei chronischer Sarkoidose liegt bei > 50%. Bei 20% der chronischen Fälle bleibt eine permanent verminderte Lungenfunktion, Lungenfibrose und evtl. Cor pulmonale mit Rechtsherzinsuffizienz bestehen.

7.12.14 Mukoviszidose, zystische Fibrose

- **Störung der Drüsenabsonderung exokriner Drüsen**, also im Bereich des **Verdauungssystems** (Pankreas, Dünndarm, Gallenwege), des **Bronchialsystems**, der Nasennebenhöhlen, Gonaden und **Schweißdrüsen**
- Häufigste letal verlaufende angeborene Stoffwechselerkrankung
- Gendefekt an Chromosom 7, Häufigkeit 1:2.500 Lebendgeburten

Pathogenese
Versagen des intrazellulären Enzymmechanismus (defekte Chloridkanäle der Epithelzellmembran), dadurch produzieren die exokrinen Drüsen eher **zähen (mukösen) Schleim**. Dieser
- überzieht die **Darmschleimhaut** und Bauchspeicheldrüsengänge ⇒ Malabsorption (Störung in Verdauung und Stoffaufnahme) und
- verstopft die **Bronchiolen** ⇒ schwere Schäden der Atemwege ⇒ chronische Infektionsneigung; die Folgen sind: Lungenemphysem, Bronchiektasen, Lungenfibrosen und daraus Cor pulmonale und Rechtsherzinsuffizienz.
- Außerdem weißt der **Schweiß** meist erhöhte Chlorid- und Natriumkonzentrationen auf, was zu einem entsprechenden Wasserverlust führt.

Symptome

Verlaufsformen von leicht bis schwerst oder protrahiert (verzögert).

- Zeigt sich **meist im Kindesalter**. Bei knapp 10% der betroffenen Kinder bereits **Mekoniumileus**, bei anderen unzureichende Gewichtszunahme.
- **Atemwege**
  - Chronische Bronchitis mit hartnäckigem Husten (oft keuchhustenähnlicher Reizhusten) und Auswurf.
  - Entzündliche bronchopneumonische Herde treten immer wieder auf.

  Im weiteren Verlauf:
  - Dyspnoe, Zyanose
  - Trommelschlegelfinger, Uhrglasnägel
  - Immer wieder Sinusitiden und Pneumonien
  - **Komplikation:** Zystenlunge (Wabenlunge: kleinzystische Degeneration des meist schon fibrotisch degenerierten Lungengewebes, vorwiegend in den Unterlappen lokalisiert, im Endstadium von Lungenfibrosen)
- **Verdauungstrakt**
  - Fortschreitende **Pankreasinsuffizienz** mit häufigen, reichlichen, faulig-übelriechenden **Fettstühlen**, Bauchschmerzen, Meteorismus, dadurch
  - **Malabsorption** ⇒ Mangel an fettlöslichen Vitaminen und Bluteiweißen, was zu **Ödemen und Anämien** führen kann und
  - eventuell Ausbildung eines Diabetes mellitus.

Früherkennung von entscheidender Wichtigkeit, um Organschäden und Funktionsdefizite zu vermeiden!

Diagnose

- Familienanamnese.
- Schweißtest: Chlorid und Natrium erhöht (negativer Test kein Krankheitsausschluss).
- Auskultation der Lunge ergibt Rasselgeräusche (wenn der Schleim noch nicht so zäh ist, dass er an den Bronchialwänden klebt und keine Geräusche verursacht); Lungenfunktionsprüfung, bakterielle Sputumuntersuchung.
- Pankreasenzymuntersuchung: Chymotrypsinbestimmung im Stuhl.

Häufigste Fehldiagnosen: chronische Bronchitis, Asthma bronchiale.

Therapie

- Mukoviszidose-Kinder müssen ständig schleimlösende Medikamente (Mukolytika) einnehmen, Sympathomimetika (erweitern Bronchien), frühzeitig Antibiotika zur Behandlung von Infekten, evtl. Glukokortikoide.
- Konsequente Physiotherapie, um den zähen Schleim leichter und effektiver abhusten zu können.
- Aufgrund der Pankreasinsuffizienz müssen Enzyme und fettlösliche Vitamine substituiert (ersetzt) werden. Die Kost sollte kalorien- und fettreich sein.

Die beste Betreuung ist in spezialisierten Kliniken/Ambulanzen möglich.

Prognose

Deutlich verkürzte Lebenserwartung. Nur ein Sechstel der Kinder erreicht das 18. Lj.

7.12.15 Bronchial- und Lungenkarzinom

- Häufigste Ursache für Krebstodesfälle bei Männern, bei Frauen zweithäufigste nach Brustkrebs (Tendenz steigend).
- Bösartiger Tumor ausgehend von der Bronchialschleimhaut (primär) oder sekundär als Metastase anderer Tumoren (am häufigsten Nieren-, Prostata- und Mammakarzinome).
- Das Lungenkarzinom (Tumor der Alveolarzellen) ist sehr selten (Begriff wird häufig für Bronchialkarzinom benutzt); Diagnostik und Therapie sind hier gleich.
- Häufigkeitsgipfel: 55.-60. Lj. (5% der Patienten sind unter 40)

Ursachen
- 85% Tabakrauch
- 10% Asbest
- Sonstige: Arsen, Nickel, Chrom, Teer, Öldestillate, radioaktive Strahlung

Risikofaktoren
- Chronische Bronchitis
- Familiäre Häufung (Risiko 2,5-fach erhöht, wenn Elternteil erkrankt ist)

Symptome
- **Keine spezifischen Beschwerden, Erstsymptome = Spätsymptome**
- **Symptomarmes Frühstadium**, Beschwerden wie bei chronischer Bronchitis
  - Reizhusten v.a. nachts
  - Sputum spärlich, evtl. mit faserigen Blutbeimengungen
  - Eventuell leichter dumpfer oder bohrender Schmerz hinter dem Brustbein oder im Rücken
  - Rezidivierende Atemwegsinfekte (Retentionspneumonie, wenn Tumor einen Bronchus verlegt)
- **Spätstadium**
  - Blutiges oder himbeergeleefarbenes Sputum
  - Heiserkeit (Lähmung des N. recurrens)
  - Gewichtsverlust, Abgeschlagenheit, Appetitlosigkeit
  - BKS-Beschleunigung und Lymphknotenschwellungen
  - Beschwerden durch Metastasen (z.B. Rückenschmerzen, Kopfschmerzen oder Lähmungen als Ausdruck von Knochen- oder Gehirnmetastasierung)

Merke: Asthma und Bronchitis mit kurzer Anamnese, rezidivierende Pneumonien und sog. therapieresistente Erkältungskrankheiten sind im Alter > 40 Jahre immer auch karzinomverdächtig.

Metastasierung: Am häufigsten in Leber, Gehirn, Knochen, Nebennieren, seltener Lunge, Magen-Darm-Trakt und Haut. Grundsätzlich können alle Organsysteme betroffen sein.

Komplikationen: Pneumonie, Horner-Symptomenkomplex, Pleuraerguss, Atelektasen, Vena-cava-superior-Syndrom (= starke venöse Einflussstauung von Kopf, Hals und Armen mit prall gefüllten Venen, Ödemen und Zyanose), Heiserkeit, Zwerchfellhochstand (Lähmung des N. phrenicus), Schluckbeschwerden durch Kompression der Speiseröhre, Herzbeuteltamponade, Schmerzen im Arm durch Kompression des Armnervengeflechts.

Diagnose
Untersuchungsbefunde je nach Lokalisation sehr variabel: Perkussions- und Auskultationsbefunde sind oft normal; neben der o.g. Symptomatik: vergrößerte Lymphknoten (eher unverschieblich und schmerzlos), Zeichen der oberen Einflussstauung (z.B. gestaute Halsvenen), Lebervergrößerung und Schmerzhaftigkeit der Wirbelsäule.
Klinische Untersuchung: Thorax-Röntgen und -CT, mikroskopische Beurteilung der Zellen im Auswurf; Bestimmung der Tumormarker; evtl. Biopsie bei Bronchoskopie.

Therapie
Ob kurativ (heilend) therapiert werden kann, hängt von Art und Größe des Tumors ab.
- Nichtkleinzellige Karzinome werden primär operativ behandelt, danach Strahlen- oder Chemotherapie.
- Kleinzellige Karzinome metastasieren sehr früh hämatogen (auf dem Blutweg) ⇒ bei Diagnosestellung liegt meist schon eine generalisierte Tumorerkrankung vor; Abwägung, ob Laser-, Chemo- und Strahlentherapie mit ihren Nebenwirkungen noch sinnvoll sind. Eventuell nur palliative (symptomatische) Therapie zur Schmerzbehandlung, Hustendämpfung, Unterdrückung von Übelkeit.

Prognose
5 Jahre nach Diagnosestellung leben noch ca. 5% der Betroffenen.

7.12.16 Lungenödem

Austritt von Flüssigkeit aus den Kapillaren in das Lungeninterstitium und den Alveolarraum.

Ursachen
- Meist Linksherzinsuffizienz
- Selten „Überwässerung" z.B. bei nephrotischem Syndrom (dabei fehlen u.a. Bluteiweiße, die für Osmose zuständig sind)
- Abnorme Durchlässigkeit der Kapillaren, z.B. bei anaphylaktischem Schock

Pathogenese
Durch gestiegenen Kapillardruck tritt zu viel Flüssigkeit in das Interstitium. Sind die Lymphgefäße nicht mehr in der Lage, diese Flüssigkeit aufzunehmen, entwickelt sich ein interstitielles Ödem. Bei weiterem Druckanstieg kommt es zum Austritt in die Alveolen, wodurch der Gasaustausch behindert wird.

Symptome	
Bei interstitiellem Ödem	**Bei alveolärem Ödem**
• Tachypnoe • Orthopnoe • Zyanose • Husten • Asthma cardiale • Angst	• Hochgradige Atemnot mit brodelndem Atemgeräusch (Todesröcheln), das schon ohne Stethoskop zu hören ist • Husten mit weißlichem bis rötlichem Sputum • Zyanose • Todesangst
Diagnose	
Auskultation Spätinspiratorisches Rasseln (feuchtes Rasselgeräusch), evtl. auch Pfeifen über der Lungenbasis (Sicherung über Röntgenbild), Blutgasanalyse.	

Erste-Hilfe-Maßnahmen beim schweren Lungenödem

Bis Notarzt eintrifft:

- Lagerung mit erhöhtem Oberkörper und herabhängenden Beinen
- Unblutiger Aderlass: 3 Extremitäten im 10-minütigem Wechsel venös stauen
- Patient beruhigen, möglichst abhusten lassen

Schocklunge: Sonderform des Lungenödems, die sich 18-36 Stunden nach einem Kreislaufschock entwickelt, wenn Blutdruck- und Volumenverhältnisse wieder normal sind (im Schock ist es zur Schädigung des Kapillarendothels gekommen).

7.12.17 Lungenembolie

Verschluss einer Lungenarterie durch Verschleppen von Thromben (selten Fett, sonst Luft, Geschwulstfragmente, Fremdkörper). Die Thromben kommen meist aus den tiefen Bein-, Becken- oder Bauchvenen (Oberschenkelvenen 60%, Beckenvenen 30%); symptomlose bis tödliche Verläufe je nach Dicke und Lage des Gefäßes.

Ursachen

- 33% nach OP
- 33% bei Herzinsuffizienz
- 33% Varikosis, Blutgerinnungsstörungen, Immobilität

Risikofaktoren

- Operationen, Entbindungen
- Schwangerschaft; Einnahme von Östrogenpräparaten, z.B. Pille
- Diuretika
- Zigarettenrauchen
- Herzinsuffizienz
- Blutgerinnungsstörungen
- Alter
- Krampfaderleiden
- Immobilität durch Bettlägrigkeit, lange Autofahrten oder Flüge

Symptome

Massive Lungenembolie (Bild ähnlich Herzinfarkt)	Nichtmassive Lungenembolie	Rezidivierende Lungenembolie
• Atemnot, Tachypnoe • Atemabhängige Brustschmerzen besonders beim Einatmen • Gelegentlich Hustenanfälle • Zyanose • Tachykardie • Angst bis Vernichtungsgefühl • Hypotonie, Schweißausbruch • Eventuell Schock • Eventuell plötzlicher Herztod durch Rechtsherzversagen (5% der Fälle)	Vorübergehende Atemnot mit zeitweiser Verschlechterung des Allgemeinbefindens (auch unterschiedliche Schweregrade möglich)	• Tachykardie • Schwindelanfälle • Eventuell Bewusstlosigkeit • Eventuell Fieber Die Mehrzahl der letalen Embolien verläuft in Schüben, daher muss auch der Verdacht auf kleinere Lungenembolien immer ernstgenommen und ggf. abgeklärt werden.

Diagnose

- Beschwerdebild
- Beschleunigte Atmung
- Stauung der Halsvenen, Lebervergrößerung
- Gespaltener zweiter Herzton bei lautem Pulmonalschlusston
- Eventuell Galopprhythmus

Therapie

- Notarzt rufen
- Patient mit erhöhtem Oberkörper lagern
- Verweilkanüle legen
- Keine intramuskuläre Injektion wegen folgender Lyse
- Beruhigen (sedieren)
- Schmerzbekämpfung, evtl. Beatmung

Gabe von Heparin oder anderen Fibrinolytika/Entfernung des Embolus über einen Katheter.
Komplikation: Lungeninfarkt (in ca. 25% der Fälle)

7.12.18 Pneumothorax

Luftansammlung im Pleuraraum durch Ruptur des Rippenfells (durch äußere Verletzung) oder des Lungenfells, wobei Luft aus den Alveolen in den Gleitspalt gelangt.

Formen

- **Spontanpneumothorax**, innerer Pneumothorax, häufigste Form. Ohne erkennbare äußerliche Verletzung meist durch eine Ruptur von (kleinen) Emphysemblasen. Betroffen v.a. junge (oft schlanke) Männer zwischen 15 und 35 Jahren.
- **Traumatischer Pneumothorax**, äußerer Pneumothorax, durch
  - Stichverletzungen,
  - Rippenbruch,

  - Behandlungsfehler: durch fehlerhafte Injektion, Lungen- oder Leberbiopsien, Pleurapunktion oder -drainage, intrakardiale Punktion, Wiederbelebungsmaßnahmen, die von Rippenbrüchen begleitet sind.
- **Spannungs- oder Ventilpneumothorax** (Sonderform); das verletzte Brustfell bildet einen Ventilmechanismus, so dass Luft zwar ein-, aber nicht ausströmen kann. Durch den entstehenden Überdruck kann es innerhalb von Minuten zu einer lebensbedrohlichen Atemnot und durch den zunehmenden Druck auf das Herz zu Kreislaufversagen kommen.

Symptome

Bei kleinem Pneumothorax evtl. Beschwerdefreiheit. Kleinere Mengen eingedrungener Luft kann der Körper selbst absorbieren (nachdem sich das Loch geschlossen hat); bei ausgeprägten Fällen:

- **Plötzliche einseitige Schmerzen im Brustkorb**
- **Atemnot bei Belastung, je nach Ausprägung schon in Ruhe**
- **Hustenreiz**

Diagnose

- Nachschleppen der betroffenen Seite
- Hypersonorer Klopfschall über betroffenem Bereich
- Abgeschwächtes Atemgeräusch
- Stimmfremitus aufgehoben
- Absicherung über Röntgen

Therapie: Notarzt, Pleuradrainage

Erste-Hilfe-Maßnahmen
- Bei Stichverletzungen: Loch abdichten (Überkleben mit sterilem Verbandsmull und Heftpflaster und Hand oder Tuch aufdrücken)
- Eingedrungene Gegenstände nicht entfernen, sondern steril fixieren, damit sie sich nicht verschieben können

7.12.19 Pleuraerguss

Flüssigkeit im Gleitspalt zwischen Lungen- und Rippenfell. Erst ab 200 ml treten Beschwerden auf, dies ist röntgenologisch nachweisbar. 50% aller Pleuraergüsse entstehen durch bösartige Tumoren. Jeder Pleuraerguss muss schulmedizinisch abgeklärt werden.

- **Exsudat:** entzündliche, eiweißreiche, trübe Ausschwitzung aus Blutgefäßen mit einem spezifischem Gewicht von über 1,016.
- **Transsudat:** nichtentzündlicher Erguss in Körperhöhle oder Interstitium, z.B. durch Stauungen oder abnorme Durchlässigkeit der Kapillaren wie bei Herzinsuffizienz oder Aszites. Transsudat enthält wenig Bluteiweiße, ist daher klar, hellgelb und hat ein spezifisches Gewicht von unter 1,016.

Merke: Transsudat ⇒ **trans**parent.

Ursachen
Die drei häufigsten Ursachen für Transsudat:
- Dekompensierte Linksherzinsuffizienz
- Lungenembolie
- Leberzirrhose

Die drei häufigsten Ursachen für Exsudat:
- Pneumonie
- Malignome
- Lungenembolie (kann auch Transsudat verursachen)

Weitere Ursachen
- Behinderung des Lymphabflusses durch Lymphome, Metastasen u.a.
- Rheumatisch bedingt: Lupus erythematodes (LE), primär chronische Polyarthritis (PCP)
- Tuberkulose
- Traumata
- Übertritt aus der Bauchhöhle bei Aszites über Defekte im Zwerchfell oder der Lymphbahnen, die durch das Zwerchfell treten.

Was passiert bei ...?	
Pneumonie, Brustfellentzündung	Erhöhte Kapillardurchlässigkeit durch Entzündung.
Herzinsuffizienz	Anstieg des hydrostatischen Drucks.
Leberzirrhose, nephrotischem Syndrom	Mangel an Bluteiweißen ⇒ Abnahme des onkotischen Drucks (Druck, den die Kolloide [Eiweiße] einer Lösung ausüben. Im Blutplasma beträgt er 25 mmHg. Da die Kapillaren nur für gelöste Stoffe durchlässig sind, nicht aber für Eiweiße, muss die wasseranziehende Kraft der Eiweißkörper für den Durchtritt gelöster Stoffe überwunden werden).

Symptome: Kleinere Ergüsse verursachen keine Beschwerden, sonst:
- **Belastungs- oder gar Ruhedyspnoe**
- **Atemnot**
- Je nach Ursache (atemabhängige) Schmerzen im Brustkorb

Diagnose
- Inspektion: Nachschleppen der betroffenen Thoraxhälfte
- Stimmfremitus und Atemgeräusch abgeschwächt bis aufgehoben
- Perkussion: Dämpfung (erst Flüssigkeit eher hinten und seitlich aufgrund der Druckverhältnisse)

Therapie: (Not-)Arzt; je nach Ursache, evtl. Punktion um Pleuraschwarten (narbiger Endzustand eines vorausgegangenen Pleuraergusses).

7.12.20 Brustfellentzündung (Pleuritis)

Brustfellentzündung, häufiger mit (seltener ohne) Ergussbildung.

Ursachen
Selten primär, fast immer sekundär:
- Pneumonie, Tuberkulose
- Mamma-, Bronchialkarzinom, Pleurakrebs
- Rheumatisch: Lupus erythematodes (LE), primär chronische Polyarthritis (PCP)
- Urämie
- Lungeninfarkt
- Schwere Herzinsuffizienz (Stauungstranssudat)
- Strahlentherapie
- Pankreatitis

7.12.20.1 Trockene Brustfellentzündung (Pleuritis sicca)

Meist Vorläufer der feuchten Brustfellentzündung.

Symptome
- Atemabhängige heftige Schmerzen der betroffenen Seite, die sich bei tiefer Atmung verstärken ⇒ Atmung oberflächlich und beschleunigt
- Reizhusten
- Meist ohne Fieber
- Bei Übergang in die feuchte Pleuritis bessern sich (zunächst) die Schmerzen

Diagnose: Nachschleppen der betroffenen Seite, auskultatorisch: Pleurareiben (wenn dies nur diskret zu hören ist, ist leicht eine Verwechslung mit Rasselgeräuschen möglich).

7.12.20.2 Feuchte Brustfellentzündung (Pleuritis exsudativa)

Menge der Ergussflüssigkeit: wenig bis hin zu mehreren Litern.

Symptome
- Atemnot, Druck- bzw. Beklemmungsgefühl
- Subfebrile Temperaturen bis hohes Fieber (Kontinua)

Diagnose
- Perkussion: Dämpfung hinten und seitlich
- Auskultation: gedämpftes oder aufgehobenes Atemgeräusch; „Kompressionsatmen" oberhalb des Ergusses (Bronchialatmen in einer streifenförmigen Zone)

Komplikationen: Pleuraempyem (eitrige Brustfellentzündung), Sepsis, Pleuraschwarte (Verwachsung von Brust- und Rippenfell) mit restriktiver Ventilationsstörung.

Therapie: Durch den (Not-)Arzt und je nach Ursache; evtl. Punktion/Drainage; Schmerzmittelgabe, damit der Patient durchatmen kann, die Lunge belüftet wird und zur Vorbeugung einer Pneumonie; Atemgymnastik zur Vermeidung einer Pleuraschwarte.

7.12.21 Tuberkulose (Tb, Tbc)

- Behandlungsverbot und Meldepflicht für HP laut §§24, 6 und 8 IfSG.
- In unterentwickelten Ländern erkranken jährlich 1 Mrd. Menschen und 3 Mio. sterben an dieser zu den häufigsten Infektionskrankheiten gehörenden Erkrankung (Indien auf Platz 1).
- In Deutschland erkranken jährlich ca. 14.000 Menschen.
- Risikogruppen
  - Aids-Kranke (30% der Aids-Todesfälle durch Tbc)
  - Drogenabhängige, Alkoholiker
  - Obdachlose, Unterernährte
  - Flüchtlinge, Asylanten, Gefängnisinsassen
  - Ältere Menschen, Säuglinge, Diabetiker
- Meistens als chronische Lungentuberkulose, es können aber auch andere Organe betroffen sein (Lymphknoten, Bronchien, Pleura, Knochen, Urogenitaltrakt, ZNS, GIT) und in unterschiedlicher Art verlaufen (akut, chronisch, symptomfrei).
- Das Auftreten dieser Erkrankung nimmt wieder besorgniserregend zu.

Erreger: Mykobakterium tuberculosis (grampositiv): Typ humanus verursacht in Mitteleuropa 99% der Erkrankungen; Typ bovinus kommt nach Ausrottung der Rinder-Tbc nur noch selten vor.

Übertragung

- **Tröpfchen**, von Menschen mit offener (ansteckungsfähiger) Tbc
- Selten über Einatmen von Staub, über Nahrungsmittel, sehr selten diaplazentar

Inkubationszeit: 4-6 (-12) Wochen.

Nachweis: mikroskopischer Erregernachweis, Sputumkultur, Tuberkulinreaktion, Röntgen, Tierversuch.

Pathogenese

Meist gelangen die Erreger mit dem Luftstrom in die Lungen. Dort bildet sich ein **Primärkomplex** bestehend aus einem Primärherd (befallener Bereich der Lunge, kann überall sein) und einem oder mehreren erkrankten Lymphknoten am Lungenhilum. Meist ohne klinische Erscheinungen (in 50% der Fälle bleibt dies der einzige Manifestationsort). Im späteren Leben kann man diesen oft als „kalkdichten Röntgenschatten" nachweisen. Der Primärkomplex befindet sich selten extrapulmonal, z.B. in den Tonsillen oder im Intestinaltrakt. Der Primärkomplex kann narbig abheilen, es können aber auch **jahrzehntelang ansteckungsfähige Erreger** zurückbleiben, die zu einer postprimären Tbc führen können. Gelingt es den Hilumlymphknoten nicht, die Erkrankung aufzuhalten, kann sie sich über die Bronchien oder über den Blut- und Lymphweg ausbreiten (sonst vielleicht verzögert oder gar nicht). Je nach Abwehrlage kommt es evtl. zur Bildung sog. minimal lesions, die vorerst keine weiteren Symptome mit sich bringen, später aber Ausgangspunkt einer postprimären Organtuberkulose sein können (bei Ausbreitung über den Lymphweg kommt es zur Lymphknotentuberkulose, über den Blutweg zur Organ- oder Miliartuberkulose, s.u.)

Tuberkel (= Granulome mit verkäsendem Zentrum)

- **Außen Makrophagenwall:** Der Körper kann den Erreger nicht eliminieren, sondern nur hinter einem Wall aus Makrophagen, Lymphozyten, Epitheloidzellen und Riesenzellen (Langerhans-Zellen) einsperren.
- **Innen Nekrose:** Das eingeschlossene Gewebe wird durch die Toxine der Erreger geschädigt und nicht mehr ausreichend mit Blut versorgt.

Später können in die Tuberkel Bindegewebszellen einwachsen, die manchmal auch Kalk einlagern.

Zwei Formen

- **Primärtuberkulose**, beginnt gleich nach Erstinfektion, meist ohne Symptome, sonst B-Symptome (subfebrile Temperaturen, Nachtschweiß, Appetitverlust, Gewichtsabnahme) und Husten. Manchmal auch Auftreten von Erythema nodosum (Knotenrose: akut entzündliche Hauterkrankung [auch bei anderen Infektionen möglich]).
- **Postprimäre Tuberkulose** als Reinfektion (Wiederansteckung) nach einer „abgeheilten" Tbc oder bei noch bestehender Primärtuberkulose. Sie geht meist von einem Primärkomplex aus und entsteht seltener nach einer erneuten Ansteckung (Superinfektionstuberkulose).

Meist chronische Verläufe (s.u.), aber auch ein akutes Auftreten ist möglich, z.B. als **Miliartuberkulose** (lat. miliaris = hirsekornartig) bei schlechter Abwehrlage: **generalisierte Tuberkulose**, die durch hämatogene oder lymphogene Ausbreitung meist unmittelbar nach Bildung des Primärkomplexes (sog. **subprimäre Miliartuberkulose**) oder im späteren Verlauf (sog. **postprimäre Miliartuberkulose**) entsteht.

Formen

- Pulmonale Miliartuberkulose mit Beteiligung der Lungen
- Meningitische Miliartuberkulose mit tuberkulöser Meningitis
- Typhoide Miliartuberkulose mit Somnolenz

Symptome

- Schweres Krankheitsgefühl, Kopfschmerz
- Hohes Fieber
- Meningismus
- Dyspnoe, Husten, evtl. Schmerzen bei der Atmung

Diagnose: 10-14 Tage nach Dissemination sind auf dem Röntgenbild (Aufnahme: Thorax) multiple, stecknadelkopfgroße Herde erkennbar; Erregernachweis in Sputum oder Magensaft ist nur selten möglich. Der Tuberkulintest wird im Verlauf der Miliartuberkulose negativ (Anergie).

Prognose: ohne antituberkulotische Therapie (unter Umständen in Kombination mit Kortikosteroiden) letal.

> Organtuberkulose kann unterschiedlichste Organe befallen (und ist daher das Chamäleon unter den Infektionskrankheiten), daher immer differenzialdiagnostisch bedenken!

- **Chronische Lungentuberkulose** (90% der Fälle).
  - Eventuell Jahrzehnte andauernde Latenzzeit.
  - **B-Symptome:** unspezifische Allgemeinerscheinungen (Abgeschlagenheit, rasche Ermüdbarkeit); Appetitlosigkeit und Gewichtsabnahme; subfebrile Temperaturen mit Nachtschweiß (mehrere Wochen lang).
  - Meist **trockener Reizhusten**, später evtl. gelblicher, evtl. blutiger Auswurf.
  - **BSG ↑, Leukozytose.**
- **Kehlkopftuberkulose:** meist gemeinsam mit Lungentuberkulose; Heiserkeit mit Husten und evtl. Schluckbeschwerden (DD: Kehlkopfkarzinom), die Wochen bis Monate andauern.
- **Hauttuberkulose:** am häufigsten an Hals und Extremitäten mit blauroten, subkutanen Knoten, die einschmelzen, nach außen aufbrechen und unter Fistel- und Narbenbildung abeilen; ferner als **Lupus vulgaris** mit anfangs bräunlich-rötlichen, kaum erhabenen und zur Verhornung neigenden Granulomknötchen, die später oft zusammenfließen, durch Zerfall zu umfangreichen Geschwüren führen und tiefe Narben hinterlassen.
- **Lymphknotentuberkulose:** Schwellung und Aufbrechen der Halslymphknoten, v.a. bei Kindern und Jugendlichen.
- **Peritoneal- und Darmtuberkulose:** meist aufgrund Verschlucken infektiösen Sputums bei Lungentuberkulose; es sind v.a. die Peyer-Platten der Ileozäkalgegend befallen;
  es kommt zu Fieber, Blähungen, Diarrhoe und/oder Obstipation, (okkultem) Blut im Stuhl, diffusen Bauchschmerzen, Darmkrämpfen, evtl. Ileus und Aszites (DD: Darmkarzinom).
- **Genitaltuberkulose:** vor allem bei Peritonealtuberkulose; bei der Frau als Salpingitis oder Endometritis, beim Mann als Prostatitis, Orchitis oder Epididymitis.
- **Nierentuberkulose:** meist aufgrund einer Lungentuberkulose; (bis zu 8 Jahren) keine Beschwerden, evtl. leichte Leukozyturie und Hämaturie; später unspezifische Zystitis und Pyelonephrose, außerdem absteigende Infektion von Nierenbecken ⇒ Harnleiter ⇒ Blase und Harnröhre mit entsprechenden entzündlichen Symptomen, z.B. chronisch-entzündlicher Harnwegsinfekt mit Leukozyturie und Hämaturie, aber ohne Nitrit auf dem Teststreifen, begleitet von B-Symptomen.
- **Nebennierentuberkulose:** Bild des M. Addison.
- Tuberkulöse **Meningitis:** schleichender Beginn, v.a. Befall der Hirnnerven an der Schädelbasis, Meningismuszeichen können abgeschwächt sein.
- **Knochen- und Gelenktuberkulose:** Spondylitis bzw. Arthritis tuberculosa; v.a. an Wirbelsäule, Hüft- und Kniegelenken Schmerzen und Entzündungen mit Fistelbildung und Abszessen.
- Ferner auch Befall des retikulohistiozytären System (RHS) möglich: Leber, Milz, Knochenmark.

7.12.22 Ornithose

Zoonose; falls durch Papageien übertragen, wird sie auch **Psittakose** (Papageienkrankheit) genannt. Die Ornithose kommt weltweit vor. In Deutschland erkranken jährlich ca. 200 Menschen daran. Hauptüberträger waren früher Ziervögel, heute sind es hauptsächlich Tauben. **Keine Meldepflicht, aber Behandlungsverbot** für HP (Erreger in § 7 IfSG).

Erreger: Chlamydia psittaci.

Übertragung: meist durch das Einatmen von kontaminiertem (Kot- oder Feder-)Staub, es ist auch eine Tröpfchen- und Schmierinfektion möglich (Chlamydia pneumoniae auch aerogen, dann schwerer Verlauf).

Inkubation: etwa 10 (4-20) Tage; einfacher 1-3 Wochen.

Nachweis: Blut, Sputum

Symptome

- Unterschiedliche Verläufe: stumm bis tödlich
- **Grippales Bild:** leichte fieberhafte Erkrankung ohne Lungenbeteiligung
- **Pulmonales Bild:** atypische **Pneumonie**
  - Schwerer Krankheitsverlauf, evtl. mit Schüttelfrost
  - Hohes Fieber, Kontinua über 2 Wochen (ohne Behandlung)
  - Regelmäßig starker Schläfen- und Stirnkopfschmerz, außerdem Kreuzschmerzen
  - Übelkeit, Brechreiz
  - Relative Bradykardie
  - Quälender trockener Husten, mit evtl. wenig Auswurf (zäh, schleimig, evtl. hämorrhagisch)
  - Eventuell Nasenbluten

  Manchmal allerdings schleichender Krankheitsbeginn über 3-4 Tage, wobei das Fieber langsam zunimmt.
- **Typhusartiges Bild**
  - Schwächeanfälle, Apathie, Schlaflosigkeit
  - Benommenheit

Manchmal kommen Hautausschläge vor (ähnlich den Typhus-Roseolen); der Kreislauf ist fast immer geschwächt, es kommt zeitweise zur Kollapsneigung, Leukopenie; besteht Fieber länger als 3 Wochen, ist die Prognose schlecht (Letalität: 20-50%).

Komplikationen

- Fast stets Thrombophlebitis
- Myokarditis (toxische Myokardschädigung), Kreislaufdekompensation
- Selten enzephalitisches Bild: neben Fieber und Kopfschmerz, Krämpfe, neurologische Ausfallerscheinungen, Schlaflosigkeit, außerdem Meningitis und bakterielle Superinfektion

Differenzialdiagnose: Pneumokokken-, Viruspneumonie, Typhus, Paratyphus, Grippe, Tbc, Fleckfieber.

Therapie: durch den Arzt (Tetrazyklingabe).

Immunität: nach überstandener Krankheit viele Jahre.

7.12.23 Legionärskrankheit (Legionellose)

Erreger: Legionellen (Bakterien verschiedener Serotypen, v.a. Legionella pneumophila); ubiquitär (überall verbreitet) in feuchten Böden und Oberflächen(süß)gewässern (Seen, Klimaanlagen, Leitungsnetzen der Trinkwasserversorgung usw.) vorkommend.
Auch in Deutschland sind Legionellen die zweithäufigsten Erreger respiratorischer Infekte.

Übertragung: Inhalation infizierter Aerosole aus Wasseranlagen, z.B. über Duschköpfe, (Wasser von) Klimaanlagen, Inhalationsgeräten, Pflanzenberieselungsanlagen.

Inkubation: 2-10 Tage.

Nachweis: Antigen; früher Nachweis z.B. aus Sputum, Bronchialsekret, Urin; **Antikörper** erst 2-4 Wochen nach Krankheitsbeginn nachweisbar; **Erreger:** Kultur (schwierig), dauert 1 Woche; Fluoreszenzmikroskopie; **Röntgen**: zunächst unilobäre, fleckige Infiltrate.

Besonders gefährdet sind ältere Patienten, Diabetiker, Patienten mit Abwehrschwäche und intubierte Patienten.

Symptome

- Bei 90% der Betroffenen asymptomatischer Verlauf
- Grippeähnliche Symptome ohne Pneumonie (Pontiac-Fieber)
- **Legionärskrankheit (Legionella-Pneumonie)**
  - Kopf- und Muskelschmerzen, allgemeines Krankheitsgefühl
  - **Schüttelfrost, hohes Fieber**
  - **Husten, Thoraxschmerzen**
  - Oft gastrointestinale Beschwerden, **evtl. Diarrhoe** (50% der Fälle)
  - Eventuell **Verwirrtheit**

Komplikationen: schwerer Verlauf mit respiratorischer Insuffizienz und **akutem Nierenversagen, die Letalität liegt bei 15-20%.**

Die Erkrankung kann sporadisch oder epidemisch auftreten. Erstmals trat sie 1976 bei einem Kriegsveteranentreffen in einem Hotel in Philadelphia auf. 180 Menschen erkrankten und 39 starben. 1999 kam es zu einer Epidemie in den Niederlanden mit 20 Toten.
5% aller Pneumonien, die im Krankenhaus behandelt werden, sind Legionellosen ⇒ **daran denken**, v.a. bei Pneumonien nach Reisen mit Hotelaufenthalt oder Aufenthalt in der Nähe von Wasseranlagen.

Therapie: durch den Arzt, Erythromycingabe, evtl. zusätzlich Rifampicin oder Tetracyclin.

7.12.24 Q-Fieber

Query-Fieber, Queensland-Fieber, Krim-Fieber

Keine Meldepflicht, aber Behandlungsverbot für HP (Erreger in §7 IfSG)

Erreger: Rickettsien (Bakterium Coxiella burnetii, vermehrt sich obligat intrazellulär).

Übertragung: Einatmen von Staub über infizierte Stalltiere oder Material (Fell, Stroh, Wolle), auch durch **Zecken**, selten Mund zu Mund.

Inkubation: 1-4 Wochen (meist 7-14 Tage).

Nachweis: im Blut.

Symptome:
Bis 70% der Fälle verlaufen asymptomatisch oder wie eine leichte Grippe, sonst Generalisationsstadium 4-8 Tage:
- Akuter Beginn mit schwerem Krankheitsgefühl
- **Starker Kopfschmerz** (oft retrobulbär)
- Abgeschlagenheit, Kopf- und Gliederschmerzen
- **Fieberkontinua** 39-40 °C für 4-7 Tage, häufig mit Schüttelfrost

Organstadium:
- Fast immer **atypische Pneumonie** mit trockenem Husten und Brustschmerzen

Trias • Hohes Fieber • Kopfschmerzen • Atypische Pneumonie

Komplikationen
- Neurologische Symptome: Verwirrtheit, Desorientierung
- Seltener Meningoenzephalitis, Myokarditis, Perikarditis
- Sehr selten (1%) persistierende Infektion mit evtl. Endokarditis oder (chronischer granulomatöser) Hepatitis (Monate bis Jahre nach Infektion)
- Selten chronisches Müdigkeitssyndrom mit subfebrilen Temperaturen und starker allgemeiner Beeinträchtigung
- Eventuell inrauteriner Fruchttod (Abort oder Fehlgeburt)

7.12.25 Virusgrippe (Influenza)

Keine Meldepflicht für HP, aber Behandlungsverbot

Erreger: Influenzavirus, 3 Hauptgruppen A, B und C
Typ A: sorgt alle 3-5 Jahre für große Epidemien (Antigen-Shift)
Typ B: besonders bei Kindern und Jugendlichen, Verlauf milder
Typ C: spielt praktische keine Rolle (verursacht eher milde Infekte)

Übertragung: Tröpfcheninfektion.

Inkubation: 1-3 Tage.

Nachweis: im Blut.

Symptome
In 80% der Fälle symptomlos oder als relativ leichte Erkältungskrankheit, sonst:

- **Plötzlicher Beginn**
- Frösteln, **Fieber**, starkes Krankheitsgefühl
- Uncharakteristische Allgemeinerscheinungen, Kopf-, Glieder- und **Muskelschmerzen**
- Relative Bradykardie
- **Laryngo-Tracheo-Bronchitis** mit **trockenem Husten**
- **Zweiter Fieberanstieg markiert zumeist Sekundärinfektion**

Komplikationen

- **Bronchopneumonie**, meist als sekundäre bakterielle (Strepto-, Staphylo-, Pneumokokken, Haemophilus influenzae) Infektion
- **Myokarditis, Kreislaufinsuffizienz**
- Meningitis und/oder Enzephalitis
- Sinusitis, Otitis media

Der schwerste Verlauf kann in Stunden oder Tagen zum Tod führen. Besonders gefährdet sind Kinder, ältere Menschen und Abwehrgeschwächte.

Auch Milzbrand und Pest sind Infektionskrankheiten mit Lungenbeteiligung bzw. pulmonalen Verläufen.

7.12.26 Schlafapnoesyndrom (SAPS)

Anfallsweises Auftreten von mehr als 10 Sekunden dauernden Atemstillständen v. a. während des Non-REM-Schlafs. Dadurch Entwicklung

- einer pulmonalen Hypertension
- von Herzrhythmusstörungen
- eines Cor pulmonale (evtl.) infolge chronischen Sauerstoffmangels und Hypoxämie

Betroffen sind v.a. übergewichtige Männer zwischen dem 40. und 60 Lj. Alkohol wirkt begünstigend. Die häufigste Form ist das obstruktive Schlafapnoesyndrom (OSAS) mit inspiratorischem Kollaps der Rachenwände durch muskuläre Hypotonie bei erhaltenem Atemantrieb und normalen Atembewegungen des Brust- bzw. Bauchraums. Seltener treten ein zentrales SAS (Synonym: primäre idiopathische Hypoventilation) durch Ausfall der zentralen Atemregulation oder aber kombinierte Formen auf.

Symptome

- Nächtliches Schnarchen
- Morgendlicher Kopfschmerz
- Tagesmüdigkeit mit Einschlafneigung (vgl. Hypersomnie) und daraus resultierender Unfallneigung (z.B. Verkehrsunfälle)
- Persönlichkeitsänderung
- Herzrhythmusstörungen
- Arterielle und pulmonale Hypertonie
- Polyglobulie

Diagnose: Lungenfunktionsprüfung, Labor, Polysomnographie (Aufzeichnung verschiedener elektrophysiologischer Parameter [v.a. EEG, EMG, EOG] zur Registrierung von u.a. Schlafstadien und Augenbewegungen)

Therapie: Gewichtsreduktion, Theophyllin, nasale Überdruckbeatmung (CPAP)

8 Glossar

Bausteine medizinischer Fachbegriffe

Silbe	Bedeutung	Beispiel
a(n)	Verneinung	Analgesie, anovulatorisch
ab-	weg, von weg	Abstinenz, Abszess
acid-	sauer	Acidose, Anacidität
ad-	zu, hin	Adhäsion
-algie	schmerzhafter Zustand	Neuralgie, Myalgie, Ischialgie
alkal-	basisch	Alkalose
all(o)-	anders	Allergie, Alloplastik
ana-	auf, auseinander	Analyse, Anastomose
aniso-	ungleich	Anisochromie
ante-	vor, wieder	Anteflexion
anti-	wider, gegen	Antikörper
apo-	von, weg	apokrin
-ase	Endung zur Bezeichnung von Enzymen	Dehydrase
aut(o)-	selbst	Autointoxikation
brady-	langsam	Bradykardie
circum	ringsum(her)	Zirkumzision
con-, com-	zusammen, mit	Kompression, communicans
contra-	(ent-)gegen	kontralateral, Kontraindikation
de-	von, weg, ent-	Dehydration
dia-	durch	Dialyse
dis-	auseinander	Distorsion
dys-	un-, miss-	Dyspepsie, Dyspnoe
e-, ex-, ek-, ekto-	aus, außen, heraus	Exanthem, Ektomie
-ektasie	Erweiterung eines Hohlorgans	Bronchiektasie
-ektomie	völliges Entfernen eines Organs	Appendektomie
-emesis	Erbrechen	Hämatemesis
en-, endo-	innen	Endokard, Enanthem
epi-	auf, darauf	Epikard, Epidermis
-form	-artig	apoplektiform
-gen	a) herrührend von, b) verursachend	endogen, exogen, iatrogen, hepatogen, kanzerogen, pathogen

glyk(o)-	süß, zuckerhaltig	Glykogen, Glykämie
-gramm	Geschriebenes, Aufgezeichnetes	Kadiogramm
-graphie	Aufzeichnung (graphisch)	Enzephalographie
heter(o)-	anders	heterogen
holo- (griech., auch pan-)	ganz, all, gesamt	Holographie
homo-	gleich, gemeinsam	homogen, homosexuell
homö(o)-	ähnlich, gleichartig	Homöopathie
hyper-	über, überschüssig, hoch	Hypertonus
hyp(o)-	unter, niedrig	Hypotonus, Hypoplasie
idio-	eigen	idiopathisch
in-, im-	a) ein, hinein, b) ohne, un-	Inkarzeration, Inappetenz, impotent
inter-	zwischen	interkostal
iso-	gleich, derselbe	isotonisch, isotherm
-itis	Entzündung	Zystitis, Nephritis (Ausnahme: Pneumonie)
kata-	herab, über hin, abwärts	Katalysator
krypt(o)-	verborgen	Krypten, kryptogen
-lyse	Auflösung	Hydrolyse, Hämolyse
makr(o)-	groß, lang	makroskopisch
mal-	schlecht, falsch	Malabsorption
malign-	bösartig	Malignom, Malignität
mega-	sehr groß	Megakolon
mes(o)-	mittlerer	Mesenzephalon
meta-	zwischen, nach, hinter	Metaphyse, Metastase
mikr(o)-	klein	Mikroskop
mon(o)- (griech.)	allein, vereinzelt (lat. solus, singularis)	Monarthrose, mononukleär,
multi- (lat.)	viel(e) (griech. poly)	multiformis
neo-	jung, neu	Neoplasma, neonatus
-oid	ähnlich aussehend	adenoid, lipoid
olig(o) (griech.)	wenig	Oligurie
-om	Geschwulst	Fibrom, Adenom
orth(o)-	richtig, gerade, aufrecht	Orthopädie, Orthopneu
pan- (griech., auch holo-)	ganz, all, gesamt (lat. totus)	Pandemie
para-	neben	parasternal, Parapsychologie
per-	durch (zeitlich, lokal, intensivierend)	permanent, Perforation

peri-	um, herum	Perikard, Periost
-phil	zu etwas neigend, freundlich	hydrophil, lipophil
-phob	scheu, furchtsam	photophob, hydrophob
poly- (griech.)	viel(e) (lat. multi)	Polyarthritis
post-	nach	postoperativ, postmortal
prae-	vor	praeoperativ, praekomatös
pro-	vor	Prodromalstadium, Prolaps
pseud(o)-	falsch, scheinbar	Pseudogravidität, Pseudomembran
re-	zurück, wieder	Reanimation
retro-	rückwärts, nach hinten	Retroflexion, retrograd
semi- (lat.)	halb (griech. hemi)	Semilunarklappen
skler(o)-	hart, trocken	Sklerodermie, Arteriosklerose
sten(o)-	eng, verengt	Stenose, Stenokardie
sub-	unter	subakut, Submukosa, subfebril
super-	über	Superinfektion
syn-	mit zusammen	Synonym, Symbiose
tachy-	schnell	Tachykardie, Tachypnoe
thermo-	warm, Wärme betreffend	Thermometer, thermophil
totus (lat.)	ganz, all, gesamt (griech: pan-, holo-)	total
trans-	hindurch, hinüber, jenseits von	Transfusion
-trop	auf etwas gerichtet, einwirkend	thyreotropes Hormon
ultra-	jenseits, darüber, über hinaus	Ultraschall
xer(o)-	trocken	Xerodermie, Xerophtalmie

Farbbezeichnungen

Deutsch	Griechisch	Latein	Beispiel
blau	kyaneo- bzw. Cyan oder Zyan		Zyanose Zyankali
bleich		pallidus	Triponema pallidus
braun	phaio-		Phäochromozytom
		fucus	Fuszin
gelb		flavus	Flavin
		luteus	Corpus luteum
grau	polio-		Poliomyelitis
		griseus	Substantia grisea
grün	chloro-		Chlorophyll
		viritis	Streptococcus viridans
rot	erythro-		Erythrozyt
	eos-		eosinophil
		ruber	Rubeolen, Bilirubin
		flammeus	Naevus flammeus
		purpureus	Purpura senilis
		roseus	Roseolen
schwarz	mela(no)-		Melanom, Melanin
		niger	Substantia nigra
weiß	leuko-		Leukozyt
		albus	Albumin
		candidus	Candida

Fachbegriffe

Begriff	Erläuterung	Seite
Abduktion	Bewegung vom Körper weg.	
Adams-Stokes-Anfall	Synkope durch zerebrale Hypoxämie infolge akuter Herzrhythmusstörungen mit Schwindel, kurzfristiger tiefer Bewusstlosigkeit, Blässe; durch arteriosklerotische oder entzündliche Schädigung des Erregungsleitungssystems, Medikamente (z.B. Digitalis), Herzinfarkt, Ausfall des Herzschrittmachers.	
Adduktion	Bewegung zum Körper hin.	
Agonist	(Griech. Wettkämpfer, Spieler); **1.** (anat.) Muskel, der eine bestimmte, einem Antagonisten entgegengesetzte Bewegung bewirkt; **2.** (pharmak.) Substanzen, die ebenso wie der physiolo-gische Mediator einen Rezeptor aktivieren können; → **Antagonist**.	→ 68
Alveolen	Bläschen, z.B. Lungenbläschen.	→ 183
Anabolismus	Aufbaustoffwechsel: Aus einfachen Stoffen werden komplexe Stoffe aufgebaut (**Metabolismus**, **Katabolismus**).	
Antagonist	**1.** (Anat.) Gegenspieler eines Agonisten: muss bei dessen Kontraktion entspannen bzw. bewirkt bei Kontraktion die entgegengesetzte Bewegung (z.B. M. biceps brachii vs. M. triceps brachii; **2.** (Pharmak.) auch chemische Gegenspieler z.B. Insulin (Blutzucker ↓) vs. Glucagon (Blutzucker ↑).	→ 68
Anthroponosen	Erkrankungen, die nur beim Menschen auftreten (→ **Zoonosen**).	
Aortenklappe	Linke Taschenklappe zwischen Kammer und Aorta (Valva aortae).	→ 109
Arthrose	Degenerative Gelenkerkrankung: „Abnutzung" z.B. des Gelenkknorpels; begünstigt durch Fehlstellung, Übergewicht, Stoffwechselstörungen u.a. (wird auch bei älteren „zivilisierten" Tieren, z.B. Hunden beobachtet).	→ 96
Asthma	Anfallsweise hochgradige Atemnot als A. bronchiale oder A. cardiale.	→ 201 → 130
Atelektase	Nicht belüfteter Lungenabschnitt.	→ 206
Ätiologie	Krankheitsursache(n) oder Lehre von den Krankheitsursachen.	
Außenrotation	Auswärtsdrehung.	

autochthone Rücken-muskulatur	Muskulatur des Rückens, innerviert von den Rami dorsales der Spinalnerven; syn. Musculus erector spinae („Aufrichter der Wirbelsäule"); dazu zählen: Mm. iliocostalis, longissimus und spinalis; Mm. semispinalis, multifidus und Mm. rotatores; M. splenius; Mm. interspinales; Mm. intertransversarii.	
Baker-Zyste	Poplitealzyste, mit Flüssigkeit gefüllte Ausstülpung der dorsalen Gelenkkapsel am Kniegelenk, meist durch Läsion des dorsalen Meniskus mit Schmerzen, Schwellung, Bewegungseinschränkung. Diagnose: Sonographie, Arthroskopie; Therapie: operative Entfernung.	
Bakteriämie	Vorübergehendes Vorhandensein von Bakterien im Blut, wobei es weder zur Vermehrung noch zur Absiedelung in andere Organe kommt; → **Sepsis.**	→ 17
Blue Bloater	Blauer Aufgedunsener.	→ 204
Bouchard-Arthrose	Arthrose der Fingermittelgelenke unbekannter Ätiologie mit diffuser, spindelförmiger Auftreibung des Fingers und Gelenkkapselschwellung (Begleitsynovitis); häufig zusammen mit Heberden-Polyarthrose; DD: rheumatoide Arthritis.	→ 98
Bronchiektase	Irreversible Erweiterung der Bronchien.	→ 205
Bronchitis	Entzündung der Bronchien.	→ 197
Charcot-Leyden-Kristalle	Spitze Kristalle im Auswurf bei Asthma bronchiale; kommen zusammen mit eosinophilen Leukozyten vor und treten im Sputum besonders bei akutem Asthmaanfall auf.	→ 201
Cor	Herz.	→ 108
Crepitatio	Lat. crepitare, rasseln, knirschen; Krepitation, das Knirschen; 1. palpatorisch: Gefühl durch Aneinanderreiben rauer Flächen als sicheres Zeichen für eine Fraktur (Knochenbruch); 2. auskultatorisch hörbares Knistern über der Lunge, z.B. bei Lungenentzündung.	→ 207
Curschmann-Spiralen	Im Sputum bei Asthma bronchiale und Bronchiolitis (s. Bronchitis) vorkommende Schleimspiralen.	→ 201
Desinfektion	Reduzierung der Keimzahl, damit von dem desinfizierten Material keine Infektion mehr ausgehen kann; Abtötung, Inaktivierung bzw. Entfernung von Mikroorganismen (Bakterien, Viren, Pilze, Protozoen), z.B. auch auf der Haut; Formen: chemisch durch Desinfektionsmittel; physikalisch durch Strahlen (z.B. UV-Strahlung in OP-Sälen); Dampf, Heißluftdesinfektion, Auskochen; Pasteurisieren; mechanisch durch Filtrierung, Waschen und Spülen; → **Sterilisation**.	
Diaphanoskopie	Durchleuchtung mit einer Lichtquelle.	

Digestion	Verdauung: Umwandlung der Nahrungsmittel in einfache Bestandteile, die vom Blut- und Lymphstrom aufgenommen werden können.	
Disposition	Krankheitsbereitschaft; die angeborene oder erworbene Anfälligkeit eines Organismus für Erkrankungen.	
Embolus	Gefäßpfropf: plötzlicher teilweiser oder vollständiger Verschluss eines Blutgefäßes durch über die Blutbahn verschleppte Elemente, körperfremd/körpereigen (Blutgerinnsel oder Thrombus, Tumorteile, Fruchtwasser, Luft, Fetttropfen). Häufigste Embolien sind die Lungenembolie (Thrombembolie aus den tiefen Beinvenen) und T. der Arterien des Gehirns (Schlaganfall). In D. sterben jährlich ca. 25.000 Menschen an einer Embolie.	→ 216
Emphysem	Aufblähung, z.B. Lungenemphysem.	→ 203
Endemie	Dauerverseuchung eines bestimmten Gebiets, z.B. Malaria in den Tropen; → **Epidemie**, **Pandemie**.	
Epidemie	Gehäuftes Auftreten einer Infektionskrankheit in bestimmtem Gebiet zu einer bestimmten Zeit, z.B. Choleraepidemie in Katastrophengebieten; → **Endemie**, **Pandemie**.	
Extension	Streckung.	
fakultativ	Gelegentlich, nach Belieben (gg. obligat).	
Fieber	Erhöhung der Körpertemperatur als Folge einer Sollwertverstellung im Wärmeregulationszentrum des Hypothalamus (im Unterschied zur Hyperthermie); Einteilung: bis 38 °C subfebrile Temperatur, bis 38,5 °C mäßiges F., über 39 °C hohes F.; F. steigt selten über 41 °C.	→ 18
Flexion	Beugung.	
Fokalinfektion	Herdinfektion; durch Bakterien, v.a. Streptokokken und deren Toxine, verursachte sekundäre Erkrankung, die nach einer lokalen Infektion (oft im HNO-Bereich und im Bereich der Zähne) auftritt; die Erreger und Toxine gelangen durch (schubweise) Ausschüttung aus dem Ausgangsherd (Fokus, „Streuherd") über den Blutkreislauf zu entfernten Organen und verursachen dort entzündliche bzw. allergische Krankheitsprozesse (z.B. Glomerulopathie).	
glandotrop	Auf eine (periphere) Drüse gerichtet oder einwirkend; z.B. einige Hormone des Hypophysenvorderlappens.	
Glandula	Drüse.	
Gonarthrose	Arthrose im Kniegelenk.	→ 97

Hallux valgus	Abknickung der Großzehe im Großzehengrundgelenk nach Kleinzehenseite; Belastungsdeformität, begünstigt durch enge, spitze Schuhe oder bei Spreizfuß; die Haut über dem Ballen ist häufig verhornt und entzündet; Therapie: in Frühfällen mit Hallux-valgus-Nachtschiene; später Operation.	
Hämatemesis	Bei frischer Blutung im oberen Magen-Darm-Trakt hellrotes, bei Einwirkung von Magensäure durch Bildung von Hämatin kaffeesatzartiges Bluterbrechen; Vorkommen: z.B. bei Ulcus ventriculi, Ösophagusvarizenblutung; DD: Hämoptoe.	
Hämoptoe	Aushusten größerer Blutmengen (> 50 ml) bei Gefäßarrosion oder -ruptur; Ursache: Tumor, Lungenkaverne, Aspergillom; vgl. Blutsturz, Hämatemesis, Hämoptyse.	
Hämoptyse	Aushusten oder Ausspucken von blutig durchsetztem Sputum oder geringen Blutmengen (< 50 ml); Ursache: v.a. Tumoren und Herz-Gefäß-Krankheiten (Lungenstauung, Lungenembolie, Lungeninfarkt), bei Infektionen (Bronchitis, Pneumonie, Lungenabszess, Tbc), System- und Autoimmunkrankheiten (z.B. Wegener-Klinger-Granulomatose), Bronchiektasen; → **Hämoptoe**.	
Heberden-Polyarthrose	Primäre Osteoarthrose mit bevorzugtem Befall der distalen Interphalangealgelenke der dreigliedrigen Finger; charakteristisch sind H.-Knoten, erbsengroße, knorpelig-knöcherne Verdickungen (zystenähnliche, mit Hyaluronsäure gefüllte Gebilde) an den Dorsalseiten dieser Gelenke. Die Erkrankung ist genetisch bedingt; bei Frauen evtl. geschlechtsgebunden dominant und ca. 10-mal häufiger als bei Männern; → **Bouchard-Arthrose**.	→ 98
Herzohr	An den Vorhöfen gelegene, zipfelförmige Ausbuchtungen des Herzens, die die Nischen zwischen dem Herzen und den großen Gefäßstämmen ausfüllen. Sie haben klinische Bedeutung, weil sich dort Blutgerinnsel (Thromben) bilden können, die fortgeschwemmt und als Embolus zu Gefäßverstopfungen führen können.	
Hypomochlion	Band- oder Knochenschlinge, die die Sehne eines Muskels in eine andere Richtung umlenkt. Die Zugrichtung des Muskels wird durch das Endstück der Sehne nach dem Hypomochlion bestimmt.	
ICR	Interkostalraum: der Raum zwischen den Rippen.	
inapparent	Nicht in Erscheinung tretend, symptomlos.	

Infektion	Übertragung, Haftenbleiben und Eindringen von Mikroorganismen (Viren, Bakterien, Pilze, Protozoen u.a.) in einen Makroorganismus (Pflanze, Tier, Mensch) und Vermehrung in ihm. Dadurch kann es zum Ausbruch einer Infektionskrankheit kommen. Eine Infektion kann auch symptomlos verlaufen (inapparenter Verlauf); s. auch Super-, Sekundär- und Reinfektion.	
Inhalation	Einatmung.	→ 15
Inkubationszeit	Zeit zwischen Ansteckung (Eindringen des Krankheitserregers in den Körper) bis zum Auftreten der ersten Symptome der Infektionskrankheit.	→ 17
Innenrotation	Einwärtsdrehung.	
irreversibel	Unumkehrbar, nicht rückgängig zu machen, z.B. Zahnausfall; vgl. reversibel.	
Karotissinus	Gabelung der A. carotis communis, an der sich Blutdruckrezeptoren befinden.	
Karotissinus-Syndrom	Hyperaktiver Karotissinus kann bei Reizung, z.B. durch bestimmte Bewegungen (Rasieren, Autofahren), zu Schwindel/Synkopen führen; Diagnose: Karotisdruckversuch unter EKG-Kontrolle und Reanimationsbereitschaft; Therapie: Herzschrittmacher.	
Katabolismus	Abbaustoffwechsel: Komplexe Stoffe werden in einfache abgebaut.	
Katarrh	(Griech. katarrh: herabfließen); Bezeichnung für eine mit Flüssigkeitsabsonderungen einhergehende Entzündung der Schleimhäute, z.B. bei Rhinitis und Bronchitis.	→ 194 → 197
Konstitution	Körperliche und psychische Merkmale oder Verfassung eines Menschen; umstrittene, aber noch in vielen Köpfen vorhandene Unterscheidung nach Ernst Kretschmer: athletischer Typ: breite Schultern und Brustkorb, schmale Hüften, deutlich sichtbare Muskeln; dysplastischer Typ: unharmonische Kombination der Körperformen; leptosomer (asthenischer) Typ: schmaler, dünner Mensch; pyknischer Typ: gedrungene Figur, Fettbauch. (Der Versuch, diese Typen verschiedenen Formen der Psychose zuzuordnen, konnte nicht wissenschaftlich bestätigt werden).	
Kontagiosität	Ansteckungsfähigkeit; die Ansteckungskraft eines Erregers.	
Kontaktinfektion	Übertragungsweg für Infektionskrankheiten.	→ 15

Kryotherapie	Lokale Kälteanwendung mit Eis, tiefgekühlter Silikatmasse (Kryopack) oder Chloräthylspray zur Hemmung von entzündlichen Prozessen/Hämatombildung u. Schmerzbehandlung, z.B. bei Prellungen, Distorsionen, rheumatischen Erkrankungen; auch als Ganzkörperkältetherapie in spezieller Kältekammer (1-2 Min. bei Temperaturen unter -100 °C) v.a. bei rheumatischen Erkrankungen.	
Laryngitis	Kehlkopfentzündung.	→ 196
Larynx	Kehlkopf.	→ 181
LE	Lupus erythematodes: Kollagenose, die sich an der Haut = LED (D: diskoides, rund) oder seltener als SLE (S: systemisch, auch an inneren Organen) äußern kann.	→ 105
Letalität	Tödlichkeit einer Erkrankung: Sterben an einer Krankheit z.B. 5 von 100 Erkrankten, liegt die Letalität bei 5%; → **Mortalität**.	
Ligamentum	Band, z.B. L. vocalia; Stimmband.	→ 181
Lobus	Lappen, z.B. Lungenlappen.	→ 183
M.	Abkürzung für Musculus (Muskel) oder für Morbus (Krankheit).	
M. Kienböck	Lunatummalazie: aseptische Knochennekrose des Os lunatum (Mondbein), meist infolge starker Belastung oder Fraktur; Symptome: druckschmerzhafte Schwellung und Funktionsbehinderung im Bereich des Handgelenks; v.a. im Erwachsenenalter (20.-30. Lj.), auch infolge beruflicher Tätigkeit mit Pressluftwerkzeugen.	
M. Paget oder Osteodystrophia deformans	Knochenveränderungen älterer Menschen unklarer Ätiologie mit Verkrümmung und Verdickung einzelner Röhrenknochen unter Umständen mit heftigen (rheumatoiden) Schmerzen in den erkrankten Knochen; Neigung zu Spontanfrakturen, neurologische Symptome; im Spätstadium gekrümmte Körperhaltung; Diagnose: Skelettszintigraphie Nachweis von Speicherherden (sog. Paget-Herde); (labordiagnostisch) starke Erhöhung von alkalischer Phosphatase/Hydroxyprolin im Urin; Komplikation: in ca. 1% der Fälle Entwicklung eines Osteosarkoms, seltener eines malignen Osteoklastoms; Therapie: Kalzitonin, Bisphosphonate und symptomatisch.	

M. Perthes oder Perthes-Calvé-Legg-Krankheit	Aseptische Knochennekrose im Bereich der Femurkopfepiphyse, v.a. bei Jungen zwischen 5. und 12. Lj.; Ursache: unbekannt; Symptome: Hinken, Bewegungsschmerz, Einschränkung der Gelenkbeweglichkeit; Diagnose: Knochenszintigraphie, Ultraschalldiagnostik, Kernspintomographie u.a.; Therapie: Entlastung durch Thomas-Schiene bis zur radiologisch nachgewiesenen Ausheilung (meist einige Jahre).	
MCR	Medioclavicularlinie: gerade Linie nach unten durch die Mitte des Schlüsselbeins (Clavicula).	
Mediastinum	Mittleres Gebiet des Brustraums zwischen den beiden Lungen; reicht von den Körpern der Brustwirbel bis zum Brustbein und wird nach beiden Seiten durch die Pleurae mediastinales begrenzt. Kaudal endet es am Zwerchfell, kranial steht es mit dem Bindegeweberaum des Halses in Zusammenhang.	
Metabolismus	Stoffwechsel: Verwertung der verdauten Nahrungsmittel durch die Zelle (im weiteren Sinn alle chemischen Reaktionen im Körper).	
Mitralklappe	Linke Segelklappe zwischen Vorhof und Kammer (Valva atrioventricularis sinister).	→ 109
Morbidität	Lat. morbidus, krank; Krankheitshäufigkeit einer Population innerhalb eines Jahres; z.B. 1 : 100.000 heißt, dass einer von 100.000 Einwohnern erkrankt; → **Mortalität**.	
Morbus	(Lat.: Krankheit); abgekürzt M.: viele Krankheiten tragen den Namen ihres Entdeckers, z.B. M. Alzheimer, M. Bechterew.	
Morphologie	Lehre von der Form und Struktur, z.B. eines Körperorgans.	
Mortalität	Sterblichkeit, Sterblichkeitsziffer; Anzahl der Todesfälle in einer bestimmten Bevölkerung(-sgruppe).	
Myogelose	Verhärtung der Muskulatur; umschriebene knoten- oder wulstförmige Muskelverhärtung, oft mit dumpfem Spontanschmerz; meist mit Schmerz auf Druck.	
Nosologie	Krankheitslehre, systematische Einordnung und Beschreibung von Krankheiten.	
Noxe	Schadstoff, krankheitserregende Ursache, z.B. Erreger, Strahlen, Chemikalien.	

NSAR	Nichtsteroidale Antirheumatika, antientzündliche schmerzstillende Medikamente, z.B. schwach: Acetylsalicylsäure (Aspirin®), mittelstark: z.B. Diclofenac (Voltaren®), Ibuprofen, Ketroprofen u.a., stark: Indometacin (Amuno®) Phenylbutazol u.a.; UAW: u.a. gastrointestinale Störungen (u.U. Ulcus ventriculi), Asthma-Anfälle, Kopfschmerz, Ödeme, Störungen der Hämatopoese, der Leber- und Nierenfunktion, Überempfindlichkeitsreaktionen (selten Schock); KI: u.a. Blutbildungsstörungen, cave bei Magen- und Duodenalulzera.	
Obstruktion Obstructio	Verschluss, Verstopfung, Verlegung eines Hohlorgans, Gangs oder Gefäßes.	→ 199
Omarthrose	Arthrose im Schultergelenk.	
opportunistische Erreger	Fakultativ pathogene Keime, die nur bei reduziertem Allgemeinzustand zur Infektion führen; v.a. bei Diabetes mellitus, Tbc, Verbrennungen, Frühgeborenen, Frischoperierten, Rauschmittel- bzw. Alkoholabhängigen, Malignompatienten, Patienten unter Kortikosteroid- oder immunsuppressiver Therapie.	
orale Infektion	Übertragungsweg für Infektionskrankheiten.	→ 15
OSG	Oberes Sprunggelenk, zusammengesetzt aus Schien-, Waden- und Sprungbein (Articulatio talocruralis), Scharniergelenk zum Beugen und Strecken des Fußes; → **USG**.	
Osteon	Baueinheit des Knochengewebes; besteht aus den konzentrisch um die Havers-Gefäße angeordneten Knochenlamellen und Osteozytenreihen.	
Ott-Zeichen	Test für Beweglichkeit der BWS; beim Vorbeugen vergrößert sich normalerweise der Abstand zwischen Dornfortsatz C7 und einem Punkt 30 cm weiter kaudal um ca. 8 cm; geringere Entfernung deutet auf Bewegungseinschränkung der Wirbelsäule hin, z.B. bei M. Bechterew; → **Schober-Zeichen**.	
Pandemie	Ausbreitung einer Infektionskrankheit über Länder und Kontinente, die zeitlich begrenzt besteht, z.B. Influenzapandemie; → **Epidemie**, **Endemie**.	
Paralyse	Lähmung.	
parasternal	Neben dem Sternum (Brustbein).	
paravertebral	Neben der Wirbelsäule.	
Parese	Funktionsminderung.	
Pathogenese	Krankheitsentstehung und -entwicklung.	
Pathogenität	Fähigkeit von Noxen, z.B. Mikroorganismen, krankhafte Zustände auszulösen; → **Virulenz**.	

pathognomisch	Für eine Krankheit kennzeichnend.	
Pathologie	Lehre von den Krankheiten, insbes. von Ursachen (Ätiologie), Pathogenese und den verursachten organischen Veränderungen (pathologische Anatomie, Histopathologie) und Funktionsänderungen (Pathophysiologie); ferner die systematische Einordnung/Beschreibung von Krankheiten (Nosologie) und deren theoretische Interpretation.	
pathologisch	Krankhaft.	
Pathophysiologie	Lehre von den krankhaften Lebensvorgängen und Funktionen im Organismus.	
PCP	Primär oder progrediente chronische Polyarthritis; syn. rheumatoide Arthritis; s. Bewegungsapparat.	→ 98
Perkussion	Beklopfen der Körperoberfläche, um aus den Verschiedenheiten des Schalls auf die Ausdehnung und Beschaffenheit darunter liegender Körperteile zu schließen.	
Pharyngitis	Rachenentzündung.	→ 196
Pharynx	Rachen.	→ 180
Physiologie	Lehre von den normalen Lebensvorgängen und Funktionen im Organismus.	
physiologisch	Normal, gesund.	
Pink Puffer	Rosafarbener Schnaufer.	→ 204
Plattfuß	Absinken des Längsgewölbes, selten angeboren, meist erworben und meist in Kombination als Platt-Knick-Fuß mit Neigung des Fußes nach innen.	
Pleura	Brustfell, bestehend aus 2 Blättern mit einem flüssigkeitsbeschichteten Gleitspalt dazwischen. Äußere Schicht = Pleura parietalis, „Rippfell", innere Schicht = Pleura visceralis, „Lungenfell", das den Lungenflügeln direkt aufliegt.	→ 184
Pneumonie	Lungenentzündung.	→ 207
Prognose	Vorhersage des Krankheitsverlaufs, Heilungsaussicht; die P. kann gut (bona), schlecht (mala), sehr schlecht (pessima), verzweifelt (infausta), zweifelhaft (dubia) oder ungewiss (incerta) sein.	
Promontorium	Bauchwärts (ventral) in das Becken ragender Vorsprung der Wirbelsäule an ihrem Übergang von der LWS zum Kreuzbein.	→ 52
Pulmonalklappe	Rechte Taschenklappe zwischen Kammer und Truncus pulmonalis (Valva trunci pulmunalis).	→ 109
rectus	(Lat.: gerade); z.B. M. rectus abdominis: gerader Bauchmuskel.	→ 72

Reinfektion	Nach Ausheilung einer Erkrankung kommt es zu erneuter Ansteckung mit dem gleichen Erreger; → **Super-** und **Sekundärinfektion**.	
Reizhusten	Trockener, unproduktiver Husten, z.B. bei Bronchialkarzinom, Tracheobronchitis, Lungenfibrose, Pleuramesoteliom.	
Resistenz	(Lat.: widerstehen); Widerstandsfähigkeit, z.B. gegenüber Erregern, eher genetisch/artbedingt (Mensch ist resistent gegen Hundestaupe-Virus).	→ 13
Restriktion	Einschränkung, z.B. der Lungenfunktion.	
reversibel	Umkehrbar, heilbar, z.B. reversibler Haarausfall in der Schwangerschaft; → **irreversibel**.	
Rhinitis	Schnupfen, Nasenschleimhautentzündung.	→ 194
Rhinoskop	Nasenspiegel.	
Rhizarthrose	Arthrose des Karpometakarpalgelenks (Daumensattelgelenk), u.U. mit in Unterarm ausstrahlenden Schmerzen.	
Schmierinfektion	Übertragungsweg für Infektionskrankheiten.	→ 15
Schober-Zeichen	Maßzahl für die Beweglichkeit der LWS; beim Vorwärtsbeugen vergrößert sich der Abstand zwischen dem Dornfortsatz S1 und einem Punkt 10 cm weiter kranial normalerweise um 4-6 cm; geringere Entfernung bei Bewegungseinschränkung der Wirbelsäule, z.B. bei M. Bechterew; → **Ott-Zeichen**.	
Sekundär-infektion	Zu einer bestehenden Infektion kommt ein zweiter Erreger hinzu, wobei diesem meist der Weg und die Ansiedlungsmöglichkeit durch den ersten vorbereitet wurde; → **Super-**, und **Reinfektion**.	
Senkfuß	Leichte Form des Plattfußes.	
Sepsis	Syn. Septikämie; sog. Blutvergiftung; viele Erreger (und ihre Toxine) gelangen von einem Herd (z.B. Tonsillen, Harnwege, Haut) in die Blutbahn; Klinik: typischerweise hohes, intermittierendes Fieber, Schüttelfrost, deutlich beeinträchtigtes Allgemeinbefinden bis zur Verwirrtheit, bei Kleinkindern unter Umständen Fieberkrämpfe: möglicherweise Entwicklung eines septischen Schocks; → **Bakteriämie**.	
Sick-Sinus-Syndrom	Abk. SSS, Syndrom des kranken Sinusknotens, mangelnde Zunahme der in Ruhe normalen Sinusfrequenz nach (physische, psychische, pharmak.) Belastung auf maximal 80-90/Min.; Ursache: degenerative Erkrankungen (Koronarsklerose), Myokarditis; gelegentlich findet sich eine fibrinöse Umwandlung des Herzmuskels zwischen Sinusknoten und Erregungsleitungssystem.	

Sinusitis	Entzündung der Nasennebenhöhlen.	→ 195
Soma	Körper.	
Spondylarthritis	Gruppe von seronegativen (kein Rheumafaktor) entzündlich-rheumatischen Erkrankungen mit Veränderungen vorwiegend der Wirbelsäule, meist mit nichtsymmetrischen Oligoarthritiden großer Körpergelenke (meist der unteren Extremitäten), familiäre Häufung, extraartikuläre Manifestationen an Haut oder Auge, häufiger Nachweis: HLA-B27-Antigens; Krankheitsbilder: M. Bechterew, Reiter-Krankheit, Psoriasis-Arthropathie, Arthritis bei CED, reaktive Arthritis.	→ 103
Spondylarthrose	Reaktive Arthrose der kleinen Wirbelgelenke bei fortgeschrittenem, degenerativem Bandscheibenschaden.	
Spondylitis ankylosans	Spondylitis ankylopoetica, Bechterew-Strümpell-Marie-Krankheit; chronisch-entzündlich-rheumatische Erkrankung des Achsenskeletts (Wirbelsäule, Iliosakralgelenke, Schambeinfugen, kleine Wirbelgelenke), der Extremitätengelenke und Sehnenansätze.	
Spondylodiszitis	Entzündung des Bandscheibenraums und des angrenzenden Wirbelknochens; Ursache: meist bakterielle Infektion (Tbc, Staphylokokken, selten Brucella-Spezies), entzündlich-rheumatische Erkrankung (v.a. rheumatoide Arthritis und M. Bechterew), chemische Noxen (z.B. nach enzymatischer Chemonukleolyse), selten nach Bandscheiben-OP.	
Spondylolisthesis	Wirbelgleiten: bewegungsunabhängiges Abgleiten des Wirbelkörpers (meist LWS) nach vorne.	→ 86
Spondylolyse	Erkrankung der Wirbelsäule mit Defektbildung im Bereich der Wirbelbögen; degenerativ, entzündlich, tumorös oder traumatisch bedingt.	
Spondylomalazie	Osteomalazie (Entmineralisierung) des Wirbels.	→ 84
Spondylose	Spondylosis deformans: Arthrose der WS mit Bandscheibenschaden; im Röntgen erkennt man am Wirbelkörper Randwülste, Erhebungen und Zacken; Symptome: ausstrahlende Schmerzen, Bewegungseinschränkung der WS.	
Spondylus	Wirbel (griech.); Vertebra (lat.).	
Spreizfuß	Eingesunkenes Quergewölbe häufigste Belastungsdeformität des Fußes, Verbreiterung des Vorfußes mit Überlastung der Mittelfußköpfchen II-IV (Schwielenbildung) und Spreizung der Metatarsale I und V; durch statische Überlastung, sekundäre Zehendeformitäten wie Hallux valgus und Hammerzehen; oft kombiniert mit Plattfuß; Therapie: konservativ z.B. durch Einlagen.	
Sprunggelenk	Oberes (→ **OSG**) und unteres Sprunggelenk (→ **USG**).	

Sterilisation	Als hygienische Maßnahme, „Entkeimung", Abtöten oder Entfernen aller lebensfähigen pathogenen und apathogenen Mikroorganismen in Stoffen, Zubereitungen oder an Gegenständen, z.B. durch Heißluftsterilisation oder im Autoklaven; → **Desinfektion**.	
Stertor	(Lat. stertere: schnarchen); röchelndes Atmen bei Ansammlung von Schleim, Auswurf u.Ä. in Bronchien und Trachea.	
Stille Feiung	Immunität gegen einen Erreger, mit dem der Körper Kontakt hatte, ohne klinische Symptome.	
Streptokokken	Die kettenförmig angeordnete Kugelbakterien werden nach ihrem Hämolyseverhalten auf Blutagar eingeteilt in α-hämolysierende Streptokokken (inklomplette Hämolyse), β-hömolysierende Streptokokken (Hämolyse) und γ-hämolysierende Streptokokken (keine Hämolyse). β-hämolysierende Streptokokken der Gruppe A (Streptococcus pyogenes) verursachen 95% aller Streptokokkenerkrankungen (z.B. Angina tonsillaris, Scharlach, Erysipel u.a.), sie finden sich bei 10% der Gesunden in der Mundhöhle (nicht der Nachweis ist pathologisch, sondern das Einhergehen mit Krankheitserscheinungen).	
Stridor	(Lat.: Zischen, Pfeifen); inspiratorisches, pfeifendes Atemgeräusch bei Verengung oder Verlegung der oberen Luftwege.	
Stufenbett	Lagerung zur Entlastung des unteren Rückens: Patient liegt auf dem Rücken, Unterschenkel werden hochgelegt, so dass Oberschenkel zu Rumpf und Unter- zu Oberschenkel jeweils einen ca. 90°-Winkel bilden.	
Superinfektion	Während schon eine Infektion mit einem bestimmten Erreger vorliegt, kommt es zur erneuten Infektion mit dem gleichen Erreger; → **Sekundär-** und **Reinfektion**.	
Symptom	Krankheitszeichen.	
Syndrom	Symptomenkomplex, Gruppe von Krankheitsmerkmalen, die typisch für ein bestimmtes Krankheitsbild sind.	
Synkope	Kurze Bewusstlosigkeit, „Ohnmacht", z.B. durch Herz-/Kreislaufstörungen, Durchblutungsstörung des Gehirns.	
Tbc, Tb	Abk. für Tuberkulose; → **Infektionskrankheiten**.	→ 221
Thrombus	(Griech.: Klumpen, Pfropf); Verklumpung, meist Blutgerinnsel in Arterien oder Venen, die an der Entstehungsstelle das Blutgefäß verstopfen (oder sich lösen können und damit zu einem **Embolus** werden). Thromben bestehen überwiegend aus Fibrin, Erythrozyten und Thrombozyten.	→ 216

Toxine	Giftstoffe von Mikroorganismen, Pflanzen, Tieren; bei Bakterien unterscheidet man Exotoxine (meist Stoffwechselprodukte von lebenden B.) und Endotoxine (Zerfallsgifte, die bei bakteriellem Untergang frei werden).	
Trachea	Luftröhre.	→ 182
Trendelenburg-Test	Dient Nachweis einer unzureichenden Venenklappenfunktion; Absinken des Beckens (mit konsekutiver Beugung des Beins in Hüfte und Knie) auf der gesunden Seite bei Lähmung der Mm. glutei oder angeborener Hüftgelenkluxation.	→ 174
Trikuspidalklappe	Rechte Segelklappe zwischen Vorhof und Kammer (Valva atrioventricularis dexter).	→ 109
Tröpfcheninfektion	Übertragungsweg für Infektionskrankheiten.	→ 15
USG	Unteres Sprunggelenk, zusammengesetzt aus Sprung-Fersen- und Kahnbein (Articulatio talocalcaneonavicularis), Radgelenk zur Pronation und Supination des Fußes; → **OSG**. Ferner heißt USG auch Ultraschallgerät.	
Vektoren	Aktive Krankheitsüberträger, z.B. Mücke, Zecke, Fliege u.a. (→ **Ansteckungswege**).	→ 15
Ventrikel	Kammer.	
Virulenz	Grad der Aggressivität eines Erregers (Ausprägungsgrad der Pathogenität).	→ 13
Zoonosen	Krankheiten, die natürlicherweise bei Wirbeltieren vorkommen, aber auf Menschen übertragbar sind; in Mitteleuropa zurzeit am wichtigsten: Brucellosen, Enteritis-Salmonellosen, Leptospirosen, Milzbrand, Q-Fieber, Tollwut, Toxoplasmose, Yersiniosen; → **Anthroponosen**.	

9 Fragen und Antworten

Die hier aufgelisteten Fragen und Antworten stellen sich wie folgt zusammen: Teilweise wurden sie von mir ausgearbeitet, teilweise von erfolgreichen Schülern aus HP- und Prüfungsvorbereitungskursen oder mündlichen Überprüfungen aus dem Gedächtnis rekapituliert und mir freundlicherweise zur Verfügung gestellt. Außerdem wurden mir von ehemaligen Schülern Prüfungsfragen, insbesondere Originalfragen, die sie vom Gesundheitsamt zum Beispiel bei der Einsichtsnahme ihrer Prüfung erhalten haben, oder die ihnen als falsch beantwortete Fragen vom Gesundheitsamt zugeschickt wurden, mitgeteilt. Herzlichen Dank dafür! Ich freue mich, wenn Sie mir Ihre Prüfungsfragen (schriftlich und mündlich, auch wenn Sie sie nur teilweise rekonstruieren konnten) zukommen lassen.

Hinweise zum Bearbeiten der schriftlichen Prüfung:

- Das erste Kreuz belassen: Oftmals werden ursprünglich richtige Antworten zu falschen verbessert. Der erste Impuls ist oft der beste. Große Ausnahme: Wenn Sie sich sicher sind, z.B. weil Sie feststellen, dass Sie etwas falsch gelesen oder übersehen haben.
- Achten Sie auf Formulierungen:
  - besonders „nur", „immer", „ausschließlich", „in jedem/keinem Fall", „nie" sind verdächtig und meist nicht anzukreuzen.
  - Es ist ein Unterschied, ob ein Symptom vorkommen kann (können kann Vieles) oder ob es typischerweise auftritt.
- Üben Sie möglichst den „Ernstfall": keine Hilfsmittel, keine Pausen, 2 Minuten pro Frage (HP-Prüfung: 60 MC-Fragen in 2 Stunden).
- Wenn Sie beim Durchgehen der Fragen die Antworten und weiterführende Details nachschlagen, machen Sie sich Notizen, wo Sie nachgeschlagen haben. Es könnte sein, dass Sie noch mal über die Frage stolpern.
- In der echten Prüfung kann es hilfreich sein, die Fragen, die Sie gleich beantworten können gleich zu beantworten. Die, die Sie nicht gleich beantworten können, da Sie noch etwas überlegen müssen etc., mit einem Klebezettel zu versehen (seitlich rausstehend). So geht Ihnen nicht die Zeit aus und Sie können am Ende 10 einfache Fragen nicht beantworten, weil Sie sich zu lange bei 2 kniffligen Fragen aufgehalten haben.

Fragen zum Thema Gesundheit, Krankheit

1.	**Bitte erklären Sie folgende Begriffe:**
a	Infektion.
b	Kontagiosität.
c	Virulenz.
d	Resistenz.
2.	**Welche Ansteckungswege kennen Sie?**
3.	**Was sind Vektoren?**
4.	**Was bedeuten die Begriffe prä- peri- und postnatale Infektion?**

5.	**Was ist eine Sekundärinfektion?**
6.	**Was ist normale Körpertemperatur, was subfebrile Temperatur, was Fieber?**

Antworten zum Thema Gesundheit, Krankheit

Zu 1.	Siehe Kap. 1.1 → **13**.
Zu 2.	Siehe Kap. 1.2 → **14**.
Zu 3.	Aktive Krankheitsüberträger, die Erreger übertragen ohne dabei selbst zu Erkranken, z.B. Stechmücken (Malaria, Gelbfieber), Zecken (FSME, Borreliose), Läuse, Flöhe, Fliegen, Kakerlaken.
Zu 4.	Siehe Kap. 1.2.3 → **15**.
Zu 5.	Zu einer bestehende Infektion kommt eine weitere hinzu (Viren ebnen den Bakterien den Weg). Anmerkung: Auf eine Virusinfektion folgt i.d.R. keine zusätzliche viral bedingte Ansteckung, da virusbefallene Zellen u.a. Interferon ausschütten, um andere Zellen zu warnen. Eine durch mehrere Bakterienarten gekennzeichnete Infektion gibt es häufiger.
Zu 6.	Siehe Kap. 1.4 → **18**.

Fragen zum Thema Leben, Zelle

1.	**Bitte übersetzen Sie:**
a	Metabolismus.
b	Katabolismus.
c	Anabolismus.
2.	**Was zählt nicht zu den Zellorganellen?**
a	Ribosomen.
b	Endoplasmatisches Retikulum.
c	Glomeruli.
d	Mitochondrien.
e	Mikrotubuli.
f	Epiphyse.
g	Zentriolen.
3.	**Welche Aufgaben haben:**
a	Mitochondrien.
b	Golgi-Apparat.
c	Raues endoplasmatisches Retikulum.
4.	**Wo befindet sich DNA, wo RNA?**

5.	**Wie ist die Zellmembran aufgebaut?**
6.	**Erklären Sie die Unterschiede zwischen Chromosom, Chromatid und Chromatin.**
7.	**Was ist der Unterschied zwischen Mitose und Meiose?**
8.	**Welche Aussagen über die Zelle sind richtig?**
a	Der Zellkern enthält Chromatin.
b	Der Zellkern heißt auch Nukleolus.
c	Im Zellkern befindet sich endoplasmatisches Retikulum.
d	Die Zellmembran ist für alle Stoffe undurchlässig.
e	Die Zellmembran ist für alle Stoffe durchlässig.
9.	**Welche Aussagen über die Chromosomen sind richtig?**
a	Die menschliche Zelle enthält 46 Chromosomen.
b	Die menschliche Zelle enthält 23 Chromosomen.
c	Die menschliche Zelle enthält 23 Chromosomenpaare.
d	Die menschliche Zelle enthält 46 Chromosomenpaare.
e	Reife Geschlechtszellen enthalten 23 Chromosomen.
10.	**Welche Chromosomenaberrationen kennen Sie?**
11.	**Welche Chromosomenaberration liegt beim Klinefelter-Syndrom vor?**
12.	**Welche Merkmale weisen Patienten mit Klinefelter-Syndrom auf?**
13.	**Welche Chromosomenaberration liegt beim Down-Syndrom vor?**
14.	**Welche Merkmale weisen Patienten mit Down-Syndrom auf?**
15.	**Treten Intelligenzdefekte typischerweise bei Klinefelter-, Turner- und Down-Syndrom auf?**

Antworten zum Thema Leben, Zelle

Zu 1.	a. Stoffwechsel; b. Abbaustoffwechsel (Merkhilfe: Katalysator), c. Aufbaustoffwechsel (Merkhilfe: Anabolika des Bodybuilders).
Zu 2.	c und f sind richtig.
Zu 3.	Siehe Kap. 2.2.1 → 23.
Zu 4.	DNA kommt nur im Zellkern vor, RNA im Kernkörperchen, innerhalb und außerhalb des Zellkerns (im Zytoplasma).
Zu 5.	Siehe Kap. 2.2.1 → 23.
Zu 6.	Siehe Kap. 2.2.2 → 26.
Zu 7.	Siehe Kap. 2.2.3 → 28.

Zu 8.	Nur a ist richtig.
Zu 9.	a, c und e sind richtig.
Zu 10.	Klinefelter-, Turner-, Down-Syndrom.
Zu 11.	Ein überschüssiges oder mehrere überschüssige X-Chromosomen.
Zu 12.	Siehe Kap. 2.3.2 → **30**.
Zu 13.	Das Chromosom 21 liegt dreifach vor (Trisomie 21).
Zu 14.	Siehe Kap. 2.3.1 → **30**.
Zu 15.	Kein Intelligenzdefekt bei Turner-Syndrom.

Fragen zum Thema Histologie

1.	**Was ist Parenchym, was ist Stroma?**
2.	**Welche Organsysteme kennen Sie und woraus setzen sie sich hauptsächlich zusammen?**
3.	**Welche Gewebearten werden unterschieden?**
4.	**Nach welchen Kriterien wird Epithelgewebe genauer eingeteilt?**
5.	**Wo findet sich Übergangsepithel?**
6.	**Was ist der Unterschied zwischen endokrinen und exokrinen Drüsen?**
7.	**Was ist der Unterschied zwischen serösen und mukösen Sekreten?**
8.	**Welche Grundbestandteile finden sich im Bindegewebe?**
9.	**Was zählt alles zum Binde- und Stützgewebe?**
10.	**Welche Knorpelarten kennen Sie? Nennen Sie Beispiele, wo sie zu finden sind.**
11.	**Wie ist ein Röhrenknochen aufgebaut? Was ist die Epiphyse, was die Diaphyse?**
12.	**Welche Arten von Muskulatur werden unterschieden?**
13.	**Was sind die Unterschiede zwischen glatter und quergestreifter Muskulatur?**
14.	**Welche Muskeln zählen zur glatten Muskulatur?**
a	Zunge.
b	Herzmuskulatur.
c	Rückenmuskulatur.
d	Muskelschicht des Darms.

e	Gesichtsmuskulatur.
f	Magenmuskulatur.
g	Muskulatur der Bronchiolen.
15.	**Welche Zellen zählen zum Nervengewebe?**
16.	**Welche Zellfortsätze finden sich an einer Nervenzelle? Wie unterscheiden sie sich?**
17.	**Werden Nervenimpulse elektrisch oder chemisch weitergeleitet?**
18.	**Welche zwei Mengenelemente spielen bei der Erregung der Nervenzelle die wichtigste Rolle? Welches ist innerhalb, welches außerhalb der Zelle?**
19.	**Woraus besteht ein Reflexbogen?**
20.	**Was ist das Alles-oder-Nichts-Gesetz?**

Antworten zum Thema Histologie

Zu 1.	Siehe Kap. 3 → **32**.
Zu 2.	Siehe Kap. 3 → **32**.
Zu 3.	Epithelgewebe, Binde- und Stützgewebe, Muskelgewebe, Nervengewebe.
Zu 4.	Siehe Kap. 3.1 → **33**.
Zu 5.	Nierenbecken, Harnleiter, Harnblase.
Zu 6.	Exokrine Drüsen haben einen Ausführungsgang und geben ihr Sekret an eine Oberfläche ab, z.B. die Bauchspeicheldrüse in den Darm, Schweißdrüsen auf die Haut. Endokrine Drüsen geben ihre Stoffe (v.a. Hormone) direkt ins umliegende Gewebe und damit ins Blut ab.
Zu 7.	Serös: dünnflüssig; mukös: dickflüssig.
Zu 8.	Zellen in Grundsubstanz mit Fasern.
Zu 9.	Siehe Kap. 3.2.1 → **35**.
Zu 10.	Siehe Kap. 3.2.1 → **35**.
Zu 11.	Siehe Kap. 3.2.1 → **35**.
Zu 12.	Quergestreifte, glatte und Herzmuskulatur.
Zu 13.	Siehe Kap. 3.3.1 und 3.3.2 → **39**.
Zu 14.	d, f, g.
Zu 15.	Neurone und Neuroglia.
Zu 16.	Dendriten (Reizaufnahme, viele vorhanden, kurz und verzweigt), Axone (Reizweiterleitung, hervorgehend aus Axonhügel, wenig oder einzeln vorhanden, kann sehr lang sein).
Zu 17.	Beides; von Dendrit über Zellkörper bis Axon elektrisch, an den Synapsen chemisch.

Zu 18.	Natrium (außerhalb der Zelle), Kalium (innerhalb der Zelle).
Zu 19.	Siehe Kap. 3.4.3 → **41**.
Zu 20.	Siehe Kap. 3.4.3 → **41**.

Fragen zum Thema Bewegunsapparat

1.	**Welche Knochen bilden den Schädel? Welche Knochen gehören sowohl zum Hirn- als auch zum Gesichtsschädel?**
2.	**Bitte zählen Sie die Handwurzelknochen auf.**
3.	**Von wo aus finden am Knochen Längen- und Dickenwachstum statt?**
4.	**Welche Gelenkformen kennen Sie? Bitte nennen Sie Beispiele.**
5.	**Bitte beschreiben Sie die Zwischenwirbelscheiben.**
6.	**Bitte beschreiben Sie den Aufbau eines Wirbels.**
7.	**Bitte beschreiben Sie den Aufbau des Kniegelenks (evtl. mit Bildvorlage ohne Bezeichnungen).**
8.	**Welche Funktion hat der M. iliopsoas?**
9.	**Zählen Sie die wichtigsten Muskeln des Rumpfes (Thorax, Abdomen, Rücken) auf.**
10.	**Welche Knochen sind an der Bildung des Hüftgelenks beteiligt?**
11.	**Bitte übersetzen Sie:**
a	Distorsion.
b	Ganglion.
c	Luxation.
d	Spondylitis.
e	Spondylolisthesis.
f	Tendovaginitis.
12.	**Welche physiologischen und pathologischen Krümmungen der Wirbelsäule kennen Sie?**
13.	**Bitte beschreiben Sie M. Scheuermann.**
14.	**Worauf deutet eine „tanzende Patella" hin?**
15.	**Welche Ursachen für Arthritis kennen Sie?**
16.	**Gibt es bei chronischer Polyarthritis auch extraartikuläre Manifestationen (Erscheinungen außerhalb der Gelenke)? Wenn ja, welche?**

17.	**Was sind die Unterschiede zwischen Arthritis und Arthrose?**
18.	**Welche Kollagenosen kennen Sie? Bitte beschreiben Sie sie.**
19.	**Ein 45-jähriger Mann mit Kreuzschmerzen. Welche Erkrankungen fallen Ihnen dazu ein?**
20.	**Bitte schildern Sie den M. Bechterew.**

Multiple-Choice-Fragen

1.	**Mehrfachauswahl**
	Welche der folgenden Aussagen zur Dupuytren-Kontraktur treffen zu? Wählen Sie zwei Antworten!
a	Die Ursache ist unbekannt.
b	Bei langem Krankheitsverlauf kann Krebs entstehen.
c	Sie kommt häufiger vor bei Diabetikern, Alkoholikern und bei Patienten/innen mit einer Lebererkrankung.
d	Die Symptome beschränken sich auf eine Verhärtung der Handfläche.
e	Krankengymnastische Übungen sind bei Kontrakturen der Finger erfolgversprechend.

2.	**Einfachauswahl**
	Ein 30-jähriger Patient klagt über Morgensteifigkeit und Rückenschmerzen, insbesondere nachts im unteren Rückenbereich. Außerdem habe er Fersen- und Brustschmerzen. Welche Diagnose kommt am ehesten in Betracht?
a	Ischialgie.
b	Begleitarthritis.
c	Morbus Bechterew.
d	Morbus Reiter.
e	Primär chronische Polyarthritis.

3.	**Einfachauswahl**
	Ein Patient berichtet von nächtlichen Missempfindungen in der Hand und im Arm im Sinne von Kribbeln und Schwellungsgefühl im Bereich der Beugeseite des Daumens und Zeigefingers. Die Beschwerden würden am Morgen wieder abklingen. Sie denken am ehesten an ein/eine/einen:
a	diabetische Polyneuropathie.
b	Karpaltunnelsyndrom.
c	chronische Borrelliose.
d	M. Parkinson.
e	Erkrankung der Halswirbelsäule.

4.	**Einfachauswahl**
	Eine 45-jährige Patientin beklagt seit Monaten bestehende diffuse Schmerzzustände mit uncharakteristischen schmerzhaften Druckpunkten an Muskeln und Sehnenansätzen und vegetativen Störungen (Müdigkeit, verminderte Belastbarkeit, Schlafstörungen). Die Untersuchung zeigt lediglich weit verteilte Schmerzpunkte. Röntgen und Labor sind unauffällig. Sie denken am ehesten an:
a	rheumatoide Arthritis.
b	Fibromyalgie-Syndrom.
c	Sarkoidose.
d	Spondylitis ankylosans (M.Bechterew).
e	Arteriitis temporalis (M. Horton).
5.	**Aussagenkombination**
	Welche der folgenden Aussagen zum Kalziumhaushalt des Menschen treffen zu?
1	**Der Hauptanteil des Körper-Kalziums befindet sich in freier Form im Blutplasma.**
2	**Der Tagesbedarf eines Erwachsenen an Kalzium beträgt 10 mg.**
3	**Sinkt der Serum-Kalzium-Spiegel, so bewirkt Parathormon dessen Anstieg.**
4	**Steigt der Serum-Kalzium-Spiegel, sorgt Calcitonin für eine Senkung der Kalziumkonzentration im Serum.**
5	**Eine Veränderung im Kalziumhaushalt kann zu Störungen der neuromuskulären Erregbarkeit führen.**
a	Nur die Aussagen 1 und 5 sind richtig.
b	Nur die Aussagen 3 und 4 sind richtig.
c	Nur die Aussagen 3, 4 und 5 sind richtig.
d	Nur die Aussagen 2, 3, 4 und 5 sind richtig.
e	Alle Aussagen sind richtig.
6.	**Einfachauswahl**
	Welche Aussage zur Untersuchung der Wirbelsäule trifft zu?
a	Eine Rippenbuckelbildung bei Rumpfbeuge ist ein Hinweis auf eine Skoliose.
b	Der Schober-Test dient zur Bestimmung der Beweglichkeit der Halswirbelsäule.
c	Das Ott-Zeichen dient zur Prüfung der Beweglichkeit der Lendenwirbelsäule.
d	Ein Finger-Boden-Abstand (FBA) von 20 cm spricht für eine gut bewegliche Wirbelsäule.
e	Schober- und Ott-Zeichen werden am liegenden Patienten geprüft.

7.	**Aussagenkombination**
	Welche der folgenden Aussagen treffen zu? Auslösende Faktoren für ein Karpaltunnelsyndrom können sein:
1	**Schwangerschaft.**
2	**Luxation des Handgelenks.**
3	**Diabetes mellitus.**
4	**Alkoholmissbrauch.**
5	**Polyarthritis.**
a	Nur die Aussagen 2 und 5 sind richtig.
b	Nur die Aussagen 1, 2 und 3 sind richtig.
c	Nur die Aussagen 3, 4 und 5 sind richtig.
d	Nur die Aussagen 1, 2, 3 und 4 sind richtig.
e	1 - 5, alle Aussagen sind richtig.

8.	**Mehrfachauswahl**
	Welche der folgenden Aussagen zu Wirbelsäulenerkrankungen treffen zu? Wählen Sie zwei Antworten!
a	Bandscheibenvorfälle sind eine Erkrankung des hohen Lebensalters (> 65 Jahre).
b	Ein Ausfall des Patellarsehnenreflexes spricht für eine Schädigung im Lendenwirbelbereich.
c	Ein positives Lasègue-Zeichen ist beweisend für einen Bandscheibenvorfall.
d	Auch ein asymptomatischer Bandscheibenvorfall sollte frühestmöglich operiert werden.
e	Ein Cauda-Syndrom kann zu Blasen und Mastdarmstörungen führen.

9.	**Aussagenkombination**
	Welche der folgenden Aussagen treffen für die Untersuchung des Knies zu?
1	**Eine Stabilitätsprüfung der Bänder erfolgt richtigerweise am stehenden Patienten.**
2	**Die sog. tanzende Patella ist ein Hinweis auf einen Kniegelenkserguss.**
3	**Beim Kind bis 15 Jahre sind O-Beine (Genu vara) physiologisch.**
4	**Das Schubladenphänomen überprüft eine mögliche Kreuzband-schädigung.**
5	**Steinmann-Zeichen geben Hinweise auf mögliche Meniskusschäden.**
a	Nur die Aussagen 1 und 2 sind richtig.
b	Nur die Aussagen 3 und 4 sind richtig.
c	Nur die Aussagen 2, 4 und 5 sind richtig.
d	Nur die Aussagen 3, 4 und 5 sind richtig.
e	Nur die Aussagen 2, 3, 4 und 5 sind richtig.

10.	Aussagenkombination
	Welche der folgenden Faktoren gelten als Risikofaktoren für eine Osteoporose?
1	**Übergewicht.**
2	**Immobilität.**
3	**Langfristige Glukokortikoidtherapie.**
4	**Alter.**
5	**Testosteronsubstitution.**
a	Nur die Aussagen 2 und 3 sind richtig.
b	Nur die Aussagen 2 und 4 sind richtig.
c	Nur die Aussagen 2, 3 und 4 sind richtig.
d	Nur die Aussagen 1, 3, 4 und 5 sind richtig.
e	1 - 5, alle Aussagen sind richtig.

11.	Einfachauswahl
	Ein Patient berichtet Ihnen von ruckartigem, teilweise schmerzhaftem Schnappen des Fingers bei Beugung und Streckung. Welches Krankheitsbild wird hierbei am ehesten beschrieben?
a	Karpaltunnelsyndrom.
b	Schnellender Finger (Digitus saltans).
c	Heberden-Arthrose.
d	Ganglion.
e	Dupuytren-Kontraktur.

12.	Mehrfachauswahl
	Welche der folgenden Aussagen zum Hallux valgus treffen zu? Wählen Sie zwei Antworten!
a	Hallux valgus kommt vor allem bei Spreiz- und Plattfüßen vor.
b	Enges Schuhwerk und hohe Absätze schützen vor der Entstehung.
c	Hallux valgus kommt häufiger bei Männern vor.
d	Ursache kann eine relative Verkürzung der Streck- und Beugesehnen bei abgeflachtem Fußgewölbe sein.
e	Auch im späten Stadium sind durch konservative Therapie gute Behandlungsergebnisse zu erzielen.

13.	Einfachauswahl
	Welche Aussage zum M. Bechterew (ankylosierende Spondylitis) trifft zu?
a	In fortgeschrittenen Fällen kommt es zu einer Versteifung der Wirbelsäule und des Thorax.
b	Betroffen sind meist Frauen.
c	Beweisend ist ein fehlendes Mitschwingen der Arme beim Gehen.
d	Becken- und Schultergürtelgelenke sind nicht betroffen.

e	Die Erkrankung tritt üblicherweise erst nach dem 60. Lebensjahr auf.
14.	**Mehrfachauswahl**
	Welches der genannten Symptome zählen zu den sicheren Fraktur-zeichen? Wählen Sie zwei Antworten!
a	Umfangreiches Hämatom.
b	Krepitation (Knochenreiben).
c	Bewegungseinschränkung.
d	Abnorme Beweglichkeit.
e	Starke Schwellung.
15.	**Aussagenkombination**
	Welche der folgenden Aussagen zur Osteoporose treffen zu?
1	**Das typische Erkrankungsalter liegt zwischen dem 30. und 50. Lebens-jahr.**
2	**Osteoporose kann auch durch bestimmte Medikamente ausgelöst werden.**
3	**Es sind mehr Männer betroffen.**
4	**Eine kalziumreiche Ernährung wird empfohlen.**
5	**Eine typische Fraktur älterer Menschen mit Osteoporose ist die Wirbel-körperfraktur.**
a	Nur die Aussagen 1 und 2 sind richtig.
b	Nur die Aussagen 4 und 5 sind richtig.
c	Nur die Aussagen 2, 3 und 4 sind richtig.
d	Nur die Aussagen 2, 4 und 5 sind richtig.
e	Nur die Aussagen 1, 2, 3 und 5 sind richtig.
16.	**Mehrfachauswahl**
	Welche der genannten Lokalisationen sind typisch für das Auftreten der rheumatoiden Arthritis? Wählen Sie zwei Antworten!
a	Großzehengrundgelenke.
b	Fingergrundgelenke.
c	Sakroiliakalgelenke.
d	Brustwirbelsäule.
e	Proximale Interphalangealgelenke (Fingermittelgelenke).
17.	**Aussagenkombination**
	Welche der folgenden Aussagen trifft (treffen) zu? Die chronische Polyarthritis
1	**ist eine systemische Autoimmunerkrankung.**
2	**befällt mehr Männer als Frauen.**
3	**beginnt in der Synovia.**
4	**kann auch im Kindesalter auftreten (Still-Krankheit).**

5	**zeigt keine röntgenologischen Veränderungen.**
a	Nur die Aussage 1 ist richtig.
b	Nur die Aussagen 3 und 5 sind richtig.
c	Nur die Aussagen 4 und 5 sind richtig.
d	Nur die Aussagen 1, 3 und 4 sind richtig.
e	1 - 5, alle Aussagen sind richtig.
18.	**Aussagenkombination**
	Welche der folgenden Aussagen treffen zu? Ursachen von Schmerzen im Bereich der linken Schulter können sein:
1	**Einengung der Supraspinatus-Sehne (Impingement-Syndrom).**
2	**Herzinfarkt.**
3	**Omarthrose (Arthrose im Schultergelenk).**
4	**Ruptur der langen Bizepssehne.**
5	**Zervikobrachiales Syndrom (Halswirbelsäulensyndrom).**
a	Nur die Aussagen 1 und 4 sind richtig.
b	Nur die Aussagen 1, 3 und 4 sind richtig.
c	Nur die Aussagen 2, 3 und 5 sind richtig.
d	Nur die Aussagen 1, 3, 4 und 5 sind richtig.
e	1 - 5, alle Aussagen sind richtig.
19.	**Aussagenkombination**
	Welche der folgenden Aussagen trifft (treffen) zu? Die chronische Polyarthritis (= rheumatoide Arthritis)
1	**befällt überwiegend Männer zwischen dem 20. und 30. Lebensjahr.**
2	**wird durch das Toxin betahämolysierender Streptokokken verursacht.**
3	**kann zu Versteifung und Deformierung von Gelenken führen.**
4	**kann durch fehlenden Nachweis von Rheumafaktoren ausgeschlossen werden.**
5	**beginnt typischerweise an den Fingerendgelenken.**
a	Nur die Aussage 3 ist richtig.
b	Nur die Aussagen 2 und 4 sind richtig.
c	Nur die Aussagen 2 und 5 sind richtig.
d	Nur die Aussagen 2, 3 und 4 sind richtig.
e	1 - 5, alle Aussagen sind richtig.
20.	**Aussagenkombination**
	Welche der folgenden Aussagen trifft (treffen) zu? Kennzeichen einer Osteochondrosis dissecans (umschriebene Knochennekrose) ist (sind):
1	**Gelenkschmerzen bei Belastung.**
2	**absolute Bewegungssperre mit blitzartig einschießenden Schmerzen.**

3	**freier Gelenkkörper.**
4	**Früharthrose.**
5	**extreme Erhöhung der Blutsenkungsgeschwindigkeit (sog. Sturzsenkung).**
a	Nur die Aussage 3 ist richtig.
b	Nur die Aussagen 1 und 5 sind richtig.
c	Nur die Aussagen 2 und 4 sind richtig.
d	Nur die Aussagen 1, 2, 3 und 4 sind richtig.
e	Nur die Aussagen 2, 3, 4 und 5 sind richtig.

21.	**Mehrfachauswahl**
	Welche der folgenden Aussagen zum Karpaltunnelsyndrom treffen zu? Wählen Sie zwei Antworten!
a	Es handelt sich um eine Kompression des Nervus medianus.
b	Schmerzen bestehen ausschließlich tagsüber.
c	Die Parästhesien betreffen typischerweise den kleinen Finger.
d	Eine Atrophie der Damenballenmuskulatur kann auf ein Karpaltunnelsyndrom hinweisen.
e	Eine Sensibilitätsstörung des Zeigefingers spricht gegen eine Karpaltunnelsyndrom.

22.	**Aussagenkombination**
	Welche Komplikation(en) kann (können) bei Knochenbrüchen auftreten?
1	**Übermäßige Kallusbildung.**
2	**Verzögerte Kallusbildung.**
3	**Pseudoarthrosenbildung.**
4	**Sudeck-Dystrophie.**
5	**Osteosarkom.**
a	Nur die Aussage 2 ist richtig.
b	Nur die Aussagen 2 und 3 sind richtig.
c	Nur die Aussagen 1, 3 und 4 sind richtig.
d	Nur die Aussagen 1, 2, 3 und 4 sind richtig.
e	1 - 5, alle Aussagen sind richtig.

Antworten zum Thema Bewegungsapparat

Zu 1.	Siehe Kap. 4.1.1 → 46.
Zu 2.	Siehe Kap. 4.1.11 → 57.
Zu 3.	Längenwachstum der Epiphysenfuge, Dickenwachstum der Osteoklasten v.a. der inneren Schicht des Periosts.
Zu 4.	Siehe Kap. 4.2.3 → 61.
Zu 5.	Siehe Kap. 4.1.2 → 49.

Zu 6.	Siehe Kap. 4.1.2 → **49**.
Zu 7.	Siehe Kap. 4.2.5.4 → **64**.
Zu 8.	Beugung im Hüftgelenk.
Zu 9.	Siehe Kap. 4.3.6 → **71** und 4.3.7 → **74**.
Zu 10.	Die 3 Knochen, die das Hüftbein bilden (Sitzbein, Darmbein, Schambein) treffen sich im Acetabulum, das mit dem Femur das Hüftbelenk bildet.
Zu 11.	a. Verstauchung; b. Überbein; c. Verrenkung; d. Wirbelentzündung; e. Wirbelgleiten; f. Sehnenscheidenentzündung.
Zu 12.	Physiologisch: Halslordose, Brustkyphose, Lendenlordose, Sakralkyphose; pathologisch: z.B. Skoliose, Hyperkyphose bei M. Bechterew, fixierte Kyphose bei M. Scheuermann.
Zu 13.	Siehe Kap. 4.4.2.3 → **86**.
Zu 14.	Kniegelenkserguss (Siehe Kap. 4.2.6.1 → **66**).
Zu 15.	Chronische Polyarthritis, rheumatisches Fieber, Kollagenosen, Reiter-Syndrom, Monarthritis gonorrhoica, Arthritis psoriatica, Arthritis urica (Gicht), Löfgren-Syndrom (akute Sarkoidose), bakterielle Arthritis v.a. durch Staphylococcus aureus, Begleitarthritis bei Infektionskrankheiten, Borelliose.
Zu 16.	Siehe S. → **98**.
Zu 17.	Siehe Kap. 4.4.4.6 → **96**.
Zu 18.	Vor allem Lupus erythematodes und Sklerodermie, ferner Polymyositis, Dermatomyositis, Sjörgen-Syndrom, CREST-Syndrom.
Zu 19.	Kreuzschmerzen sind ein sehr unspezifisches Symptom, sie müssen nicht primär durch eine Erkrankung des Bewegungsapparats auftreten (vielleicht auch durch neurologische/bösartige Ursachen [z.B. durch Knochenmetastasen bei Prostata-Karzinom]). Für Erkrankungen des Bewegungsapparats kommen z.B. M. Bechterew (siehe → **103**), Lumbago (siehe Kap. 4.4.2.5 → **87**) oder Ischialgie (siehe Band 3, Kap. 3.6.1.6 → **105**) in Frage.
Zu 20.	Siehe Seite → **103**.
	Antworten auf die Multiple-Choice-Fragen
Zu 1.	**Antwort a, c.** Zu b: Entartung unwahrscheinlich; zu d: auch Beugekontraktur der Finger mit Streckdefizit; zu e: Konservative Maßnahmen, wie Salbenverbände, Medikamente, Krankengymnastik oder Massagen haben keine Aussicht auf Erfolg, selbst bei OP in 50% der Fälle Rezidive.
Zu 2.	**Antwort c:** Beachte Fragestellung, „am ehesten", die anderen Erkrankungen sind nicht auszuschließen, aber die Symptomenkombination spricht am ehesten für M. Bechterew. Zu a: Zur Ischialgie würde eher Ausstrahlung in das Versorgungsgebiet des N. ischidicus passen, positiver Laségue, abgeschwächter ASR; zu b: Begleitarthritis (im Rahmen einer Allgemeininfektion); zu d: Reiter-Trias: Arthritis, Konjunktivitis, Urethritis evtl. zusätzlich Dermatitis; zu e: pCP betrifft primär kleine Gelenke.

Zu 3.	**Antwort b** „nächtliche Missepfindungen": Karpaltunnelsyndrom hieß früher auch Paraesthetica noctuna. Auch bei dieser Frage wären a, c und e möglich, aber dabei würden die Missempfindungen eher tagsüber in Erscheinung treten bzw. nicht tageszeitlich schwanken. Die Beschwerden passen am wenigsten zu d: M. Parkinson (Hypo-/Akinese, Rigor, Tremor).
Zu 4.	**Antwort b**, v.a. da Röntgen und Labor unauffällig und schmerzhafte Druckpunkte (tender-points!) vorhanden sind. Alle anderen genannten Erkrankungen weisen Entzündungszeichen im Blut auf. Zu a: meist zusätzlich Rheumafaktor; zu c: Sarkoidose spielt sich zu 90% in der Lunge ab; zu d: meist zusätzlich HLA-B27 positiv; zu e: stark beschleunigte BSG (Sturzsenkung).
Zu 5.	**Antwort c:** 3, 4 und 5 sind richtig. Zu 1: falsch, da sich der Hauptanteil des Kalziums in den Knochen befindet; zu 2: falsch, da Tagesbedarf bei Erwachsenen bei 1000 mg liegt.
Zu 6.	**Antwort a.** Zu b: ... der Lendenwirbelsäule; zu c: ... der Brustwirbelsäule; zu d: FBA normalerweise zwischen 0 und 10 cm; zu e: am stehenden Patienten.
Zu 7.	**Antwort e.** Ursachen der Einengung des Karpaltunnels:Ödeme, Tendovaginitis, während Schwangerschaft (Änderung der Wasserbilanz), bei Nierenschäden, Stoffwechselablagerungen, Diabetes mellitus, Hypothyreose, Akromegalie, nach Speichen- oder Handgelenkfrakturen mit Deformitätsheilung, Handgelenksluxation, chronische Polyarthritis, Alkoholmissbrauch.
Zu 8.	**Antwort b, e.** Zu a: durchschnittliches Erkrankungsalter liegt bei 40 Jahren; zu c: Laségue-Zeichen auch positiv bei Reizung der Meningen (Meningismus, Meningitis); zu d: wenn keine Beschwerden, warum dann OP?
Zu 9.	**Antwort c:** 2, 4 und 5 sind richtig. Zu 1: Seitenbänder werde z.B. durch seitliche Aufklappbarkeit des Gelenks geprüft, Kreuzbänder durch Schublandenphänomen, beides geht nicht unter Belastung des vollen Körpergewichts; zu 3: O-Beine (leichte Ausprägung) sind nur bei Säuglingen physiologisch.
Zu 10.	**Antwort c:** 2, 3 und 4 sind richtig. Zu 1: Übergewicht beansprucht den Bewegungsapparat, führt z.B. zwar leichter zur Arthrose, stimuliert aber eher das Knochenwachstum; zu 2: richtig, Inaktivitäts-Osteoporose; zu 3: richtig, Glukokortikoide gehören zu den Stresshormonen, sorgen also auch für eine gute Muskelfunktion; dazu wird auch Kalzium benötigt, das aus den Knochen gelöst wird; zu 5: Testosteron baut die Muskulatur auf, aber nicht die Knochen ab.
Zu 11.	**Antwort b.** Das Symptom „schnellender Finger" passt zu keinem der anderen Krankheitsbilder.

Zu 12.	**Antwort a, d.** Hallux valgus hat v.a. zwei Ursachen: Spreizfuß und falsches Schuhwerk, deswegen ist Antwort a richtig und Antwort b falsch; zu c: Ist falsch, da Hallux valgus überwiegend bei Frauen auftritt (falsches Schuhwerk); zu e: Konservative Therapie (v.a. Tragen von flachem Schuhwerk mit genügend Freiraum für die Zehen) hilft höchstens in frühen Stadien. Deutliche Fehlstellungen lassen sich nur durch OP korrigieren.
Zu 13.	**Antwort a.** Zu b: meist Männer; zu c: Parkinson-Symptom; zu d: Beckengelenke, v.a. ISG sind früh/zuerst betroffen; zu e: Krankheitsbeginn zwischen 20. und 25. Lj.
Zu 14.	**Antwort b, d.** Zu a, c und e: Diese Symptome können viele Ursachen haben, sind also unsichere Frakturzeichen.
Zu 15.	**Antwort d:** 2, 4 und 5 sind richtig. Zu 1: falsch; häufigste Osteoporoseformen Altersoteoporose und Osteoporose durch Östrogenmangel (ebenfalls in fortgeschrittenem Lebensalter); zu 2: richtig, z.B. durch Glukokortikoide; zu 3: falsch, da mehr Frauen betroffen.
Zu 16.	**Antwort b und e:** typisch an Fingergrund- und Mittelgelenken. Zu a: Großzehengrundgelenke v.a. bei Gicht; zu c: Sakroiliakalgelenke v.a. bei M. Bechterew; zu d: nach Fingergrund- und Mittelgelenke kommen Hand-, Knie-, Schulter-, Fuß-, Hüftgelenke; BWS ist nicht betroffen.
Zu 17.	**Antwort d.** Zu 1: richtig, Rheumafaktor durch fehlgeleitete Antikörper bedingt; zu 2: falsch, betrifft überwiegend Frauen; zu 5: falsch, im weiteren Verlauf kommt es zu Gelenkfehlstellungen (z.B. ulnare Deviation).
Zu 18.	**Antwort e.** (Anm.: Kann-Fragen eher mit Ja beantworten)
Zu 19.	**Antwort a.** Zu 1: falsch, das mag für M. Bechterew zutreffen, RA betrifft eher Frauen; zu 2: falsch, Streptokokken-Toxine können zu rheumatischem Fieber und Glomerulonephritis führen; zu 3: richtig, ulnare Deviation, Schwanenhals- und Knopflochdeformität; zu 4: falsch, Rheumafaktor ist meistens vorhanden, aber nicht immer, daher kein Beweis; zu 5: falsch, beginnt an Fingergrund- und Mittelgelenken, Endgelenke eher nicht betroffen, diese sind z.B. bei Heberden-Arthrose betroffen.
Zu 20.	**Antwort d.** Lat. dissecare (zerschneiden); scharf abgegrenzte Osteochondrose; Ursache: knöcherne Durchblutungsstörung, keine Entzündung, daher zu 5: keine Sturzsenkung.
Zu 21.	**Antwort a, d.** Zu b: Schmerzen v.a. nachts → Paraesthetica nocturna; zu c: N. medianus innerviert Daumen, Zeige- und Mittelfinger („Schwurhand"); zu e: spräche **für** ein Karpaltunnelsyndrom (s. Antwort c).

Zu 22.	**Antwort d.** Zu 5: Eine bösartige Entartung zählt nicht zu den Komplikationen bei Knochenbrüchen.

Fragen zum Thema Herz

1.	**Bitte beschreiben Sie den anatomischen Aufbau des Herzens.**
2.	**Bitte beschreiben Sie den Weg des Bluts mit allen Hohlräumen, Klappen und Gefäßen von der Vena cava bis zur Aorta.**
3.	**Was sind Nachbarstrukturen des Herzens?**
4.	**Welche äußerlichen Merkmale könnten Ihnen an einem Patienten auffallen, die Ihren Verdacht auf eine Herzerkrankung lenken?**
5.	**Bitte schildern Sie die Blutdruckmessung (kann in mündlichen Prüfungen auch praktisch verlangt werden).**
6.	**Was ist die häufigste Ursache für Linksherzinsuffizienz?**
7.	**Was ist die häufigste Ursache für Rechtsherzinsuffizienz?**
8.	**Was sind weitere mögliche Ursachen für Herzinsuffizienz?**
9.	**Was sind Leitsymptome der Linksherzinsuffizienz?**
9a.	**Beschreiben Sie Asthma cardiale genauer.**
10.	**Was sind Leitsymptome der Rechtsherzinsuffizienz?**
11.	**Was ist ein Cor pulmonale?**
12.	**Bei welcher Herzerkrankung kommt es zu Nykturie (nächtlichem Wasserlassen)?**
13.	**Woran denken Sie bei hoher Blutdruckamplitude?**
14.	**Woran denken Sie bei niedriger Blutdruckamplitude?**
15.	**Welche Ursachen für Endokarditis kennen Sie? Welche Verlaufsformen und Symptome der Endokarditis kennen Sie?**
16.	**Nennen Sie die Risikofaktoren für koranare Herzkrankheit.**
17.	**Bitte grenzen Sie Herzinfarkt von Angina pectoris ab. Wie verhalten Sie sich?**
18.	**Wie lässt sich ein stummer Herzinfarkt feststellen? Welche Herzenzyme kennen Sie?**

19.	**Eine 58-jährige Patientin berichtet über häufigen Magendruck und Verstopfung. Sie hat Druckgefühl im rechten Oberbauch und abendliche Knöchelödeme. Welche Diagnose ist am wahrscheinlichsten?**
20.	**Welche Symptome deuten auf Digitalisintoxikation?**
21.	**Welche apotheken-, aber nicht verschreibungspflichtigen Phytotherapeutika für den Einsatz bei Herzinsuffizienz kennen Sie?**
	Multiple-Choice-Fragen
1.	**Mehrfachauswahl**
	Welche der klinischen Symptome sind typisch für eine manifeste, isolierte Rechtsherzinsuffizienz? Wählen Sie zwei Antworten!
a	Dyspnoe.
b	Feinblasige Rasselgeräusche.
c	Periphere Ödeme.
d	Zyanose.
e	Sichtbar gestaute Halsvenen.
2.	**Einfachauswahl**
	Welche Aussage trifft zu? Ein funktionelles Herzgeräusch
a	spricht für eine schwere Herzfunktionsstörung.
b	ist auch ohne Stethoskop auf Distanz gut hörbar.
c	ändert sich beim Lagewechsel nicht.
d	tritt meist in der Diastole auf.
e	ist ein Herzgeräusch ohne organische Veränderung am Herzen.
3.	**Aussagenkombination**
	Zu den möglichen Auslösern eines Angina-pectoris-Schmerzes gehören
1	**körperliche Belastung.**
2	**Kälte.**
3	**psychische Erregung, Stress.**
4	**eine üppige Mahlzeit.**
5	**Aufenthalt in großen Höhen.**
a	Nur die Aussagen 2 und 4 sind richtig.
b	Nur die Aussagen 1, 2 und 5 sind richtig.
c	Nur die Aussagen 1, 3 und 4 sind richtig.
d	Nur die Aussagen 1, 2, 4 und 5 sind richtig.
e	Alle Aussagen sind richtig.

4.	**Aussagenkombination**
	Welche der folgenden Erkrankungen können Ursache einer Perikarditis sein?
1	**Rheumatisches Fieber.**
2	**Herzinfarkt.**
3	**Viruserkrankungen.**
4	**Fortgeschrittene Niereninsuffizienz.**
5	**Tumorerkrankungen.**
a	Nur die Aussagen 1 und 2 sind richtig.
b	Nur die Aussagen 1, 2 und 3 sind richtig.
c	Nur die Aussagen 2, 3 und 5 sind richtig.
d	Nur die Aussagen 3, 4 und 5 sind richtig.
e	1 - 5, alle Aussagen sind richtig.

5.	**Aussagenkombination**
	Welche der folgenden Aussagen zur Erregungsbildung und Erregungsleitung des Herzens treffen zu?
1	**Bei einem Herzinfarkt kann es zu bradykarden Herzrhythmusstörungen kommen.**
2	**Die Taktgebung für den Herzmuskel erfolgt vom zentralen Nervensystem.**
3	**Unmittelbar nach einer Herzaktion ist der Herzmuskel normalerweise für eine gewisse Zeit unerregbar (Refraktärzeit).**
4	**Normalerweise gehen alle Erregungen für eine rhythmische Herzkontraktion vom Sinusknoten aus.**
5	**Der Sinusknoten befindet sich an der Herzspitze im Epikard.**
a	Nur die Aussagen 1 und 2 sind richtig.
b	Nur die Aussagen 1, 3 und 4 sind richtig.
c	Nur die Aussagen 1, 2 und 3 sind richtig.
d	Nur die Aussagen 3, 4 und 5 sind richtig.
e	1 - 5, alle Aussagen sind richtig.

6.	**Aussagenkombination**
	Welche der folgenden Aussagen zur Herzauskultation treffen zu?
1	**Bei einer Aortenstenose ist eine Fortleitung des Geräuschs in die Karotiden möglich.**
2	**Eine Spaltung des 2. Herztones ist stets pathologisch.**
3	**Akzidentelle (zufällig vorkommende) Geräusche sind stets systolisch und ohne Fortleitung.**
4	**Ein funktionelles Herzgeräusch kann bei Fieber auftreten.**

5	**Die Lautstärke des Herzgeräuschs ist ein Maß für die Schwere einer Herzerkrankung.**
a	Nur die Aussagen 1, 2 und 3 sind richtig.
b	Nur die Aussagen 1, 3 und 4 sind richtig.
c	Nur die Aussagen 1, 4 und 5 sind richtig.
d	Nur die Aussagen 2, 3 und 4 sind richtig.
e	Nur die Aussagen 2, 4 und 5 sind richtig.
8.	**Einfachauswahl**
	Welche Aussage trifft zu? Hypertrophie des linken Herzvorhofs tritt bevorzugt auf bei
a	Aortenklappeninsuffizienz.
b	Aortenstenose.
c	akutem rheumatischen Fieber.
d	Mitralstenose.
e	Trikuspidalstenose.
9.	**Aussagenkombination**
	Welche der folgenden Erkrankungen sind bei der Differenzialdiagnose des Herzinfarkts zu berücksichtigen?
1	**Herpes Zoster.**
2	**Refluxkrankheit.**
3	**Lungenembolie.**
4	**Akute Pankreatitis.**
5	**Chronische Hepatitis.**
a	Nur die Aussagen 1 und 5 sind richtig.
b	Nur die Aussagen 1, 2 und 3 sind richtig.
c	Nur die Aussagen 2, 3 und 4 sind richtig.
d	Nur die Aussagen 1, 2, 3 und 4 sind richtig.
e	Nur die Aussagen 2, 3, 4 und 5 sind richtig.
10.	**Aussagenkombination**
	Welche der folgenden Aussagen zu Erkrankungen der Herzklappen treffen zu?
1	**Eine Fortleitung des Geräuschs in die Karotiden kann bei der Aortenstenose auftreten.**
2	**Typisch für eine Aortenstenose ist eine große Blutdruckamplitude.**
3	**Bei einer höhergradigen Aortenstenose besteht die Gefahr des plötzlichen Herztods.**
4	**Bei einer höhergradigen Aortenklappeninsuffizienz sind ein systolisches und ein diastolisches Geräusch zu hören.**

5	**Bei der Aortenklappeninsuffizienz sind schon im Frühstadium periphere Ödeme erkennbar.**
a	Nur die Aussagen 2 und 3 sind richtig.
b	Nur die Aussagen 1, 3 und 4 sind richtig.
c	Nur die Aussagen 1, 3 und 5 sind richtig.
d	Nur die Aussagen 2, 4 und 5 sind richtig.
e	1 - 5, alle Aussagen sind richtig.
11.	**Mehrfachauswahl**
	Welche der folgenden Aussagen zur fortgeschrittenen Herzinsuffizienz treffen zu?
a	Typisches Symptom der reinen Linksherzinsuffizienz ist eine Stauungsleber.
b	Eine mögliche Komplikation sind Herzrhythmusstörungen.
c	Bei der Linksherzinsuffizienz kann man über der Lunge feuchte Rasselgeräusche auskultieren.
d	Bei der chronischen Herzinsuffizienz kommt es zu einer Herzverkleinerung.
e	Der Patient sollte sehr viel trinken.
12.	**Einfachauswahl**
	Welche Aussage trifft zu? Ein diastolisches Herzgeräusch spricht
a	für eine Trikuspidalklappeninsuffizienz.
b	für eine Mitralklappeninsuffizienz.
c	für eine Pulmonalklappenstenose.
d	für eine Aortenklappeninsuffizienz.
e	für ein funktionelles Herzgeräusch.
13.	**Aussagenkombination**
	Welche der folgenden Aussagen zu Herzrhythmusstörungen und Extrasystolen treffen zu?
1	**Extrasystolen müssen stets behandelt werden.**
2	**Extrasystolen können Folge einer koronaren Herzkrankheit sein.**
3	**Bei einer Schilddrüsenüberfunktion kann es gehäuft zu Extrasystolen kommen.**
4	**Extrasystolen können durch den Konsum von Genussmitteln (Alkohol, Koffein) ausgelöst werden.**
5	**Extrasystolen werden von allen Patienten als „Herzstolpern" bemerkt.**
a	Nur die Aussagen 3 und 5 sind richtig.
b	Nur die Aussagen 1, 2 und 3 sind richtig.
c	Nur die Aussagen 1, 4 und 5 sind richtig.
d	Nur die Aussagen 2, 3 und 4 sind richtig.
e	1 - 5, alle Aussagen sind richtig.

14.	**Einfachauswahl**
	Welche Aussage zu Herzerkrankungen trifft zu?
a	Typisches Symptom der reinen Linksherzinsuffizienz ist eine Stauungsleber.
b	Ein diastolisches Herzgeräusch spricht für eine Pulmonalstenose.
c	Rhythmusstörungen treten erst im Erwachsenenalter auf.
d	Ein angeborener Ventrikelseptumdefekt kann asymptomatisch verlaufen.
e	Die körperliche Belastbarkeit ist bei Herzerkrankungen im Kindesalter nie eingeschränkt.

15.	**Mehrfachauswahl**
	Welche der folgenden Aussagen zur koronaren Herzkrankheit treffen zu? Wählen Sie zwei Antworten!
a	Bei einer instabilen Angina pectoris sollte sofort ein Belastungs-EKG angefertigt werden.
b	Zu den Risikofaktoren einer koronaren Herzkrankheit zählen u.a. die arterielle Hypertonie und der Diabetes mellitus.
c	Ein Angina-pectoris-Anfall kann auch durch Kälte ausgelöst werden.
d	Funktionelle Herzbeschwerden können leicht von Angina-pectoris-Anfällen abgegrenzt werden.
e	Nitroglycerin (z.B. Nitrolingual Spray ®) sollte bei einem akuten Anfall von Angina pectoris nicht gegeben werden.

16.	**Aussagenkombination**
	Ein 56-jähriger Patient berichtet von immer wieder auftretenden Schmerzen in der Brust. Welche der weiter von ihm genannten Aussagen lassen Sie an die Möglichkeit einer vorliegenden Herzerkrankung denken?
1	**Ein Bluthochdruck ist seit mehreren Jahren bekannt.**
2	**Bis vor einem Jahr habe er stark geraucht.**
3	**Die Schmerzen sind durch Druck auf das Brustbein auslösbar.**
4	**Die Schmerzen treten verstärkt im Liegen auf, verschwinden aber bei körperlicher Belastung.**
5	**Sein Vater sei früh an einem Herzinfarkt gestorben.**
a	Nur die Aussagen 1 und 3 sind richtig.
b	Nur die Aussagen 1, 2 und 4 sind richtig.
c	Nur die Aussagen 1, 2 und 5 sind richtig.
d	Nur die Aussagen 3, 4 und 5 sind richtig.
e	1 - 5, alle Aussagen sind richtig.

17.	**Einfachauswahl**
	Welche Aussage hinsichtlich des Blutkreislaufs beim Erwachsenen trifft zu? (Es werden normale anatomische Gegebenheiten vorausgesetzt.)
a	Das Blut strömt über den linken Vorhof und die linke Kammer in den Lungenkreislauf.
b	Das Blut strömt von der rechten direkt in die linke Kammer.
c	Das Blut strömt aus der rechten Kammer direkt in den Körperkreislauf.
d	Das Blut strömt vom linken direkt in den rechten Vorhof.
e	Das Blut strömt über den rechten Vorhof und die rechte Kammer in den Lungenkreislauf.

18.	**Mehrfachauswahl**
	Welche der folgenden Aussagen zum akuten Herzinfarkt treffen zu? Wählen Sie zwei Antworten!
a	Typisch für einen akuten Herzinfarkt ist ein deutlich erhöhter Blutdruck beim Patienten.
b	Bei Diabetikern beobachtet man oft sog. stumme Infarkte.
c	Zu den häufigsten Frühkomplikationen beim akuten Herzinfarkt zählen Herzrhythmusstörungen.
d	Die meisten Herzinfarkte ereignen sich am späten Nachmittag.
e	Der betroffene Patient sollte in Kopftieflage gelagert werden.

19.	**Mehrfachauswahl**
	Welche der folgenden Aussagen zur reinen Linksherzinsuffizienz treffen zu? Wählen Sie zwei Antworten!
a	Ein typischer Befund ist die Halsvenenstauung.
b	Ein typischer Befund sind Ödeme an den Beinen.
c	Ein typischer Befind im fortgeschrittenen Stadium sind feuchte, nicht klingende Rasselgeräusche über den Unterfeldern der Lunge.
d	Ein typischer Befund im fortgeschrittenen Stadium ist das Lungenödem.
e	Linksherzinsuffizienz im fortgeschrittenen Stadium führt zu Milzvergrößerung.

20.	**Mehrfachauswahl**
	Welche der folgenden Aussagen treffen zu? Wählen Sie zwei Antworten. Die sog. Herzglykoside (Digitalisglykoside) bewirken am Herzen
a	eine Zunahme der Herzfrequenz.
b	eine Abnahme der Erregbarkeit des Herzens.
c	eine Steigerung der Kontraktionskraft des Herzens.
d	in überhöhter Dosierung Herzrhythmusstörungen.
e	eine Erhöhung der Erregungsleitungsgeschwindigkeit.

21.	**Einfachauswahl**
	Sie wollen die Pulmonalklappe (mit dem Stethoskop) auskultieren. Welcher der folgenden Auskultationspunkte ist hierfür am besten geeignet?
a	Über dem 2. Interkostalraum rechts parasternal.
b	An der Schnittstelle des 5. Interkostalraums mit der linken Medioklavikularlinie.
c	Über dem 2. Interkostalraum links parasternal.
d	Über dem Herzspitzenstoß.
e	Im Bereich der Ansätze 4.-6. Rippe am Sternum.

Antworten zum Thema Herz

Zu 1.	Siehe Kap. 5.1 → 108.
Zu 2.	Siehe Kap. 5.2 → 111.
Zu 3.	Siehe Kap. 5.1 → 108.
Zu 4.	Zyanose, Mitralgesicht, Atembeschwerden (Dyspnoe, Tachypnoe), Kutschbocksitz, pulssynchrones Kopfnicken, Trommelschlegelfinger/Uhrglasnägel, gestaute Halsvenen, periphere Ödeme.
Zu 5.	Siehe Kap. 5.3.9 → 120.
Zu 6.	Hypertonie, Bluthochdruck.
Zu 7.	Linksherzinsuffizienz.
Zu 8.	Kardial: (Anmerkung: jede anatomische Struktur des Herzens) Endokard(-itis mit Klappenschädigung: Stenose/Insuffizienz); Myokard (Kardiomyopathie, z.B. -itis, Vernarbung nach Herzinfarkt), Perikard(-itis), Koronarien (KHK, Herzinfarkt etc.); Reizbildungs-/Leitungssystem (extreme Herzrhythmusstörungen) und angeborene Herzfehler (ASD, VSD, Ductus Botalli, Fallot-Tetralogie); extrakardial: neben Hypertonie, Lungenerkrankung (-fibrose, -emphysem), Anämie, Hypoxie, Schilddrüsenerkrankungen, Elektrolytverschiebungen.
Zu 9.	Siehe Kap. 5.4.3.1 → 130.
Zu 10.	Siehe Kap. 5.4.3.2 → 130.
Zu 11.	Eine Rechtsherzinsuffizienz aufgrund einer Lungenerkrankung (z.B. Lungenemphysem, Lungenfibrose).
Zu 12.	Bei Links- und Rechtsherzinsuffizienz; bei Linksherzinsuffizienz wird die Niere tagsüber schlechter durchblutet, weil auch andere Organsysteme, z.B. Bewegungsapparat/Verdauungstrakt Blut benötigen, daher Urinproduktion ↓; wenn „andere Verbraucher" nachts Ruhe haben, wird die Niere besser druchblutet, daher nachts gesteigerte Urinproduktion; bei Rechtsherzinsuffizienz werden durch den Lagewechsel (Hochlagern der Beine) nachts die peripheren Ödeme mobilisiert, die zusätzliche Flüssigkeit sorgt für gesteigerte Urinproduktion.

Zu 13.	Aortenklappeninsuffizienz, Arteriosklerose (Verlust der Windkesselfunktion); Hyperthyreose.
Zu 14.	Aortenklappenstenose; geringe Ampltiude auch bei Links-Rechts-Shunt, Perikarderguss.
Zu 15.	Siehe Kap. 5.4.7.1 → **143**.
Zu 16.	Siehe Kap. 5.4.1 → **123**.
Zu 17.	Bei Angina pectoris kommt es zu einer vorübergehenden schmerzhaften Unterversorgung der Herzmuskulatur, Besserung durch Gabe von Nitratspray. Bei einem Herzinfarkt kommt es zum Absterben von Herzmuskelzellen. Die Schmerzen sind typischerweise stärker als bei Angina pectoris, können aber auch gleich oder schwächer sein oder völlig fehlen! Die Schmerzen verschwinden hier nicht durch Nitratspray. Eine weitere (unsichere) Unterscheidung: Bei Herzinfarkt versuchen die Betroffenen, die Schmerzen durch Bewegung zu lindern, bei einem Angina-pectoris-Anfall verhalten sich Betroffene hingegen ruhig, da sie befürchten, die Beschwerden durch körperliche Anstrengung zu verstärken. Allein von der Symptomatik lässt sich ein Angina-pectoris-Anfall nicht sicher von einem Herzinfarkt abgrenzen. Daher schon im Verdachtsfall: Notarzt verständigen, venösen Zugang legen, Nitro-Spray (falls vorhanden und RR systolisch über 120). Keine Medikamente oral oder i.m., Patienten beruhigen (vgl. Kap. 5.4.1/5.4.2 → **123**, → **124**).
Zu 18.	Kurz nach Infarkt (Stunden bis Tage) durch Herzenzyme, lebenslänglich durch EKG-Kontrollen; Herzenzyme: Troponin T, CK-MB, GOT, HBDH, LDH.
Zu 19.	Spätestens die abendlichen Knöchelödeme geben den Hinweis auf eine Rechtsherzinsuffizienz. Außerdem Magendruck (Stauungsgastritis) und Druckgefühl im rechten Oberbauch (durch gestaute Leber, die auch das venöse Blut des Darms schlechter aufnehmen kann).
Zu 20.	Nervensystem: Sehstörungen, v.a. Farbensehen, Kopfschmerz, Verwirrtheit; Herz: Rhythmusstörungen aller Art, GIT: Appetit reduziert, Übelkeit, Erbrechen, Durchfälle (siehe Kap. → **147**).
Zu 21.	Weißdorn, Meerzwiebel, Maiglöckchen, Adonisröschen, Oleander (siehe Seite → **132**).
	Antworten auf die Multiple-Choice-Fragen
Zu 1.	**Antwort c, e.** Zu a: Lungensymptomatik bei Linksherzinsuffizienz (Dyspnoe früheres Symptom); zu b: Lungensymptomatik bei Linksherzinsuffizienz, feuchte oder feinblasige Rasselgeräusche deuten auf alveoläres Lungenödem hin (tritt spät auf bei LHI); zu d: Zyanose könnte auch bei RHI auftreten, jedoch eher bei LHI, keinesfalls isolierte Rechtsherzinsuffizienz.
Zu 2.	**Antwort e:** Zu a: dann hieße es nicht „funktionell"; zu d: stets systolisch.
Zu 3.	**Antwort e.** Alle Aussagen richtig.

Zu 4.	**Antwort e**. Alle Aussagen richtig. Zu 4: fortgeschrittene Niereninsuffizienz; Flüssigkeit (mit harnpflichigen Substanzen) verbleibt im Organismus, führt zu Ödembildung und lagert sich auch zwischen den serösen Blättern (z.B. Perikard und Pleura) ab, wo sie Entzündungen auslösen kann; zu 5: gemeint ist wohl weniger das Prostatakarzinom, sondern z.B. ein Bronchialkarzinom.
Zu 5.	**Antwort b:** 1, 3 und 4 sind richtig. Zu 2: Die Taktgebung erfolgt durch den Sinusknoten (bestehend aus spezialisierten Herzmuskelzellen, keinem Nervengewebe), das vegetative Nervensystem (nicht das ZNS) wirkt modulierend; zu 5: Der Sinusknoten befindet sich an der Herzbasis (im rechten Vorhof, nahe der Mündung der oberen Hohlvene).
Zu 6.	**Antwort b:** 1, 3 und 4 sind richtig. Zu 2: („Stets" ist stets verdächtig!) Zu einer Spaltung des 2. Herztons kommt es durch den erhöhten Druck im Thorax bzw. auf die Blutgefäße der Lunge bei der Einatmung. Sie ist physiologisch.
Zu 7.	**Antwort b.** In der Systole sollten die Segelklappen geschlossen sein und die Taschenklappen offen. Ist das nicht der Fall, gibt es Geräusche. Wir suchen also nach einer Segelklappeninsuffizienz oder einer Taschenklappenstenose und finden eine Segelklappen-(Mitralklappen-)Insuffizienz unter b.
Zu 8.	**Antwort d.** Jedes (hämodynamisch wirksame) Mitralvitium geht mit einer Hypertrophie des linken Vorhofs einher. Die Stenose entsheht durch den erhöhten Druck, den der Vorhof aufbringen muss, um das Blut doch noch durch die Klappe zu pressen; die Insuffizienz durch das Pendelblut.
Zu 9.	**Antwort d.** DD-Kriterium bei Herzinfarkt ist der Schmerz hinter dem Brustbein bzw. in der Brust. Bei (3) Lungenembolie klar, aber auch ein (1) Nervenschmerz oder ein (2) Reflux kann Schmerzen in der Brust verursachen, ebenso wie eine (4) Entzündung im oberen Bauchraum, die das Zwerchfell durchwandert. (5) Eine chronische Hepatitis führt nicht zu Schmerzen („Der Schmerz der Leber ist Müdigkeit").
Zu 10.	**Antwort b:** 1, 3 und 4 sind richtig. Zu 2: Wie soll aus der stenosierten Klappe eine hohe Druckwelle kommen? Die hohe Blutdruckamplitude tritt bei der insuffizienten Klappe auf (durch das um das Pendelblut vermehrte Volumen); zu 5: Die Aortenklappe gehört zum linken Herz, das führt zu einem Lungenödem. Periphere Ödeme treten bei Rechtsherzinsuffizienz auf.

Zu 11.	**Antwort b, c.** Zu a: Stauungsleber gehört zu Rechtsherzinsuffizienz; zu d: zu einer Hypertrophie (Vergrößerung); zu e: Viel Trinken (mehr Flüssigkeit wird resorbiert und gelangt ins Blut) vermehrt das Volumen und ist zusätzliche Belastung für das ohnehin insuffiziente Herz, also schlecht.
Zu 12.	**Antwort d.** In der Diastole sind die Taschenklappen geschlossen und die Segelklappen offen. Sind sie das nicht (richtig) entstehen Geräusche. Wir suchen also nach einer Taschenklappeninsuffizienz oder Segelklappenstenose; zu e: funktionelle Herzgeräusche sind stets systolisch.
Zu 13.	**Antwort d:** 2, 3 und 4 sind richtig. Zu 1: Extrasystolen sind auch beim Gesunden nicht ungewöhnlich (und „stets" ist stets verdächtig!); zu 5: Von manchen oder einigen Patienten, vielleicht sogar von vielen Patienten, aber bestimmt nicht von allen (ist fast so schlimm wie „stets" oder „immer").
Zu 14.	**Antwort d.** Zu a: Stauungsleber, Rechtsherzinsuffizienz; zu b: Eine Pulmonalstenose macht sich bemerkbar, wenn die Klappe offen sein sollte; das ist in der Systole der Fall, würde also ein Systolikum verursachen; zu c: Können jederzeit auftreten; zu e: Denken wir nur an die Blue Babies und die typische Hockstellung der (schlanken, evtl. zyanotischen) Kinder bei Fallot-Tetralogie („nie" ist genauso schlimm wie „immer").
Zu 15.	**Antwort b, c.** Zu a: Da eine instabile Angina pectoris in einen Herzinfarkt münden kann, bestehen die sofortigen Maßnahmen bestimmt nicht in der Durchführung eines Belastungs-EKGs (siehe Kap. 5.4.2 → **124**); zu d: Da beides ein unangenehmes Gefühl um das Herz verursacht, nicht leicht abzugrenzen. Funktionelle Herzbeschwerden können heftig auftreten und Angst machen. Eine Angina pectoris kann auch weniger heftig auftreten (abgesehen davon ist „leicht abzugrenzen" leicht verdächtig); zu e: Nitroglyzerin ist das wichtigste Medikament bei akuter Angina pectoris.
Zu 16.	**Antwort c:** 1, 2 und 5 sind richtig. Zu 3: Druck auf das Brustbein provoziert keinen Herzschmerz. Schmerzen könnten bei Schäden des Skeletts/Bewegungsapparats, evtl. bei Nervenreizungen auftreten.
Zu 17.	**Antwort e.** Sie Kap. 5.2 → **111**.
Zu 18.	**Antwort b, c.** Zu a: Was führt denn zu erhöhtem Blutdruck, wenn gerade Herzmuskelzellen absterben? Zu d: Herzinfarkte treten meist in den (sehr) frühen Morgenstunden auf.
Zu 19.	**Antwort c, d.** a, b und e sind Symptome einer Rechtsherzinsuffizienz.

Zu 20.	**Antwort c, d.**
Zu 21.	**Antwort c.** Anton Pulmann trinkt Milch um 22.45 Uhr (siehe Kap. 5.3.5 → **117**).

Fragen zum Thema Kreislauf

1.	**Wie unterscheiden sich Arterien und Venen?**
2.	**Welche Arterien gehen von der Aorta ab?**
3.	**Wo verläuft die Vena saphena magna?**
4.	**Was sind Venae perforantes?**
5.	**Was sind Kapazitätsgefäße?**
6a.	**Was ist ein normaler Blutdruck?**
6b.	**Aus welchen Faktoren setzt er sich zusammen?**
7.	**Worauf könnte eine Blutdruckdifferenz beider Arme hindeuten?**
8.	**Woran denken Sie bei besonders hohen diastolischen RR-Werten?**
9a.	**Wie entsteht Arteriosklerose?**
9b.	**Was sind Symptome der Arteriosklerose?**
10.	**Was ist der Unterschied zwischen einem Thrombus und einem Embolus?**
11.	**Ein Patient hat Druckgefühl im oberen Brustkorb und das Gefühl, dass ihm das Essen im Hals stecken bleibe. Er hat gestaute Halsvenen und der Blutdruck ist rechts ca. 30 mm/Hg höher als links.**
a.	**Welche Erkrankung ist am wahrscheinlichsten?**
b.	**Gibt es gefürchtete Komplikationen?**
c.	**Wie therapieren Sie?**
12.	**Was wissen Sie über arterielle Hypertonie?**
13.	**Welche Organe werden typischerweise durch Hypertonie geschädigt?**
14.	**Wie kommt es zu einer hypertensiven Krise?**
15.	**Ein Patient zeigt Ihnen ein scharf begrenztes, tiefes Ulkus zwischen der 1. und 2. Zehe. Es ist schmerzhaft, besonders nachts. Die Haut in der Umgebung ist glänzend.**
a.	**Welche Diagnose ist wahrscheinlich?**
b.	**Wie sieht die Haut in der Umgebung aus?**

c.	Wie ist die Hauttemperatur?
d.	Warum treten die Schmerzen v.a. nachts auf?
16.	Ein Patient zeigt Ihnen einen Hautdefekt am medialen Knöchel. Die Haut in der Umgebung ist verhärtet und weist bräunliche und weiße Flecken auf. Außerdem bestehen etliche Besenreiser. Welche Diagnose ist wahrscheinlich?
17.	Eine 24-jährige, schlanke Patientin berichtet über Schwindelanfälle, besonders morgens und beim Aufstehen aus dem Sitzen oder Liegen. Sie messen einen Blutdruck von 105/65, einen Puls von 70, stellen keine auffälligen Herztöne fest. Welche Diagnose ist wahrscheinlich?
18.	Welche Maßnahme ergreifen Sie bei akuter Krampfaderblutung?
19.	Bitte grenzen Sie Thrombophlebitis von Phlebothrombose ab.
20.	Was wissen Sie über chronisch venöse Insuffizienz?
	Multiple-Choice-Fragen
1.	Aussagenkombination
	Welche der folgenden Aussagen zur Blutdruckmessung treffen zu?
1	Der optimale Blutdruck für Erwachsene mittleren Alters liegt bei 130 bis 150 mmHg systolisch und 85 bis 95 mmHg diastolisch.
2	Bei sehr großem Armumfang und Verwenden einer normalen Manschette werden falsch niedrige Werte gemessen.
3	Bei der Blutdruckmessung soll der Manschettendruck durch Öffnen des Ventils um ca. 10 mmHg pro Sekunde abgesenkt werden.
4	Die sog. auskultatorische Lücke (Verschwinden der Korotkoff-Töne unterhalb des systolischen Blutdruckwerts) kann die Ursache von fälschlich zu niedrig gemessenen RR-Werten sein.
5	Eine zu locker angelegte Manschette führt zu fälschlicherweise zu hoch gemessenen Werten.
a	Nur die Aussagen 4 und 5 sind richtig.
b	Nur die Aussagen 1, 2 und 3 sind richtig.
c	Nur die Aussagen 2, 4 und 5 sind richtig.
d	Nur die Aussagen 1, 3, 4 und 5 sind richtig.
e	Nur die Aussagen 2, 3, 4 und 5 sind richtig.
2.	Einfachauswahl
	Ein Patient zeigt Ihnen sein linkes Bein. Es stellt sich eine Überwärmung bei zyanotischer Glanzhaut, ein Wadenkompressionsschmerz und eine Umfangsdifferenz zum rechten Bein dar. Der Patient berichtet von ziehenden Schmerzen, die seit zwei Tagen bestehen. Sie vermuten am ehesten ein/eine/einen:

a	akuten arteriellen Verschluss im linken Bein.
b	Muskelfaserriss nach Sport.
c	Ischias-Syndrom.
d	postthrombotisches Syndrom mit chronisch-venöser Insuffizienz.
e	tiefe Beinvenenthrombose.

3.	**Aussagenkombination**
	Welche der genannten Erkrankungen/Faktoren erhöhen das Risiko für eine tiefe Beinvenenthrombose?
1	**Immobilität bei grippalen Infekten.**
2	**Exsikkose nach verstärkter Diuretikaeinnahme bei Herzinsuffizienz.**
3	**Hämophilie.**
4	**Therapie mit Östrogenen/Ovulationshemmern.**
5	**Adipositas.**
a	Nur die Aussagen 1 und 2 sind richtig.
b	Nur die Aussagen 1, 2 und 3 sind richtig.
c	Nur die Aussagen 3, 4 und 5 sind richtig.
d	Nur die Aussagen 1, 2, 4 und 5 sind richtig.
e	Alle Aussagen sind richtig.

4.	**Mehrfachauswahl**
	Welche der aufgeführten Erkrankungen sind absolute Kontraindikation für eine Belastung eines Patienten (im Sinne eines Belastungs-EKGs)? Wählen Sie zwei Antworten!
a	Akute Aortendissektion (Gefäßeinriss in die Aorta).
b	Arterielle Hypertonie mit systolischem Blutdruck zwischen 140 und 160 mmHg.
c	Abgelaufene, nicht mehr aktive Myokarditis.
d	Oberflächliche Thrombophlebitis.
e	Schwere pulmonale Hypertonie.

5.	**Einfachauswahl**
	Welche Aussage zum akuten arteriellen Verschluss trifft zu?
a	Beim vollständigen Arterienverschluss hat der Patient in der betroffenen Extremität typischerweise keine Schmerzen.
b	Beim akuten arteriellen Verschluss ist in aller Regel ein deutliches Ödem zu erwarten.
c	Eine Besserung der Symptome ist bei akutem arteriellen Verschluss durch Hochlagerung der Extremität zu erwarten.
d	Der abrupte Verschluss einer Extremitätenarterie führt zu einem Druckabfall distal des Strömungshindernisses und zu einer Pulslosigkeit.

e	Bei der körperlichen Untersuchung imponiert die Extremität distal des arteriellen Verschlusses durch eine tiefrote bis bläuliche Verfärbung und eine Überwärmung.
6.	**Mehrfachauswahl**
	Welche der folgenden Aussagen zur Kreislaufuntersuchung treffen zu? Wählen Sie zwei Antworten!
a	Eine verminderte Blutdruckamplitude spricht für eine Aortenklappen-insuffizienz.
b	Der Radialispuls wird an der Kleinfingerseite des Unterarms getastet.
c	Im Liegen sichtbare Jugularisvenen sprechen für eine Linksherzinsuffizienz.
d	Eine Blutdruckdifferenz von über 20 mmHg zwischen beiden Armen (rechts höher als links) ist ein möglicher Hinweis für eine Aortenisthmusstenose.
e	Der Herzspitzenstoß kann im 5. ICR in der linken Medioclavicularlinie getastet werden.
7.	**Mehrfachauswahl**
	Welche der folgenden Ratschläge erteilen Sie einem Patienten mit Beschwerden bei ausgeprägter Varikosis an beiden Beinen? Wählen Sie zwei Antworten!
a	Er soll viel laufen oder in Ruhe die Beine hochlegen.
b	Er soll viel stehen und sitzen, am besten mit Übereinanderschlagen der Beine.
c	Häufige Saunagänge und warme Vollbäder sind anzuraten.
d	Wechselduschen und Wassertreten sind sinnvoll.
e	Kompressionsstrümpfe sollten nur im Winter getragen werden.
8.	**Einfachauswahl**
	Welche Aussage zur arteriellen Hypotonie und orthostatischen Hypotonie trifft zu?
a	Für die Diagnose der orthostatischen Hypotonie ist der Ruheblutdruck entscheidend.
b	Eine arterielle Hypotonie hat immer Krankheitswert.
c	Die orthostatische Hypotonie tritt bevorzugt bei Sportlern auf.
d	Niedriger Blutdruck tritt meist als primäre Hypotonie auf.
e	Bei der orthostatischen Hypotonie kommt es bei intaktem Nervensystem reaktiv zu einer Sympathikusaktivierung mit Bradykardie.
9.	**Aussagekombination**
	Welche der folgenden Symptome sprechen am ehesten für eine periphere arterielle Verschlusskrankheit?
1	**Pelzigkeitsgefühl vom Oberschenkel bis zur Fußaußenkante ziehend.**
2	**Am Fuß trockene, kalte Haut von blasser Farbe.**

3	**Nach einer Gehstrecke von 50 m ist schmerzbedingt eine Pause notwendig.**
4	**Gerötetes, stark druckschmerzhaftes Großzehengrundgelenk.**
5	**Schwärzlich verfärbte Kniekehle.**
a	Nur die Aussagen 1, 2 und 3 sind richtig.
b	Nur die Aussagen 1, 4 und 5 sind richtig.
c	Nur die Aussagen 2, 3 und 5 sind richtig.
d	Nur die Aussagen 3, 4 und 5 sind richtig.
e	1 - 5, alle Aussagen sind richtig.

10.	**Mehrfachauswahl**
	Welche der folgenden Aussagen treffen zu? Wählen Sie zwei Antworten! Begünstigende Faktoren für das Auftreten einer tiefen Beinvenenthrombose sind am ehesten:
a	Refluxkrankheit.
b	Lungenemphysem.
c	Pankreaskarzinom.
d	Polycythaemia vera.
e	Hyperthyreose.

11.	**Mehrfachauswahl**
	Welche Aussage zu den Venen trifft zu? Wählen Sie zwei Antworten!
a	Die Pfortader gehört zum Venensystem.
b	Die obere Mesenterialvene mündet in die untere Hohlvene.
c	Die Lungenvenen enthalten sauerstoffarmes Blut.
d	Die Venenklappen dienen zur Aufrechterhaltung des venösen Blutflusses.
e	Die physiologische Flussrichtung des venösen Bluts am Bein ist von innen nach aussen.

12.	**Einfachauswahl**
	Welche Aussage zur peripheren Verschlusskrankeit trifft zu?
a	Es handelt sich um ein isoliertes Leiden der Beinarterien, andere Arterien sind nicht betroffen.
b	Bei starker Verengung der Beinarterien findet man auch häufig eine Verengung anderer wichtiger Arterien (z.B. Herzkranzgefäße).
c	Nikotin bessert den Krankheitsverlauf.
d	Eine Diabeteserkrankung hat auf die Erkrankung keinen Einfluss.
e	Die typische Therapie beim Stadium II (Belastungsschmerz) ist die Ruhigstellung.

13.	**Mehrfachauswahl**
	Welche Aussagen zur arteriellen Hypertonie treffen zu? Wählen Sie zwei Antworten!
a	Ursache ist in den meisten Fällen eine Nierenarterienstenose.
b	Bei einer hypertoniebedingten Herzkrankheit kommt es vor allem zu einer Druckhypertrophie (d.h. Vergrößerung) des rechten Ventrikels.
c	Zeichen einer durch Hypertonie bedingten Nierenschädigung ist die Eiweißausscheidung im Urin.
d	Bei extrem dicken Oberarmen werden mit einer normalen Blutdruckmanschette für Erwachsene falsch niedrige Blutdruckwerte gemessen.
e	Eine Komplikation der Hypertonie ist die Retinopathie.
14.	**Einfachauswahl**
	Welche Aussage zum Arteriensystem trifft zu?
a	Arterien haben die Fähigkeit zur Autoregulation (d.h. zur Steuerung des Blutflusses).
b	Unter einem Pulsdefizit beim Abtasten der Arteria radialis versteht man eine Pulszahl unter 40/min.
c	Die Weite der Arterien hängt allein vom O_2-Gehalt des Bluts ab.
d	Eine Neubildung von Arterien findet nach Abschluss des Körperwachstums nicht mehr statt.
e	Unter Endarterien versteht man Arterien mit Anastomosen zu anderen Arterien.
15.	**Mehrfachauswahl**
	Welche der folgenden Aussagen zum Arteriensystem treffen zu? Wählen Sie zwei Antworten!
a	Die sog. Windkesselfunktion der Aorta ist für den kontinuierlichen Blutfluss zwischen Systole und Diastole verantwortlich.
b	In den Arterien befinden sich Klappen, die das Zurückfließen des Bluts verhindern.
c	Die Lungenarterien enthalten sauerstoffreiches Blut.
d	Alle Blutgefäße, die vom Herzen wegführen, werden als Arterien bezeichnet.
e	Die Arterien haben mit der Regulation des Blutdrucks nichts zu tun.
16.	**Aussagekombination**
	Welche der folgenden Aussagen zum Niederdruck-Blutkreislaufsystem eines gesunden Menschen (30-40 Jahre) trifft (treffen) zu?
1	**Das rechte Herz zählt zum Niederdrucksystem.**
2	**Der linke Vorhof zählt zum Niederdrucksystem.**
3	**Der Lungenkreislauf zählt zum Niederdrucksystem.**
4	**Die Arteria pulmonalis zählt zum Niederdrucksystem.**

5	**Im Niederdrucksystem des Kreislaufs befindet sich etwa ein Viertel des Bluts.**
a	Nur die Aussage 2 ist richtig.
b	Nur die Aussagen 2 und 3 sind richtig.
c	Nur die Aussagen 1, 3 und 4 sind richtig.
d	Nur die Aussagen 1, 2, 3 und 4 sind richtig.
e	1 - 5, alle Aussagen sind richtig.
17.	**Aussagekombination**
	Welche der folgenden Aussagen zur Varikosis und zur chronisch venösen Insuffizienz treffen zu?
1	**Ein typisches Symptom der chronisch venösen Insuffizienz ist die Claudicatio intermittens (Schaufensterkrankheit).**
2	**Folgen einer chronisch venösen Insuffizienz können Ödeme und ein Stauungsekzem an den Unterschenkeln sein.**
3	**Häufige Saunabesuche und warme Umschläge sind besonders geeignet.**
4	**Wichtig zur Behandlung ist eine konsequente Kompressionstherapie der Beine.**
5	**Typisch sind deutlich abgeschwächte Fußpulse.**
a	Nur die Aussagen 2 und 4 sind richtig.
b	Nur die Aussagen 2 und 5 sind richtig.
c	Nur die Aussagen 1, 2 und 3 sind richtig.
d	Nur die Aussagen 1, 3 und 5 sind richtig.
e	1 - 5, alle Aussagen sind richtig.
18.	**Einfachauswahl**
	Welche Aussage trifft zu? Ursache für die Lungenembolie sind in der Regel Thromben
a	aus der Pfortader.
b	aus dem linken Vorhof des Herzens.
c	aus den Beinvenen.
d	aus der Nierenarterie.
e	aus der Beckenarterie.
19.	**Aussagenkombination**
	Welche der folgenden Aussagen treffen zu? Als Ursache einer Hypotonie kann zugrunde liegen:
1	**Lungenembolie.**
2	**Morbus Addison.**
3	**Hyperthyreose.**
4	**lange Bettlägerigkeit.**

5	**Exsikkose.**
a	Nur die Aussagen 1 und 2 sind richtig.
b	Nur die Aussagen 1, 2 und 5 sind richtig.
c	Nur die Aussagen 2, 4 und 5 sind richtig.
d	Nur die Aussagen 1, 2, 4 und 5 sind richtig.
e	1 - 5, alle Aussagen sind richtig.

20.	**Mehrfachauswahl**
	Welche der folgenden Zuordnungen zwischen den aufgeführten Erkrankungen und den entsprechenden Symptomen treffen zu? Wählen Sie zwei Antworten!
a	Phlebothrombose - blaurote Extremität.
b	Extremitätenembolie - erwärmte untere Extremität mit tastbarem Fußpuls.
c	Beckenvenenthrombose - chronischer Brustschmerz mit verlangsamter Atmung.
d	Thrombophlebitis - Auftreten der klassischen Entzündungszeichen.
e	Lungenembolie - Schmerzen und Schwellung in der Leistengegend.

21.	**Einfachauswahl**
	Welche Aussage trifft zu? Unter physiologischen Bedingungen findet sich beim Menschen der größte Anteil des zirkulierenden Blutvolumens:
a	im Herzen.
b	in den Arterien.
c	in den Kapillaren.
d	in den Venen.
e	in der Milz.

22.	**Aussagenkombination**
	Welche der folgenden Erkrankungen und Symptome führen i.d.R. zu einer Tachykardie?
1	**Hohes Fieber.**
2	**Starke Aufregung.**
3	**Betablocker-Überdosierung.**
4	**Anämie.**
5	**Hypothyreose.**
a	Nur die Aussagen 1, 2 und 3 sind richtig.
b	Nur die Aussagen 1, 2 und 4 sind richtig.
c	Nur die Aussagen 2, 3 und 4 sind richtig.
d	Nur die Aussagen 1, 3, 4 und 5 sind richtig.
e	Alle Aussagen sind richtig.

Antworten zum Thema Kreislauf

Zu 1.	Siehe Kap. 6.1 → **150**.
Zu 2.	Siehe Abb. → **152**.
Zu 3.	Siehe Abb. → **154**.
Zu 4.	Die Venen, die das oberflächliche mit dem tiefen Venensystem verbinden. Es gibt an jedem Bein etwa 150 solcher Venen.
Zu 5.	Das Venensystem, als Hauptteil des Niederdrucksystems, das 85% des Blutvolumens enthält.
Zu 6.	**a:** optimaler Blutdruck: < 120 zu < 80; normaler Blutdruck: 120-129 zu 80-84; hoch-normaler Blutdruck: 130-139 zu 85-89. **b:** Blutdruck: Herzzeitvolumen, Blutvolumen, peripherer Widerstand; Strömungswiderstand: Durchmesser der Blutgefäße, Viskosität des Bluts.
Zu 7.	Arteriosklerose, Aortenisthmusstenose, Aortenaneurysma, (Takayaku-)-Arteriitis.
Zu 8.	An renalen (nierenbedingten) Hypertonus.
Zu 9.	Häufig gestellte Prüfungsfragen, hier bitte besonders ausführlich. Siehe Kap. 6.4.4.1 → **165**.
Zu 10.	**Thrombus:** (griech.: Klumpen, Pfropf) Verklumpung, meist Blutgerinnsel in Arterien oder Venen, die an der Entstehungsstelle das Blutgefäß verstopfen (oder sich lösen können und damit zu einem Embolus, s.u. werden). Thromben können überwiegend aus Fibrin, Erythrozyten, Thrombozyten bestehen. **Embolus:** Gefäßpfropf; plötzlicher, teilweise oder vollständiger Verschluss eines Blutgefäßes durch über die Blutbahn verschleppte Elemente, körperfremd oder körpereigen (Blutgerinnsel oder Thrombus, Tumorteile, Fruchtwasser, Luft, Fetttropfen). Häufigste Embolien sind die Lungenembolie (Thrombembolie aus den tiefen Beinvenen, siehe Kap. 7.12.16 → **216**) und Thrombembolien der Arterien des Gehirns (**Schlaganfall**: siehe **Band 2**, Kap. 3.6.6 → **112**). In Deutschland sterben jährlich ca. 25.000 Menschen an einer Embolie.
Zu 11.	**a:** Aortenaneurysma; **b:** wichtigste KO: Aneurysmatuptur - Schock - Tod; **c:** Wir behandeln gar nicht, der Patient muss in die Klinik, z.B. zum Legen eines Stents.
Zu 12.	Eine häufig gestellte Prüfungsfrage, hier also wieder besonders ausführlich. Zuerst ist die Definition von Bluthochdruck mit den entsprechenden Werten zu nennen, dann die Ursachen (Risikofaktoren der häufigsten, der essentiellen Hypertonie nicht mit den Ursachen der sekundären Hypertonie in einen Topf werfen!). Dann die Symptome und Komplikationen, dann die Therapie (mit der klaren Abgrenzung, wann Ihre Grenzen erreicht sind und Sie an (Not-)Arzt oder Klinik ver- bzw. überweisen (siehe Kap. 6.4.1 → **159**).
Zu 13.	Herz, Niere, Gehirn (siehe Kap. 6.4.1 → **159**).

Zu 14.	Am häufigsten wird eine hypertensive Krise ausgelöst, weil blutdrucksenkende Medikamente nicht wie verordnet eingenommen worden sind bzw. plötzlich abgesetzt wurden. Weitere mögliche Ursachen sind emotionale Erregungszustände, Angststörungen oder Panikattacken, seltenere Ursachen sind eine zunehmende Verengung der Nierenarterien oder akute Nierenerkrankungen.
Zu 15.	**a:** chronisch arterieller Verschluss; zur weiteren Abklärung können die Pulse seitenvergleichend getastet und die A. femoralis beidseits auskultiert werden. **b:** minderversorgte Haut und Gewebe, daher vermutlich atrophische Haut: dünn, durchscheinende Gefäße, pergamentartig (knitterig); **c:** vermutlich abgesenkt; **d:** Nachts sinkt Blutdruck, dadurch weitere Perfusionsminderung.
Zu 16.	Venöses Ulkus.
Zu 17.	Orthostatische Regulationsstörung.
Zu 18.	Druckverband; nach Aussetzen der Blutung normaler Verband, 4 Tage Badeverbot.
Zu 19.	Siehe → **176**.
Zu 20.	CVI entsteht v.a. als Komplikation bei Stamm- und Perforansvarikose und als postthrombotisches Syndrom mit Klappeninsuffizienz der tiefen Beinvenen. Durch den behinderten venösen Abfluss entstehen Ödeme im Unterschenkel- und Knöchelbereich, anfangs weich, verschwinden über nacht; später Gewebs- und Hautveränderungen und -verhärtungen (Indurationen); Varizen und sekundäre Varizen (Folge einer tiefen Klappeninsuffizienz), Haut- und Unterhautveränderungen: „Flecken aller Art" z.B. braune Pigmentation (durch verbliebenes Hämosiderin, ein Abbauprodukt des Häms), mit insuffizienter Durchblutung auch herabgesetzte Abwehr, damit Neigung zu Ekzemen und Entzündungen, z.B. durch Pilzbefall, Bakterien; daraus resultierend Narben. Gefürchtete Komplikation ist das Ulcus cruris: Geschwürbildung am Unterschenkel, bevorzugt an der Innenseite, vorwiegend in der Knöchelregion mit der Gefahr einer bakteriellen Infektion, die zu einem Erysipel führen kann.
Antworten auf die Multiple-Choice-Fragen	
Zu 1.	**Antwort a:** 4 und 5 sind richtig. Zu 1: Optimaler Blutdruck liegt systolisch < 120 mmHg, diastolisch < 80 mmHg; zu 2: Normale Manschette bei dickem Arm funktioniert eher wie ein Stauschlauch, es werden falsch hohe Werte gemessen; zu 3: Ablassgeschwindigkeit sollte 2-3 mmHg pro Sekunde sein.
Zu 2.	**Antwort e.** Zu a: Arterieller Verschluss löst keine plötzlich heftigen Schmerzen aus, Blässe (keine Zynose), (6 P bei arterieller Embolie); Patient würde außerdem nicht 2 Tage lang damit herumlaufen; zu b: Muskelfaserriss ist nicht auszuschließen, davon würde der Patient allerdings vermutlich berichten bzw. hätte sich sofort nach dem Trauma darum gekümmert, die Frage lautet außerdem „am ehesten"; zu c: Woher könnte bei einer Nervenreizung die Umfangdifferenz und die Zyanose stammen? Unpassend; zu d: Umfangdifferenz ja, aber die ziehenden Schmerzen seit 2 Tagen deuten eher auf eine Thrombose hin.

Zu 3.	**Antwort d:** 1, 2, 3 und 5 sind richtig. Zu 4: Hämophilie erhöht die Gefahr der Blutungsneigung, nicht die der Thrombose.
Zu 4.	**Antwort a, e.** Da beide Geschehen durch Belastung zu schweren Komplikationen führen können; zu b: Grenzwert-Hochdruck ist keine Kontraindikation für ein Belastungs-EKG; zu c: „Abgelaufene, nicht mehr aktive Myokarditis" hört sich recht rehabilitiert an; zu d: Mobilisation ist ein Teil der Therapie, Belastungs-EKG ist hier nicht kontraindiziert.
Zu 5.	**Antwort d.** Zu a: plötzlich heftige Schmerzen (6 P bei arterieller Extemitätenembolie); zu b: Woher soll die Flüssigkeit für ein Ödem kommen, wenn die Arterie verschlossen ist? Zu c: Dann fiele auch noch die Schwerkraft weg, günstig bei venösem Verschluss, da es den Abfluss begünstigt; bei arteriellem Verschluss muss die Extremität tief gelagert werden; zu e: Beschreibung passt eher zu venösem Verschluss, bei arteriellem Verschluss ist die Extremität blass (pale, 6P).
Zu 6.	**Antwort d, e.** Zu a: bei Aortenklappeninsuffizienz hohe Blutdruckamplitude, bei -stenose niedrige; zu b: Daumenseite; zu c: Halsvenenstau deutet auf **Rechts**herzinsuffizienz hin.
Zu 7.	**Antwort a, d.** Zu b: SSS-LLL stehen und sitzen sind schlecht, lieber laufen und liegen; zu c: Wärme sorgt für Vasodilatation (Gefäßerweiterung), die Varikosistherapie hat aber Kompression und damit Verengung zum Ziel; zu e: Kompressionsstrümpfe sind besonders bei Wärme, also im Sommer wichtig.
Zu 8.	**Antwort d.** Zu a: Beim Schellong-Test zur Feststellung von orthostatischer Hypotonie sind vor allem die Werte nach dem Aufstehen (da hier typischerweise Blutdruckabfall) ausschlaggebend; zu b: „Hypotoniker leben lang", da die Komplikationen der Hypertonie (Herz-, Nieren-, Hirn-, Gefäßschädigungen) nicht zu erwarten sind. Sofern keine schweren Beeinträchtigungen (z.B. Synkopen [Ohnmachtsanfälle]) auftreten, nicht unbedingt therapiebedürftig; zu c: bevorzugt bei älteren Patienten (v.a. mit Varikosis und CVI); Sportler trainieren Gefäße und Kreislauf); e: Sympathikusaktivierung sorgt für Tachykardie.
Zu 9.	**Antwort c:** 2, 3 und 5 sind richtig. Zu 1: Deutet eher auf Nervenschädigung hin, besonders das Symptom „in die Fußaußenkante ziehend"; zu 4: klassisches Gicht-Symptom, arterielle Verschlusskrankheit führt nicht zur Rötung und befällt keine Gelenke; zu 5: Richtig, schwärzliche Verfärbung durch Gangrän tritt nicht nur an Zehen und Fingern auf (siehe Lehrbuch "Der diagnostische Blick" [Schattauer-Verlag]: hier findet sich unter den Durchblutungsstörungen auch ein schwarzer Ellenbogen, bei relativ normaler Handfarbe).

Zu 10.	**Antwort c, d.** Zur Virchow-Trias der Thromboseentstehung gehören: Gefäßwandläsion, Viskosität des Bluts (Eindickung z.B. durch Zellvermehrung bei Polyzythämie [Antwort d]) und Strömungsverlangsamung z.B. durch Druck auf die Vena cava inferior (Niederdrucksystem) durch z.B. Schwangerschaft oder bei Tumoren des Bauchraums (Antwort c); diese Faktoren begünstigen **am ehesten** eine tiefe Beinvenenthrombose; zu a: Refluxkrankheit hat in diesem Fall gar nichts mit dem venösen System oder der Blutviskosität zu tun; zu b: Ein Lungenemphysem ist nicht ganz auszuschließen, ist aber aber nicht so wahrscheinlich wie Antwort c und d; zu e: bei Hyperthyreose läuft das gesamte System auf Hochtouren, kein begünstigender Faktor für eine Thrombose.
Zu 11.	**Antwort a, d.** Zu b: Unpaare Bauchorgane, so auch der Darm über die Mesenterialvene, liefern ihr Blut in die Pfortader zur Leber; zu c: Venen führen zum Herzen hin (Arterien führen weg); die Lungenvenen liefern sauerstoff**reiches** Blut zum Herzen; zu e: von außen über die Vv. perforantes nach innen.
Zu 12.	**Antwort b.** Die Faktoren, die zum Verschluss der Beinarterien führen (Hypercholesterinämie, Rauchen, Diabetes mellitus etc.) wirken auch auf alle anderen Blutgefäße, deshalb ist Antwort b richtig, Antwort a hingegen falsch; zu c: Nikotin zählt zu den Risikofaktoren für die Entstehung einer Arteriosklerose; zu d: Auch Diabetes mellitus zählt zu den Risikofaktoren; zu e: Zur Therapie zählt aktives, gezieltes Bewegungstraining.
Zu 13.	**Antwort c, e.** Zu a: In 80-90% der Fälle ist keine Ursache feststellbar (essentielle oder primäre Hypertonie); hier wurden lediglich bestimmte Risikofaktoren festgestellt; zu b: Es ist das **linke** Herz, das gegen den erhöhten Druck im arteriellen System des Körperkreislaufs arbeiten muss; zu d: falsch hohe Werte (siehe MC-Frage/Antwort Nr. 1).
Zu 14.	**Antwort a.** Zu b: Beim Pulsdefizit gibt es eine Differenz zwischen den am Herzen mit dem Stethoskop festgestellten Herzaktionen und dem peripher gemessenen Puls; zu c: **allein** sicher nicht; die Gefäßweite wird beeinflusst durch lokale Faktoren wie Sauerstoffgehalt und pH-Wert des Gewebes, Entzündungsmediatoren (z.B. Histamin), Gefäßwandverletzung; durch Hormone (z.B. Adrenalin, Angiotensin), durch das Nervensystem (vegetativ: Sympathikus, Parasympathikus, Kreislaufzentrum in der Medulla oblongata) und auch durch die Temperatur (siehe Kap. 6.2. → **155**); zu d: wenn zusätzliches Gewebe entsteht (z.B. bei Adipositas, Tumorbildung, Wundheilung), sind versorgende Blutgefäße notwendig; zu e: Gefäße ohne Kollateralen und Anastomosen werden als Endarterien bezeichnet.

Zu 15.	**Antwort a, d.** Zu b: Die Klappen befinden sich im Venensystem (in den Lymphgefäßen und am Herzen), nicht in den Arterien; zu c: Arterien führen Blut vom Herzen weg; im Lungenkreislauf ist dies der Truncus pulmonalis, der sauerstoffarmes Blut vom rechten Herzen zur Lunge befördert; zu e: Der Blutdruck kommt v.a. durch die Herzleistung, die Flüssigkeitsmenge und den peripheren Widerstand, bedingt u.a. durch die Gefäßweite, zustande.
Zu 16.	**Antwort d:** 1, 2, 3 und 4 sind richtig. Niederdrucksystem: Abschnitte des Blutkreislaufs, in denen der Blutdruck v. a. vom Blutvolumen abhängt und i.d.R. bei < 30 mmHg liegt; es besteht aus: Kapillarbett, Venen, rechtem Herz, Lungenkreislauf, linkem Vorhof und (in der Diastole) linkem Ventrikel; im Niederdrucksystem befindet sich infolge der hohen Volumendehnbarkeit der Gefäße (sog. Kapazitätsgefäße) ca. 85% des Blutvolumens (deshalb ist Aussage 5 falsch); im Gegensatz dazu besteht das Hochdrucksystem aus der linken Kammer in der Systole und den Arterien des Körperkreislaufs hin bis zum Kappillarbett.
Zu 17.	**Antwort a:** 2 und 4 sind richtig. Zu 1: Claudicatio intermittens deutet auf periphere **arterielle** Verschlusskrankheit (pAVK) hin; zu 3: Wärme führt zu Gefäßerweiterung, sie sollen jedoch straffer und enger werden; zu 5: Abgeschwächte Fußpulse entstehen durch **arterielle** Verschlüsse.
Zu 18.	**Antwort c.** Thromben, die sich lösen und zur Lungenembolie führen, kommen aus den tiefen Bein- (c) und Beckenvenen, nicht aus den Arterien (d und e) oder dem linken Vorhof (wo übrigens die meisten arteriellen Emboli herkommen); die Pfortader (a) kapillarisiert sich zunächst wieder in der Leber.
Zu 19.	**Antwort d:** 1, 2, 4 und 5 sind richtig. Zu 1: Richtig, eine Lungenembolie führt typischerweise zum Blutdruckabfall (es sitzt ja ein Stöpsel im Gefäßsystem, so dass das Herz nicht genug Nachschub bekommt); zu 2: Richtig, dem Patienten fehlt Kortison, das u.a. einen Blutdruckanstieg bewirken würde und Aldosteron, das mit Natrium auch Wasser, also Volumen im Körper zurückbehält; zu 3: Falsch, eine Hyperthyreose führt eher zu Bluthochdruck und tachykarden Arrhythmien; zu 4: Dem Patienten fehlt (Gefäß-)Training; zu 5: Dem Patienten fehlt Flüssigkeit(svolumen), ein Faktor für einen stabilen Blutdruck.
Zu 20.	**Antwort a, d.** Zu b: eine Embolie führt zu einer blassen Extremität (pale, 6P); zu c: Eine Beckenvenenthrombose führt zunächst zu Symptomen am Bein; falls sich ein Embolus löst und eine Lungenembolie entsteht, kommt es eher zu einem akuten Brustschmerz und nicht zu (e), Schmerzen und Schwellung in der Leistengegend.
Zu 21.	**Antwort d.** Ein Geschenk, spätestens nach Antwort 16.

Zu 22.	**Antwort b:** 1, 2 und 4 sind richtig. Zu 3: Betablocker dämpfen die Herzaktion, bei Überdosierung dämpfen sie stärker, was zu einer Brady-, nicht Tachykardie führt; zu 5: Hypothyreose führt zu Bradykardie, Hyperthyreose zu Tachykardie.

Fragen zum Thema Atmungssystem

1.	**Was sind die wichtigsten Atemmuskeln?**
2.	**Was zählt zur Atemhilfsmuskulatur?**
3.	**Was ist eine normale Atemfrequenz?**
4.	**Woraus setzt sich die Totalkapazität der Lunge zusammen?**
5.	**Was verursacht inspiratorischen, was expiratorischen Stridor?**
6.	**Welche Erkrankungen führen zu Klopfschalldämpfung, welche zu hypersonorem Klopfschall?**
7.	**Übersetzen Sie die folgenden Begriffe:**
a	Pharyngitis.
b	Laryngitis.
c	Bronchiektasen.
d	Atelektasen.
e	Pneumonie.
8.	**Was sind die Unterschiede zwischen typischer und atypischer Pneumonie?**
9.	**Welche Erkrankungen können ein Cor pulmonale zur Folge haben?**
10.	**Was wissen Sie über Lungenfibrose?**
11.	**Was ist eine Sarkoidose?**
12.	**Was wissen Sie über Lungenemphysem?**
13.	**Was kann einen Asthma bronchiale Anfall auslösen?**
14.	**Wird eine akute Bronchitis häufiger durch Viren oder durch Bakterien ausgelöst?**
15 a.	**Was sind Bronchiektasen?**
15 b.	**Was ist das signifikanteste Symptom?**
16.	**Worauf deuten Schmerzen nur bei tiefer Inspiration?**

17.	**Eine Mutter zeigt Ihnen Ihr 2-jähriges Kind. Und berichtet dass es öfters Pneumonien und Bronchitiden gehabt habe. Es ist untergewichtig und quengelig. Sein Stuhlgang sei breiig und fettig glänzend. Welche Erkrankung vermuten Sie? Was wissen Sie noch über diese Erkrankung?**
18.	**Sie werden notfallmäßig von einem 48-jährigen Nachbarn bestellt. Er ist blaß, zyanotisch, sitzt aufrecht im Bett und atmet sichtlich schwer. Das Geschehen ist plötzlich, ohne Vorboten aufgetreten. Er hat starke atemabhängige Schmerzen in der Brust.**
a	Welche Erkrankung vermuten Sie?
b	Was tun Sie?
19.	**Welche Ursache kommen für Kussmaul-Atmung bei einem Bewusstlosen in Betracht?**
20.	**Ein 53-jähriger Patient mit schlechtem Allgemeinzustand berichtet über chronischen, in letzter Zeit blutigen Husten. Welche Erkrankungen kommen in Betracht?**
	Multiple-Choice-Fragen
1.	**Einfachauswahl**
	Ihnen wird ein bisher gesundes, fieberfreies Kleinkind vorgestellt. Die Eltern berichten über plötzlich aufgetretenen Husten und Zeichen der Atemnot. Welche Diagnose ist am wahrscheinlichsten?
a	Asthma bronchiale.
b	Tuberkulose.
c	Fremdkörperaspiration.
d	Tumor der Lunge.
c	Pneumonie.
2.	**Aussagenkombination**
	Welche der folgenden Aussagen treffen zu? Als Ursachen für einen Pleuraerguss können Sie folgende Erkrankungen in Betracht ziehen:
1	**Pneumonie.**
2	**Pankreatitis.**
3	**nephrotisches Syndrom.**
4	**Bronchialkarzinom.**
5	**Lungenembolie.**
a	Nur die Aussagen 1 und 5 sind richtig.
b	Nur die Aussagen 2 und 3 sind richtig.
c	Nur die Aussagen 3, 4 und 5 sind richtig.
d	Nur die Aussagen 1, 2, 3 und 4 sind richtig.
e	Alle Aussagen sind richtig.

3.	**Mehrfachauswahl**
	Welche der folgenden Aussagen zum Asthma bronchiale treffen zu? Wählen Sie zwei Antworten!
a	Auslösende Ursachen eines akuten Asthmaanfalls können Medikamente wie ASS (Acetylsalicylsäure) oder Betablocker sein.
b	Bei der Auskultation eines Patienten mit einem Asthmaanfall sind feuchte Rasselgeräusche charakteristisch.
c	Bei Asthmatikern findet sich eine unspezifische bronchiale Hyperaktivität (hyperreaktives Bronchialsystem).
d	Das Asthma bronchiale ist ein wichtiges geriatrisches Krankheitsbild, da die Inzidenz (Neuerkrankung) vor allem bei über 65-jährigen Menschen erhöht ist.
e	Beim Asthmaanfall ist der Atemwegswiderstand vermindert.
4.	**Einfachauswahl**
	Welche Aussage zur Thoraxperkussion trifft zu?
a	Die dorsalen unteren Lungengrenzen verlaufen in Höhe des 8. Brustwirbelkörpers (BWK).
b	Ein sonorer Klopfschall ist typisch für eine Pneumonie oder Pleuraschwarte.
c	Der Perkussionsschall durchdringt den gesamten Thorax.
d	Ein hypersonorer Klopfschall ist typisch für ein Lungenemphysem.
e	Bei einer gesunden Lunge ist der Klopfschall gedämpft.
5.	**Aussagenkombination**
	Welche der folgenden Aussagen treffen zu? Ursachen für ein Lungenödem können sein:
1	**akutes Nierenversagen.**
2	**chronische Linksherzinsuffizienz.**
3	**Eiweißmangel bei Hungerzuständen.**
4	**Reizgasinhalation.**
5	**Hypotonie.**
a	Nur die Aussagen 1 und 2 sind richtig.
b	Nur die Aussagen 1, 2 und 5 sind richtig.
c	Nur die Aussagen 1, 2, 3 und 4 sind richtig.
d	Nur die Aussagen 1, 3, 4 und 5 sind richtig.
e	Nur die Aussagen 2, 3, 4 und 5 sind richtig.
6.	**Einfachauswahl**
	Um welches Krankheitsbild handelt es sich bei einem 2-jährigen Kind mit inspiratorischem Stridor am ehesten?
a	Kehlkopfmissbildung.
b	Choanalatresie (angeborener Verschluss der hinteren Nasenöffnung).
c	Laryngitis subglottica (Pseudokrupp).

d	Akute Bronchitis.
e	Asthma Bronchiale.
7.	**Mehrfachauswahl**
	Welche der folgenden Aussagen für das Lungenemphysem treffen zu? Wählen Sie zwei Antworten!
a	Das Lungenemphysem ist durch irreversible Erweiterung der Alveolen gekennzeichnet.
b	Das Lungenemphysem bildet sich nach erfolgreicher Asthma-Behandlung wieder zurück.
c	Das Lungenemphysem kann zur Linksherzbelastung führen.
d	Das Lungenemphysem kann zur Rechtsherzbelastung führen.
e	Das Lungenemphysem hat eine günstige Prognose.
8.	**Mehrfachauswahl**
	Welche der folgenden Symptome sprechen bei einem Asthmaanfall für einen lebensbedrohlichen Zustand? Wählen Sie zwei Antworten!
a	Atemfrequenz > 35/min.
b	Herzfrequenz > 140/min.
c	Sauerstoffsättigung > 98%.
d	Sprechen normal.
e	Blutdruck 125/85 mmHg.
9.	**Aussagenkombination**
	Welche der folgenden Aussagen zu Perkussion und Klopfschallqualität trifft (treffen) zu?
1	**Gedämpfter Klopfschall ist typisch für einen Pleuraerguss.**
2	**Gedämpfter Klopfschall ist typisch für einen Pneumothorax.**
3	**Hypersonorer Klopfschall ist typisch für eine Lungenfibrose.**
4	**Sonorer Klopfschall ist als Normalbefund anzusehen.**
5	**Tympanitischer Klopfschall ist typisch über gasgefüllten Darmschlingen.**
a	Nur die Aussage 1 ist richtig.
b	Nur die Aussagen 2, und 4 sind richtig.
c	Nur die Aussagen 1, 4 und 5 sind richtig.
d	Nur die Aussagen 2, 3 und 5 sind richtig.
e	1 - 5, alle Aussagen sind richtig.

10.	**Einfachauswahl**
	Ein bisher gesunder 10-jähriger Junge spielt Fußball. Plötzlich hat er, ohne erkennbaren Anlass, heftige Schmerzen in der rechten Brustseite. Er hustet und wird leicht zyanotisch. Fieber besteht nicht. Es handelt sich am ehesten um ein/e/en:
a	Fremdkörperaspiration.
b	Lungenödem.
c	akuten Asthmaanfall.
d	eingeklemmte Hiatushernie.
e	Spontanpneumothorax.
11.	**Aussagenkombination**
	Welche der folgenden Aussagen zum Lungenödem treffen zu?
1	**Atemnot, Husten und schaumiger Auswurf sind typische Symptome.**
2	**Auslöser eines Lungenödems kann ein Myokardinfarkt sein.**
3	**Bei einer Hypovolämie besteht ein erhöhtes Risiko für ein Lungenödem.**
4	**Bakterielle oder virale Infekte können zu einer Erhöhung der Gefäßpermeabilität in der Lunge führen.**
5	**Die günstigste Lagerung für einen Patienten mit Lungenödem besteht in einer Hochstellung des Oberkörpers und Tieflagerung der Beine.**
a	Nur die Aussagen 1, 2, 3 und 4 sind richtig.
b	Nur die Aussagen 1, 2, 3 und 5 sind richtig.
c	Nur die Aussagen 1, 2, 4 und 5 sind richtig.
d	Nur die Aussagen 1, 3, 4 und 5 sind richtig.
e	Nur die Aussagen 2, 3, 4 und 5 sind richtig.
12.	**Einfachauswahl**
	Welche Aussage zur Atmung trifft zu?
a	Die normale Atemfrequenz eines Erwachsenen in Ruhe liegt bei 20-25 Atemzügen pro Minute.
b	Unter einer Kussmaul-Atmung versteht man ein periodisches An- und Abschwellen der Atmung mit kurzen Pausen.
c	Eine Schnappatmung ist bei einem kurzzeitigen Aufenthalt in großer Höhe normal.
d	Bei einer Hyperventilationstetanie kommt es zu einer Abnahme des ionisierten Kalziums.
e	Eine Cheyne-Stokes-Atmung tritt bei metabolischer Azidose im Rahmen eines diabetischen Komas auf.
13.	**Einfachauswahl**
	Welche Aussage zur Tuberkulose trifft zu?

a	Menschen in hohem Lebensalter (> 60 Jahre) erkranken seltener an Tuberkulose.
b	Die Erkrankung spielt in der heutigen Zeit kaum mehr eine Rolle.
c	Bei Abwehrschwäche kann es zu einer Reaktivierung lebender Tuberkuloseerreger und damit zur Erkrankung kommen.
d	Tuberkulose ist eine ansteckende Viruserkrankung.
e	Eine 6-wöchige Therapie ist meist ausreichend.

14.	**Einfachauswahl**
	Welche Aussage trifft zu? Welche Symptome sind bei einem Patienten mit obstruktivem Schlafapnoesyndrom zu erwarten?
a	Apnoe von mindestens 3 Minuten bis 5 Minuten.
b	Einschlafstörungen.
c	Tagesmüdigkeit, Einschlafneigung am Tag.
d	Extremer Speichelfluss am Morgen.
e	Starkes Kältegefühl, d.h. Patient hat ständig kalte Füße, besonders auch nachts.

15.	**Einfachauswahl**
	Welche Aussage zu einer Lungenentzündung (Pneumonie) trifft zu?
a	Bei fehlendem Fieber kann eine Pneumonie ausgeschlossen werden.
b	Die Infektion erfolgt meist als Schmierinfektion.
c	Die atypischen Pneumonien verlaufen in der Regel mit hohem Fieber.
d	Dank antibiotischer Therapie spielen Pneumonien als Todesursache keine Rolle mehr.
e	Erreger einer Lobärpneumonie sind vorwiegend Bakterien.

16.	**Aussagenkombination**
	Sie werden aus Ihrer Praxis zu Ihrem Nachbarn mit Atemnot gerufen. Sie diagnostizieren ein Asthma bronchiale. Welche der folgenden Maßnahmen führen Sie als Erstmaßnahmen durch?
1	**Sie bringen den Patienten in sitzende Lagerung.**
2	**Sie bleiben bei ihm und versuchen beruhigend auf ihn einzuwirken.**
3	**Sie dunkeln das Fenster ab, damit ihr Nachbar ruhiger wird und schlafen kann.**
4	**Sie entfernen beengende Kleidung.**
5	**Sie lassen Ihren Nachbarn alleine, damit er zur Ruhe kommt.**
a	Nur die Aussagen 1 und 2 sind richtig.
b	Nur die Aussagen 2 und 3 sind richtig.
c	Nur die Aussagen 1, 2 und 4 sind richtig.
d	Nur die Aussagen 1, 4 und 5 sind richtig.
e	1 - 5, alle Aussagen sind richtig.

17.	**Einfachauswahl**
	Bei einem Patienten bestehen Dyspnoe, Orthopnoe, Zyanose, ferner bei der Auskultation grobblasige feuchte Rasselgeräusche. Der Befund spricht am ehesten für:
a	ein Lungenödem.
b	einen Pneumothorax.
c	einen Asthmaanfall.
d	ein Lungenemphysem.
e	eine Atelektase.
18.	**Einfachauswahl**
	Bei einem Patienten besteht ein Fassthorax, ferner bei der Auskultation ein allgemein abgeschwächtes Atemgeräusch, bei der Perkussion ein hypersonorer Klopfschall. Der Befund spricht am ehesten für
a	ein Lungenödem.
b	eine Pneumonie.
c	einen Asthmaanfall.
d	ein Lungenemphysem.
e	eine Atelektase.
19.	**Einfachauswahl**
	Welche Aussage trifft zu? Eines der wesentlichen Kennzeichen einer COPD (chronisch obstruktiven Lungenkrankheit) ist:
a	Beginn in frühem Lebensalter.
b	Sauerstoffmangel durch behinderte Einatmung.
c	Allergien in der Vorgeschichte.
d	eine Linksherzinsuffizienz.
e	gesteigerte Sputumproduktion (Auswurf).
20.	**Einfachauswahl**
	Welche Aussage zum Keuchhusten trifft zu?
a	Keuchhusten ist eine Virusinfektion.
b	Keuchhusten tritt nur bei Kindern auf.
c	Eine Erkrankung an Keuchhusten ist für Säuglinge häufig lebensbedrohlich.
d	Eine Impfung schützt lebenslang.
e	Die Erkrankung dauert unbehandelt insgesamt vier Wochen.
21.	**Aussagenkombination**
	Welche der folgenden Aussagen treffen zu? Manche Auslöser eines Asthmaanfalls sind:
1	**Hyperthyreose.**
2	**bestimmte Medikamente.**

3	**körperliche Anstrengung.**
4	**kalte Luft.**
5	**Virusinfekte.**
a	Nur die Aussagen 4 und 5 sind richtig.
b	Nur die Aussagen 1, 2 und 3 sind richtig.
c	Nur die Aussagen 2, 3 und 4 sind richtig.
d	Nur die Aussagen 1, 2, 3 und 4 sind richtig.
e	Nur die Aussagen 2, 3, 4 und 5 sind richtig.
22.	**Mehrfachauswahl**
	Welche der folgenden Aussagen zu den Bronchien treffen zu? Wählen Sie zwei Antworten!
a	Fremdkörper gelangen vor allem in den linken Hauptbronchus.
b	Die Schleimhaut der Hauptbronchien ist mit Flimmerepithel und schleimbildenden Becherzellen ausgekleidet.
c	Die letzte Verzweigung des Bronchialbaumes sind die Alveolen (Lungenbläschen).
d	Der Gasaustausch (Blut-Luft-Schranke) findet in den Segmentbronchien statt.
e	Knorpeleinlagerungen in den Alveolen verhindern, dass diese beim Ausatmen kollabieren.
23.	**Aussagenkombination**
	Welche der genannten Symptome ist (sind) typisch für Asthma bronchiale?
1	**Quälender Hustenreiz.**
2	**Erhöhung der Vitalkapazität.**
3	**Verlängerte und erschwerte Ausatmungsphase.**
4	**Zähes Sputum.**
5	**Erweiterung der Bronchien bei körperlicher Belastung.**
a	Nur die Aussage 2 ist richtig.
b	Nur die Aussagen 1, 2 und 3 sind richtig.
c	Nur die Aussagen 1, 3 und 4 sind richtig.
d	Nur die Aussagen 1, 2, 3 und 4 sind richtig.
e	1 - 5, alle Aussage sind richtig.
24.	**Aussagenkombination**
	Welche der folgenden Aussagen zu den oberen Luftwegen bzw. Ohren sind richtig?
1	**Das Nasenseptum (Nasenscheidewand) besteht aus einem knöchernen und einem knorpeligen Anteil.**
2	**Die Eustachische Röhre (Ohrtrompete) stellt eine Verbindung vom Innenohr zum Mittelohr dar.**

3	**Von den Seitenwänden der Nase ragen Nasenmuscheln in das Naseninnere.**
4	**Im Bereich der oberen Nasenmuscheln befinden sich die Riechzellen.**
5	**Vergrößerungen der Rachenmandeln führen häufig zu Mittelohrentzündungen.**
a	Nur die Aussagen 1 und 2 sind richtig.
b	Nur die Aussagen 1 und 3 sind richtig.
c	Nur die Aussagen 4 und 5 sind richtig.
d	Nur die Aussagen 1, 3, 4 und 5 sind richtig.
e	1 - 5, alle Aussagen sind richtig.
25.	**Einfachauswahl**
	Bei einem Kindergeburtstag bläst ein Vater einen Gummiball auf. Im Anschluss wird er zunehmend dyspnoisch, zyanotisch und unruhig. Sie beobachten eine zunehmende Verdickung der Halsvenen, eine Thoraxseite schleppt sich nach. Sie stellen eine Tachykardie fest. Welche ist die wahrscheinlichste Diagnose?
a	Herzinfarkt.
b	Lungeninfarkt.
c	Interkostalneuralgie.
d	Spannungspneumothorax.
e	Rupturiertes Aortenaneurysma.
26.	**Einfachauswahl**
	Welche Aussage trifft zu? Sie stellen bei der Untersuchung eines 70-jährigen Patienten im Bereich der unteren Lungenabschnitte beidseits eine Dämpfung des Klopfschalls und feuchte Rasselgeräusche fest. Welche der genannten Diagnosen trifft am ehesten zu?
a	Kardiale Stauung.
b	Pneumothorax.
c	Lungenemphysem.
d	Atelektase.
e	Lungenembolie.
27.	**Einfachauswahl**
	Welche Aussage zur Lunge und Atmung trifft zu?
a	Der Gasaustausch (O_2/CO_2) in den Lungen findet in den Alveolen statt.
b	Die Atemtätigkeit beim Gesunden wird gesteigert bei erniedrigtem CO_2-Gehalt der Atemluft.
c	Die Differenz des Sauerstoffgehalts zwischen Aus- und Einatemluft liegt bei 40%.

d	Im Pleuraspalt zwischen Rippenfell und Lungenfell befinden sich beim gesunden Erwachsenen etwa 500 ml Flüssigkeit.
e	Die wichtigsten Atemmuskeln sind der große und der kleine Brustmuskel.
28.	**Einfachauswahl**
	Welche Aussage zum Asthma bronchiale trifft zu?
a	Beim Asthmatiker ist vor allem die Einatmung behindert.
b	Die Obstruktion ist durch die Entzündung des Kehlkopfs bedingt.
c	Ein leiser werdendes Atemgeräusch zeigt den Eintritt der Besserung des Asthmaanfalls an.
d	Ein Asthmatiker sollte bei Fieber keine Acetylsalicylsäure (z.B. Aspirin ®) einnehmen.
e	Sportliche Betätigung führt bei Kindern niemals zu einer Verschlimmerung des Asthma bronchiale.
29.	**Einfachauswahl**
	Welche Aussage zur Tuberkulose trifft zu?
a	Ein negativer Tuberkulintest schließt die Erkrankung mit Sicherheit aus.
b	Der Primärkomplex ist die Reaktion auf eine Inhalation von Tuberkelbakterien in den Alveolarraum im Rahmen einer Primärinfektion.
c	Säuglinge und Kleinkinder erkranken nicht.
d	Die medikamentöse Behandlung der Tuberkulose soll über maximal 8 Wochen durchgeführt werden.
e	Die Tuberkulose befällt nur Lunge, Lymphknoten und Knochen.
30.	**Mehrfachauswahl**
	Welche der folgenden Aussagen zur Lungenentzündung treffen zu? Wählen Sie zwei Antworten!
a	Nosokomiale Pneumonien sind Pneumonien, die im Krankenhaus erworben wurden.
b	Bei einer Pleuropneumonie ist auch das Rippenfell entzündet.
c	Atypische Lungenentzündungen werden meist durch Streptokokken und Staphylokokken verursacht.
d	Bei einer Bronchopneumonie ist ein ganzer Lungenlappen betroffen.
e	Typisch für eine bakterielle Pneumonie ist die Lymphozytose im Blutbild.

Antworten zum Thema Atmungssystem

Zu 1.	Die wichtigsten Atemmuskeln sind das Zwerchfell und die Interkostalmuskulatur.
Zu 2.	Siehe Kap. 7.10.4 → 187.
Zu 3.	12-16/min.

Zu 4.	Siehe Kap. 7.10.5 → **188**.
Zu 5.	Inspiratorischer Stridor entsteht bei Verengung der oberen Atemwege, v.a. am Kehlkopf, z.B. durch Epiglottitis, Pseudokrupp; bei Pertussis oder Krupp-Husten (Kehlkopf-Diphterie); expiratorischer Stridor ist typisch bei obstruktiven Lungenerkrankungen, insbesondere Asthma bronchiale (und Bronchitis).
Zu 6.	Siehe Kap. 7.11.4 → **192**.
Zu 7.	a. Rachenentzündung; b.Kehlkopfentzündung; c. irreversible Ausweitungen der Bronchien; d.nicht belüfteter, kollabierter Lungenabschnitt; e. Lungenentzündung.
Zu 8.	Siehe Kap. 7.12.11 → **207**.
Zu 9.	Lungenfibrose, COPD bis Lungenemphysem.
Zu 10.	Siehe Kap. 7.12.13 → **209**.
Zu 11.	Siehe Kap. 7.12.13.4 → **211**.
Zu 12.	Siehe Kap. 7.12.8 → **203**.
Zu 13.	Allergenkontakt, körperliche Anstrengung, Kälte, Infektionen, Staubexposition, siehe Kap. 7.12.7 → **201**).
Zu 14.	Durch Viren.
Zu 15.	**a:** Irreversible Erweiterungen der Bronchien, die mit einer Zerstörung der normalen Bronchusarchitektur einhergehen. **b:** Maulvolle Expektorationen mit dreichschichtigem Sputum.
Zu 16.	Pleuritis (auch Begleitpleuritis bei Pankreatitis).
Zu 17.	Mukoviszidose, siehe Kap. 7.12.14 → **212**.
Zu 18.	**a:** Lungenembolie; **b:** Notarzt rufen, Patient mit erhöhtem Oberkörper lagern, Verweilkanüle legen (keine i.m.-Injektion wegen folgender Lyse), Patienten beruhigen (sedieren), Schmerzbekämpfung, evtl. Beatmung; klinisch wird Heparin (oder andere Fibrinolytika) gegeben bzw. der Embolus über Katheter entfernt.
Zu 19.	Metabolische Azidose durch Diabetes mellitus oder Urämie.
Zu 20.	Bei jeder Blutung aus einer Körperöffnung (die nicht physiologisch ist): Verdacht auf Krebs oder Tuberkulose, möglicherweise Bronchiektasen. Weitere Ursachen für Haemoptoe hätten eine andere Krankheitsgeschichte, z.B. Lungenembolie, Mukoviszidose, Legionellose, Lungenriss, Hämophilie, Herzinsuffizienz.
	Antworten auf die Multiple-Choice-Fragen
Zu 1.	**Antwort c.** Zu a: Wäre die zweitwahrscheinlichste Lösung, aber die Beschreibung hört sich akuter an; zu b: Tuberkulose ist eher durch chronischen Husten, einen langsameren Verlauf, Temperaturerhöhung gekennzeichnet und der Patient sieht wahrscheinlich nicht gesund aus („Schwindsucht"); zu d: Ein Tumor in diesem Alter wäre ungewöhnlich und führt außerdem nicht zu plötzlicher Atemnot; zu e: Eine Pneumonie mit plötzlichem Husten und Atemnot würde wahrscheinlich mit Fieber einhergehen.

Zu 2.	**Antwort e.** Alle Aussagen sind richtig. Zu 2: Eine Pankreatitis kann das Zwerchfell „durchwandern" und so zu einer Pleuritis mit Pleuraerguss und Perikarditis führen; zu 3: Bei Urämie reichert sich Flüssigkeit mit harnpflilchtigen Substanzen im Organismus an und gelangt auch zwischen seröse Blätter wie Pleura und Perikard.
Zu 3.	**Antwort a, c.** Zu b: Pfeifen, Giemen, Brummen, trockene Rasselgeräusche und kontinuierliche Nebengeräusche passen zu Asthma bronchiale, feuchte Rasselgeräusche eher zu Pneumonie oder Lungenödem; zu d: Es sind mehr Kinder als Erwachsene betroffen; zu e: Der Widerstand ist erhöht, der Patient bekommt kaum Luft.
Zu 4.	**Antwort d**. Zu a: etwa auf Höhe des 11. BWK; zu b: Hier ist Klopfschalldämpfung typisch; zu c: Die Perkussion reicht nur einige Zentimeter tief, bei Adipösen ist sich nicht besonders aussagekräftig; Geschehen in der Tiefe, z.B. eine Bronchopneumonie werden nicht sicher erfasst; zu e: Über der gesunden Lunge ist bei Perkussion sonorer Klopfschall zu hören.
Zu 5.	**Antwort c:** 1, 2, 3 und 4 sind richtig. Zu 1: Richtig, ANV ist durch die anurische Phase gekennzeichnet; Flüssigkeit verbleibt im Körper und erhöht den hydrostatischen Druck in den Gefäßen, führt überall zur Ödembildung, auch in der Lunge; zu 2: richtig, sogar klassisch; zu 3: Richtig, da Eiweiß der wichtigste Faktor für die Osmose darstellt (Flüssigkeit wird aus dem Gewebe zurück in die Gefäße „gesaugt"; zu 4: Richtig, Reizgas könnte reizen (entzündlich wirken), mit Ödembildung als Entzündungszeichen; zu 5: Falsch, Hypotonie führt nicht zu einem Lungenödem.
Zu 6.	**Antwort c.** Inspiratorischer Stridor deutet auf den Kehlkopf, expiratorischer Stridor auf die Bronchien hin (wie in d und e); a und b würden nicht erst bei einem 2-jährigen Kind auftreten und die Frage war nach „am ehesten".
Zu 7.	**Antwort a, d.** Zu b: Ein Lungenemphysem ist irreversibel; zu c: kann zu **Rechts**herzbelastung führen; zu e: (siehe b), außerdem funktioniert die Lunge und damit die Sauerstoffversorgung schlechter und die Lunge ist infektanfälliger.
Zu 8.	**Antwort a, b.** Zu c: sehr gute Sättigung; zu d: ist in keinster Weise ein Hinweis auf einen lebensbedrohlichen Zustand; zu e: Der Blutdruck ist normal, also nicht lebensbedrohlich; zu a: Die normale Atemfrequenz liegt zwischen 12 bis 16 Atemzügen in der Minute; zu b: Der Puls liegt normal bei 70, beides ist verdoppelt!
Zu 9.	**Antwort c.** 1, 4 und 5 sind richtig. Zu 2: Hypersonorer Klopfschall ist typisch; zu 3: Gedämpfter Klopfschall ist typisch.

Zu 10.	**Antwort e.** Klassische Frage: Wahrscheinlich ist der Junge schlank. Die Frage ist wieder nach der wahrscheinlichsten Ursache ausgerichtet. Zu a: Wo soll der Fremdkörper plötzlich herkommen? Außerdem würde dieser eher am Kehlkopf Schwierigkeiten machen, nicht in der rechten Brusthälfte; zu b: Wie soll das so plötzlich entstehen? Durch einen Herzinfarkt oder eine Pneumonie? Das ist eher unwahrscheinlich; zu c: Asthma führt nicht zu heftigen Schmerzen in einer Brustseite; zu d: Eine eingeklemmte Hiatushernie tritt eher in höherem Alter auf.
Zu 11.	**Antwort c:** 1, 2, 4 und 5 sind richtig. Zu 3: Falls zu wenig Flüssigkeit vorhanden ist (Hypovolämie: wenig Volumen), woher soll sie dann in die Lunge gelangen?
Zu 12.	**Antwort d.** Zu a: 12-16; zu b: Kussmaul-Atmung: verstärkte, vertiefte Atmung ohne Pausen (beschrieben ist Cheyne-Stokes-Atmung); zu c: Bei Menschen ist Schnappatmung eine lebensbedrohliche Atemstörung, die oft dem Atemstillstand vorausgeht; zu e: Nein, da tritt die Kussmaul-Atmung auf.
Zu 13.	**Antwort c.** Zu a: Tbc tritt bei Abwehrschwäche auf, die nimmt im Alter eher zu; zu B: Tbc ist die Infektionskrankheit, die weltweit die meisten Todesopfer fordert! Zu d: Mycobacterium tuberculosis ist ein Bakterium; zu e: Die Standardtherapie dauert 6 Monate (sie startet in den ersten 2 Monaten mit einer Kombination aus verschiedenen Antituberkulotika: Isoniazid, Rifampicin, Pyrazinamid und Ethambutol).
Zu 14.	**Antwort c.** Zu a: Aussetzer von über 10 Sekunden würden genügen (3-5 Minuten sind hingegen zu lang!); zu b: Patient hat eher Schwierigkeiten, wach zu bleiben; zu d und e: Sie zählen nicht zu den Symptomen des SAPS (siehe Kap. 7.12.26 → **227**).
Zu 15.	**Antwort e.** Zu a: Die meisten Pneumonien verlaufen „atypisch", d.h. auch ohne Fieber; zu b: meist als Tröpfcheninfektion; zu c: nicht häufig (siehe a), oft ohne imponierende Symptome; zu d: Leider doch, 10% der Menschen in den Industrieländern sterben an Lungenerkrankungen, die 3 häufigsten Ursachen sind: Bronchialkarzinom, Pneumonie und COPD (Tendenz steigend).
Zu 16.	**Antwort c:** 1, 2 und 4 sind richtig. Zu 3: Der Patient hat Atemnot, er denkt jetzt nicht an Schlaf, er will atmen; zu 5: Noch schlimmer, der Patient muss beobachtet werden, um einen lebensbedrohlichen Status asthmaticus zu erkennen.
Zu 17.	**Antwort a:** Feuchte Rasselgeräusche deuten am ehesten auf ein Lungenödem oder eine (typische Lobär-)Pneumonie hin; zu b: keine Atemgeräusche; zu c: trockene Rasselgeräusche; zu d: überblähte Lunge, gar keine Rasselgeräusche; zu e: nicht belüfteter Lungenbereich, gar keine Rasselgeräusche.

Zu 18.	**Antwort d.** Zu a: Lungenödem: Klopfschalldämpfung; zu b: Pneumonie: normaler bis gedämpfter Klopfschall; zu c: Ein Asthmaanfall führt auch zu hypersonorem Klopfschall, aber da wäre eine andere Problematik beschrieben, z.B. akute Atemnot; zu e: Ein zusammengefallener, nicht belüfteter Lungenbereich führt zu Klopfschalldämpfung.
Zu 19.	**Antwort e.** Zu a: oft Folge von jahrelangem Rauchen, untypisch in jüngeren Jahren; zu b: Probleme mit den Bronchien (Bronchitis, Asthma bronchiale) behindern die Ausatmung; zu c: Beschreibung passt zu Asthma bronchiale; zu d: Chronische Lungenerkrankungen können zu **Rechts**herzinsuffizienz führen.
Zu 20.	**Antwort c.** Zu a: Bordetella pertussis ist ein Bakterium; zu b: Ist schon eine typische Kinderkrankheit, aber nicht nur bei Kindern! Zu c: Richtig, das Toxin des Bakteriums sorgt bei Säuglingen zu Atemaussetzern; zu d: STIKO-Empfehlung: Standard für Kinder ab 2 Monaten, Auffrischung mit 5 bis 6 Jahren und zwischen dem 9. und 17. Lebensjahr. Außerdem alle Erwachsenen, vor allem bei möglichem Kontakt zu Neugeborenen und Säuglingen (Paare mit Kinderwunsch, werdende Eltern und Großeltern etc.); zu e: Es dauert ja schon 1-2 Wochen bevor der typische Husten (für 3-6 Wochen!) auftritt, danach tritt das Stadium decrementi für 2-6 Wochen auf.
Zu 21.	**Antwort e:** 2, 3, 4 und 5 sind richtig. Zu 1: Zum Krankheitsbild der Hyperthyreose zählt nicht das Asthma; zu 2: Richtig, z.B. verengen Betablocker die Bronchien).
Zu 22.	**Antwort b, c.** Zu a: ... in den rechten Bronchus, da er steiler ist und ein größeres Lumen besitzt (links benötigt das Herz mehr Platz); zu d: Gasaustausch nur in den Alveolen (Segmentbronchien haben noch zu viele Schichten); zu e: Knorpeleinlagerungen finden sich bis zu den kleinen Bronchien, die Alveolen kollabieren nicht u.a. wegen des Surfactant.
Zu 23.	**Antwort c:** 1, 3 und 4 sind richtig. Zu 2: Die Vitalkapazität (das Volumen der Luft, die bewegt werden kann) ist bei Asthma eingeschränkt, nicht erhöht; zu 5: Es kommt zu einer Verengung der Bronchien (durch 3 S: Spasmus, Schwellung, Schleim).
Zu 24.	**Antwort d:** 1, 3, 4 und 5 sind richtig. Zu 2: Die Eustachische Röhre verbindet Mittelohr mit Rachenraum.
Zu 25.	**Antwort d.** Akute Geschehen wie Herzinfarkt (a), Lungenifarkt (b), rupturiertes Aortenaneurysma (e) wären ebenfalls möglich, allerdings würden sie nicht zu einem Nachschleppen der Thoraxseite führen. Zu c: Eine Interkostalneuralgie tritt nicht so abrupt auf, ein Nachschleppen wäre zwar möglich, eine Tachykardie würde sich jedoch höchstens aus Angst einstellen.

Zu 26	**Antwort a.** Worauf deuten feuchte Rasselgeräusche hin? Auf eine typische Lobärpneumonie oder ein Lungenödem (wie sie durch eine kardiale Stauung [a] entstehen; zu b: Ein Pneumothorax ist durch hypersonoren Klopfschall (einseitig) gekennzeichnet; zu c: Ein Lungenemphysem ist durch hypersonoren Klopfschall (beidseitig) gekennzeichnet; zu d: Eine Atelektase beidseits ist sehr ungewöhnlich; zu e: Eine Lungenembolie beidseits und ohne Symptome ist unwahrscheinlich; beachten Sie auch die Fragestellung „am ehesten".
Zu 27.	**Antwort a.** Zu b: Die Atemtätigkeit wird gesteigert bei erhöhtem CO_2-Gehalt des Bluts, gefolgt von einem erniedrigten Sauerstoffgehalt; zu c: Die Ausatemluft enthält ca. 5% weniger Sauerstoff und 4% mehr Kolendioxid als die Einatemluft; zu d: Beim Gesunden sind die Pleurahöhlen mit jeweils etwa 5 ml einer eiweißreichen Flüssigkeit gefüllt, die den Lungen als Gleitschicht Bewegungsfreiheit beim Ein- und Ausatmen verschafft; zu e: Die wichtigsten Atemmuskeln sind das Zwerchfell und die Interkostalmuskulatur.
Zu 28.	**Antwort d.** Zu a: Es ist v.a. die Ausatmung behindert; zu b: Das Problem liegt in den Bronchien; zu c: „Silent lung": Fehlen jeglicher Atemgeräusche bei schwerster bronchialer Obstruktion ohne effektive Atemluftbewegung; Vorkommen z.B. beim Status asthmaticus; zu e: „Anstrengungsasthma" (und niemals ankreuzen).
Zu 29.	**Antwort b.** Zu a: Tuberkulintest nur eingeschränkt verlässlich, er kann bei akuter Erkrankung negativ ausfallen oder nach früher Impfung falsch positiv; zu c: Es sind überwiegend ältere und (v.a. bei Migranten) mittlere Jahrgänge betroffen, aber auch Säuglinge und Kleinkinder können erkranken; zu d: Standardtherapie 6 Monate; zu e: Tbc befällt überwiegend die Lunge, kann aber prinzipiell alle Organsysteme betreffen, z.B. auch Meningen und Nieren.
Zu 30.	**Antwort a, b.** Zu c: Staphylo- und Streptokokken führen zu typischen Pneumonien; zu d: Die Bronchopneumonie ist ist eine Herdpneumonie und hält sich nicht an Lappengrenzen; zu e: Lymphozytose v.a. bei viralen Infektionen.

A

B

E

F

G

L

M

N

O

P

Q

T

W

X

Z

Quellennachweis

I. Richter: Lehrbuch für Heilpraktiker, 5. Aufl., Urban & Fischer Verlag, München, 2004
E. Bierbach: Naturheilpraxis heute, 3. Aufl., Urban & Fischer Verlag, München, 2006
A. Schäffler: Mensch, Körper, Krankheit, 4. Aufl., Urban & Fischer Verlag, München, 2003
G. Herold: Innere Medizin, Verlag Dr. Gerd Herold, Köln, 2005
C.D. Forbes: Wolfe Coloratlas: Die Medizin im klinischen Bild, 1. Aufl., Ullstein Verlag, Berlin, 1993
Tischendorf: Der diagnostische Blick, 6. Aufl., Schattauer Verlag, Stuttgart, 1998
K. Bork: Hautkrankheiten in der Praxis, 2. Aufl., Schattauer Verlag, Stuttgart, 1997
Georgi: Infektionskrankheiten für Heilpraktiker, 1. Aufl., Aescura Verlag, München, 1997
Pschyrembel: Klinisches Wörterbuch, 258. Aufl., Verlag Walter de Gruyter, Berlin, 1997
Prüfungsfragen Heilpraktikerprüfung Baden-Württemberg von 1996-2009

Arzneimittel Phytotherapie pocket

Das handliche Kitteltaschenbuch
für Klinik und Praxis

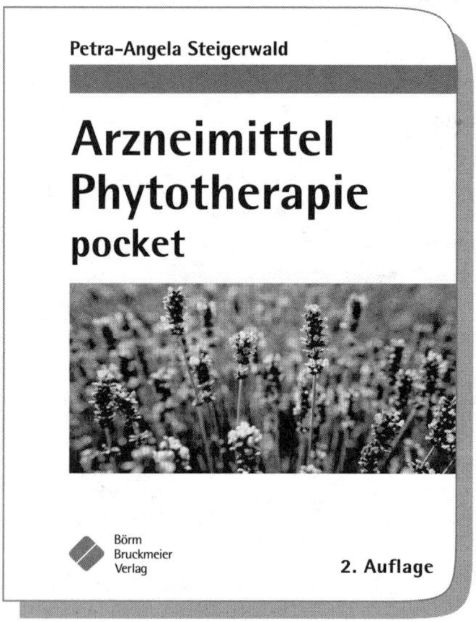

ISBN 978-3-89862-258-5

Der Inhalt im Überblick:

- Einführung in die naturheilkundliche Ganzheitsmedizin
- Detaillierte Beschreibung von über 180 Mitteln (Inhaltsstoffe, Wirkungen, Anwendungsgebiete)
- Ausführliches Register

Börm
Bruckmeier
Verlag

Programmübersicht

pockets

Akupunktur pocket	978-3-89862-291-2
Anamnese & Untersuchung pocket	978-3-89862-289-9
Anatomie fast	978-3-89862-276-9
Arzneimittel pocket 2010	978-3-89862-715-3
Arzneimittel pocket plus 2010	978-3-89862-716-0
Arzneimittel Infektionen pocket	978-3-89862-273-8
Arzneimittel Pädiatrie pocket	978-3-89862-249-3
Arzneimittel Phytotherapie pocket	978-3-89862-258-5
Arzneimittel Rettungsdienst pocket	978-3-89862-292-9
Arzneimittel Therapie 09-10	978-3-89862-297-4
Austria Arzneimittel pocket	978-3-89862-293-6
Biologie fast	978-3-89862-232-5
Chirurgie fast	978-3-89862-261-5
Differenzialdiagnose pocket	978-3-89862-280-6
EKG Fälle pocket	978-3-89862-266-0
EKG pocket	978-3-89862-221-9
GK 3 Termini pocket	978-3-89862-226-4
Heilpraktiker Kompaktwissen p.	978-3-89862-299-8
Homöopathie pocket	978-3-89862-246-2
Homöopathie für Kinder pocket	978-3-89862-247-9
Labormedizin pocket	978-3-89862-254-7
Medizinisches Englisch pocket	978-3-89862-239-4
Medizinisches Französisch pocket	978-3-89862-264-6
Medizinisches Spanisch pocket	978-3-89862-240-0
Medizinisches Italienisch pocket	978-3-89862-265-3
Medizin Translator pocket	978-3-89862-274-5
Mensch Körper pocket	978-3-89862-712-2
Neurologie pocket	978-3-89862-253-0
Normalwerte pocket	978-3-89862-230-1
Notaufnahme Innere Med. pocket	978-3-89862-245-5
Patientologie	978-3-89862-908-9
Pneumologie pocket	978-3-89862-279-0
Psychiatrie fast	978-3-89862-243-1
Wörterbuch Medizin pocket	978-3-89862-298-1

XXS pockets

Affektive Störungen XXS pocket	978-3-89862-527-2
Anästhesie XXS pocket	978-3-89862-519-7
Antiinfektiva XXS pocket	978-3-89862-284-4
Asthma XXS pocket	978-3-89862-517-3
COPD XXS pocket	978-3-89862-524-1
Diabetes mellitus XXS pocket	978-3-89862-531-9
Hämatologie XXS pocket	978-3-89862-510-4
Hypertonie XXS	978-3-89862-528-9
Impfungen XXS pocket	978-3-89862-523-4
Infektionen XXS pocket	978-3-89862-516-6
Kardiologie XXS pocket	978-3-89862-509-8
KHK XXS pocket	978-3-89862-522-7
Neurologie XXS pocket	978-3-89862-285-1
Notfall Med. XXS pocket	978-3-89862-512-8
Pankreas XXS pocket	978-3-89862-521-0
Pneumonie XXS pocket	978-3-89862-532-6
Regionalanästhesie XXS pocket	978-3-89862-520-3
Thrombose / Embolie XXS pocket	978-3-89862-525-8
Virologie XXS pocket	978-3-89862-526-5

Jetzt auch für's iPhone

Programmübersicht

pockettools

Asthma/COPD pockettool	978-3-89862-315-5
DANI pockettool	978-3-89862-316-2
EKG pockettool	978-3-89862-314-8
EKG Lineal pockettool	978-3-89862-318-6
Med. Engl. pockettool	978-3-89862-317-9

pocketcards

Akutes Koronarsyndrom pc Set (3)	978-3-89862-092-5
Anamnese & Untersuchung pc	978-3-89862-104-5
Anästhesie pc Set (3)	978-3-89862-080-2
Anästhesie Intensivmeds pc Set (2)	978-3-89862-116-8
Antibiotika pc Set (2) 2010	978-3-89862-108-3
Antimykotika pc	978-3-89862-109-0
Asthma pc Set (3)	978-3-89862-101-4
Bipolare Störungen pc Set (2)	978-3-89862-086-4
Bronchialkarzinom pc Set (4)	978-3-89862-100-7
COPD pc Set (3)	978-3-89862-102-1
Chronische Niereninsuffizienz pc (3)	978-3-89862-097-0
Demenz pc Set (3)	978-3-89862-065-9
Depressionen pc Set (2)	978-3-89862-075-8
Diabetes mellitus pc Set (3)	978-3-89862-091-8
Dyslipidemien pc Set (2)	978-3-89862-071-0
Echokardiographie pc Set (2)	978-3-89862-051-2
EKG pocketcard	978-3-929785-72-2
EKG Auswertungs pc	978-3-929785-36-4
EKG Lineal pc	978-3-89862-011-6
EKG pc Set (3)	978-3-89862-089-5
Elektrol./Säure-Basen pc Set (3)	978-3-89862-069-7
Epilepsie pc Set (3)	978-3-89862-088-8
Erste Hilfe pc Set (3)	978-3-89862-014-7
Geriatrie pc Set (3)	978-3-89862-055-0
Glaukom pc Set (3)	978-3-89862-105-2
Herzinsuffiziens pc Set (2)	978-3-89862-078-9
Hypertonie pc Set (2)	978-3-89862-061-1
Med Englisch pc Set (2)	978-3-89862-050-5
Med Spanisch pc Set (2)	978-3-89862-049-9
Migräne pc Set (3)	978-3-89862-076-5
Multiple Sklerose pc (3)	978-3-89862-081-9
Neonatologie pc (2)	978-3-89862-053-6
Neurologie pc (3)	978-3-89862-070-3
Normalwerte pc	978-3-89862-014-4
Notfallmedizin pc Set (2)	978-3-89862-018-5
Ophthalmologie pc Set (4)	978-3-89862-017-5
Pädiatrie pc Set (4)	978-3-89862-090-1
Palliativmedizin pc Set (4)	978-3-89862-019-9
Pankreaskarzinom pc Set (2)	978-3-89862-103-8
Parkinson pc (2)	978-3-89862-082-6
Periodensystem pc	978-3-89862-094-9
Präkl. Schlaganf.-Mngmt. pc	978-3-89862-046-8
Psychiatrie pc	978-3-89862-047-5
Reanimation pc	978-3-89862-096-3
Reflexzonen pc	978-3-89862-000-0
Regionalanästhesie pc Set (3)	978-3-89862-052-9
Schizophrenie pc Set (2)	978-3-89862-085-7
Sehproben pc	978-3-89862-110-6
Sono Abdomen pc Set (3)	978-3-89862-063-5
Stabile Angina pc Set (2)	978-3-89862-093-2
Stroke pc Set (2)	978-3-89862-045-1
Terminologie pc Set (2)	978-3-89862-003-1
The English patient pc Set (2)	978-3-929785-86-9
Thrombo Embolie pc Set (2)	978-3-89862-083-3
Tumormarker pc Set (2)	978-3-89862-115-1
TNM pc	978-3-89862-023-9
Wundlineal pc	978-3-89862-059-8

pocketflyer

Arterielle Hypertonie pocketflyer	978-3-89862-661-3
Diabetes pocketflyer	978-3-89862-659-0
EEG pocketflyer	978-3-89862-660-6

Stand Juni 2010

www.media4u.com